192 Anaesthesiologie und Intensivmedizin
Anaesthesiology and Intensive Care Medicine

vormals „Anaesthesiologie und Wiederbelebung"
begründet von R. Frey, F. Kern und O. Mayrhofer

Anaesthesie im kleinen und mittleren Krankenhaus

Zentraleuropäischer Anaesthesiekongreß
Graz 1985 Band III

Herausgegeben von
W. F. List, H. Bergmann und H. V. Schalk

Mit 71 Abbildungen und 55 Tabellen

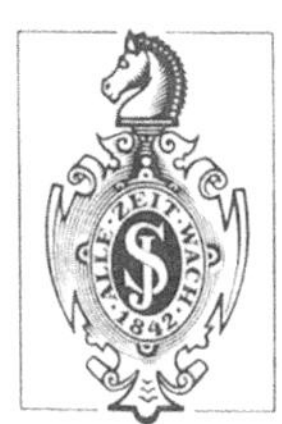

Springer-Verlag
Berlin · Heidelberg · New York
London · Paris · Tokyo

Prof. Dr. Werner F. List   Dr. Hanns Volker Schalk
Institut für Anästhesiologie der Universität Graz,
Landeskrankenhaus, Auenbruggerplatz, A-8036 Graz

Prof. Dr. Hans Bergmann
Allgemeines öffentliches Krankenhaus Linz,
Institut für Anästhesiologie (Blutzentrale),
Krankenhausstraße 9, A-4020 Linz

ISBN-13: 978-3-540-16630-6   e-ISBN-13: 978-3-642-71282-1
DOI: 10.1007/978-3-642-71282-1

CIP-Kurztitelaufnahme der Deutschen Bibliothek
Anaesthesie im kleinen und mittleren Krankenhaus /
Zentraleurop. Anaesthesiekongreß; Graz 1985. Hrsg. von W. F. List
Berlin; Heidelberg; New York; London; Paris; Tokyo: Springer 1986
Band III (Anaesthesiologie und Intensivmedizin; 192)

NE: List, Werner F. [Hrsg.]; ZAK <1985, Graz> ; GT

Vorwort

Vom 11.–14. 9. 1985 fand in Graz der ZAK 85, die 19. gemeinsame Tagung der Deutschen Gesellschaft für Anästhesiologie und Intensivmedizin, der Schweizerischen Gesellschaft für Anästhesiologie und Reanimation (Société Suisse d'Anesthésiologie et de Réanimation) und der Österreichischen Gesellschaft für Anästhesiologie, Reanimation und Intensivtherapie statt. Die nunmehr vorliegenden Kongreßbände geben die ungekürzten wissenschaftlichen Vorträge wieder, die zu den Hauptthemen und Workshops von den zur Teilnahme eingeladenen namhaften deutschsprachigen und ausländischen Kollegen gehalten wurden.

Im vorliegenden Band wird das Hauptthema dieses Kongresses behandelt, nämlich die Anästhesie im kleinen und mittleren Krankenhaus. Anhand von Umfragen in der Schweiz, Österreich und der Bundesrepublik Deutschland wurden die Fragen der personellen Besetzung, der Zahl der Anästhesien, der Ausstattung der Operationssäle, des Aufwachraumes und der Intensivpflegestation sowie Struktur und Leitung von Anästhesieabteilungen diskutiert. In einem weiteren Workshop wurden Fragen der Sicherheit in der Anästhesie behandelt - ein Problem, das für jedes Krankenhaus von größter Bedeutung ist und für das nunmehr grundlegende Richtlinien existieren. Darüber hinaus wird in diesem Band auch die Transfusionsmedizin mit dem aktuellen Stand der Bluttransfusion, Autotransfusion und Hämodilution sowie den humoralen Faktoren behandelt.

Die optimale Mitarbeit der Autoren hat es ermöglicht, daß die Kongreßbände nur wenige Monate nach Ende des Kongresses in gedruckter Form vorliegen können. Dem Springer-Verlag sei für die ausgezeichnete Zusammenarbeit und den schnellen Druck gedankt, der die volle Aktualität durch eine so frühzeitige Herausgabe der beim ZAK 85 in Graz gebrachten wissenschaftlichen Arbeiten ermöglicht hat.

Graz, im Juli 1986 — Werner F. List

Inhaltsverzeichnis

Autorenverzeichnis

---

* Anfangsseiten der jeweiligen Beiträge

Adressenverzeichnis der erstgenannten Beitragsautoren

Prof. Dr. F. W. Ahnefeld
Zentrum für Anästhesiologie des Klinikums der Universität Ulm,
Steinhövelstraße 9, D-7900 Ulm

Dr. Barbara Blauhut
Abteilung für Anästhesiologie und operative Intensivmedizin,
Allgemeines und öffentliches Krankenhaus der Stadt Linz,
Krankenhausstraße 9, A-4020 Linz

Dr. D. Blumenberg
Institut für Anästhesiologie der Universität Würzburg,
Josef-Schneider-Straße 2, D-8700 Würzburg

Dr. W. Dietrich
Institut für Anästhesiologie, Deutsches Herzzentrum München,
Lothstraße 11, D-8000 München 2

Dr. H. Dunkl
Anästhesiologie und Intensivbehandlung, Landeskrankenhaus,
Carinagasse 47, A-6807 Feldkirch

Dr. E. Ekhart
Institut für Anästhesie, Grazer Straße 15, A-7540 Güssing

Prof. Dr. V. Feuerstein
Anästhesiologie und Intensivpflege,
Allgemeine öffentliche Landeskrankenanstalten,
Müllner Hauptstraße 48, A-5020 Salzburg

Prof. Dr. M. von Finck
Chirurgische Universitätsklinik, Calwer Straße 4,
D-7400 Tübingen

Prof. Dr. H. Frankenberger
Fachhochschule Lübeck, Biomedizinische Technik,
Stephensaustraße 3, D-2400 Lübeck

Dr. H. Gilly
Klinik für Anästhesiologie und Allgemeine Intensivmedizin der
Universität Wien, Spitalgasse 23, A-1090 Wien

Dr. Dr. E. Hansen
Institut für Anästhesiologie der Universität München, Klinikum Großhadern, Marchioninistraße 15, D-8000 München 70

Prof. Dr. J. Kilian
Zentrum für Anästhesie, Klinikum der Universität Ulm, Steinhövelstraße 9, D-7900 Ulm

Dr. G. Kreienbühl
Abteilung für Anästhesiologie und Reanimation, Thurgauisches Kantonsspital, CH-8500 Frauenfeld

Prof. Dr. F. Lackner
Klinik für Anästhesie und Allgemeine Intensivmedizin der Universität Wien, Spitalgasse 23, A-1090 Wien

Prof. Dr. M. Lüder
Institut für Anästhesiologie, Klinikum Steglitz, Hindenburgdamm 30, D-1000 Berlin 45

Prof. Dr. P. Lundsgaard-Hansen
Abteilung für experimentelle Chirurgie, Inselspital, CH-3010 Bern

Prof. Dr. H. P. Mitto
Institut für Anästhesiologie, Deutsches Herzzentrum München, Lothstraße 11, D-8000 München 2

Prof. Dr. H. W. Opderbecke
Institut für Anästhesiologie des Städtischen Klinikums Nürnberg, Flurstraße 17, D-8500 Nürnberg 90

Prof. Dr. T. Pasch
Institut für Anästhesiologie der Universität Erlangen-Nürnberg, Maximiliansplatz 1, D-8520 Erlangen

Dr. G. Prenner
Institut für Anästhesiologie, Allgemeines öffentliches Krankenhaus, Esterhàzystraße 26, A-7000 Eisenstadt

Prof. Dr. E. Rügheimer
Institut für Anästhesiologie der Universität Erlangen-Nürnberg, Maximiliansplatz 1, D-8520 Erlangen

Dr. W. Schregel
Ketteler Straße 14, D-4630 Bochum

Dr. Ilse Teubl
Department für Bluttransfusion und Blutgruppenserologie, Universitätsklinik für Chirurgie, A-8036 Graz

Dr. P. Uter
Zentrale Anästhesie-Abteilung der Städt. Krankenanstalten
Hannover, Roesebeckstraße 15, D-3000 Hannover 91

Dr. H. Weigand
Bachemerstraße 316, D-5000 Köln 41

Dr. W. Weißauer
Eckerstraße 34, D-8050 Freising

I Anästhesie im kleinen und mittleren Krankenhaus

Leitung: G. Kreienbühl und H. Dunkl

Resultate einer Rundfrage

G. Kreienbühl

An alle bei der Vereinigung Schweizer Krankenanstalten (VESKA) registrierten Akutspitäler mit weniger als 250 Betten (n = 188) sowie an die in dieser Liste nicht erfaßten größeren Spitäler, die für den Titel Spezialarzt FMH für Anästhesiologie max. 2 Jahre ausbildungsberechtigt sind (n = 18), wurde ein Fragebogen versandt. 79 Fragebogen sind ausgefüllt zurückgekommen, einer davon ist verspätet eingetroffen und wurde nicht ausgewertet. Die Rücklaufquote beträgt 38%. Da jedoch eine ganze Reihe von Spitälern mitteilte, daß in ihrem Haus keine Anästhesien durchgeführt werden, dürfte die tatsächliche Rücklaufquote höher sein, sie läßt sich jedenfalls nicht exakt bestimmen.

Die Spitäler werden im folgenden nach der Anzahl der operativen Betten in 4 Gruppen eingeteilt (Tabelle 1).

An diesen 78 Spitälern werden jährlich rund 162000 Anästhesien durchgeführt (Allgemeinanästhesien und Regionalanästhesien durch das Anästhesieteam), im Mittel 2073 Anästhesien pro Spital. Die Anzahl der Anästhesien korreliert erwartungsgemäß hochsignifikant mit der Anzahl der operativen Betten. Die Regressionsgleichung hat folgende Form:

$$y = 117 + 21{,}4\,(x) \qquad n = 76;\ r = 0{,}807;\ p < 0{,}001;$$

$$y = \text{Anästhesien/Jahr};\ x = \text{Anzahl operativer Betten}$$

Es werden also pro Bett und Jahr rund 21 Anästhesien durchgeführt; oder 1 Anästhesie pro Bett alle 17 Tage.

Geht man von der gesamten Bettenzahl aus, nimmt die Regressionsgleichung folgende Werte an:

$$y = 340 + 9{,}8x \qquad n = 78;\ r = 0{,}742;\ p < 0{,}001$$

Das ergibt pro Bett und Jahr 10 Anästhesien oder rund alle 37 Tage 1 Anästhesie pro Bett.

Tabelle 1. Gruppenteilung der Spitäler

I	Spitäler mit bis 50 operativen Betten ($n = 25$)
II	Spitäler mit 51 bis 100 operativen Betten ($n = 25$)
III	Spitäler mit 101 bis 150 operativen Betten ($n = 17$)
IV	Spitäler mit mehr als 150 operativen Betten ($n = 11$)

Die personelle Situation

Die wesentlichsten Daten der Umfrage sind in Tabelle 2 zusammengefaßt. 10 Spitäler, alle mit weniger als 50 operativen Betten, verfügen nicht über einen spezialärztlich geleiteten Anästhesiedienst (= 13% der Spitäler, die die Umfrage beantworteten). In 29 von 78 Spitälern (37%) ist nur 1 Spezialarzt tätig, in 39 von 78 Spitälern (50%) sind mindestens 2 Spezialärzte für Anästhesiologie tätig. 15 Spitäler, alle mit mehr als 100

Tabelle 2. Angaben als Fraktionen oder Mediane mit Extremwerten

	I ($n=25$)	II ($n=25$)	III ($n=17$)	IV ($n=11$)
Ärztlicher Anästhesiedienst	15/25	25/25	17/17	11/11
Anästhesieärzte	1 (0–2)	1 (1–3)	2 (1–10)	5,5 (4–10)
Anästhesieschwestern	2 (0–4)	3 (0–5)	4,5 (0–9)	9 (5–30)
Programm-Narkoseplätze	2 (1–6)	3 (1,5–6)	4 (3–9)	6 (3–9)
Anästhesien pro Jahr	610 (69–1726)	1700 (728–3650)	3000 (1500–4827)	4750 (3040–10000)
IPS	0/25	12/25	12/17	11/11
Aufwachraum oder Wachstation	17/25	16/25	10/17	4/11
IPS oder Wachstation oder Aufwachraum	17/25	20/25	16/17	11/11
EKG an jedem Narkoseplatz	15/25	13/25	12/17	11/11
% Anästhesien mit EKG-Überwachung	90% (10–100)	80% (0–100)	100% (65–100)	>90% (50–100)
% Narkoseplätze mit Respirator	66% (25–100)	66% (40–100)	83% (37–100)	80% (33–100)
Respiratoren mit Diskonnektionsalarm	100% (0–100)	100% (0–100)	100% (0–100)	100% (0–100)
Spitäler mit O_2-Monitoren	25/25	23/25	16/17	10/11
% Narkoseplätze mit O_2-Monitoren	100% (30–100)	100% (0–100)	100% (0–100)	100% (0–100)
Spitäler mit CO_2-Monitoren (Kapnographen)	8/25	11/25	6/17	7/11
% Narkoseplätze mit CO_2-Monitoren	0% (0–66)	0% (0–100)	0% (0–100)	10% (0–100)
Intraarterielle Druckmessung möglich	6/25	9/25	8/17	10/11
Temp. Messung möglich	13/25	16/25	14/17	10/11
BGA im Haus möglich	14/25	17/25	13/17	11/11

operativen Betten, beschäftigen Ärzte in Ausbildung auf der Anästhesieabteilung. (6 · 1 Arzt, 6 · 2 Ärzte, 1 · 3 und 2 · 5).

Unsere Daten sind zu wenig genau, als daß die Entschließung zur Personalbedarfsermittlung der DGAI [3] angewendet werden könnte.

Nach Baker [2] werden die folgenden Kriterien zur Anästhesiepersonalbedarfsermittlung angewendet:

1. Relation Anästhesisten zu Operateuren aller Fachrichtungen oder zu Allgemeinchirurgen;
2. die Beziehung zwischen der Zahl der Anästhesisten und der Bevölkerungszahl;
3. die Relation zwischen Anästhesisten und Anzahl Operationstischen, die an 5 Tagen/Woche während mind. 5 h in Betrieb sind;
4. die Anzahl Anästhesien pro Jahr.

Von diesen Kriterien ist für unsere Umfrage nur das letztgenannte anwendbar. Baker nennt als Maß 600 Anästhesien pro Anästhesist und Jahr für ein „Teaching-Hospital", 800 Anästhesien pro Anästhesist und Jahr für ein „Major Regional Centre" und 1000 Anästhesien pro Anästhesist und Jahr für Anästhesisten in „Private Practice" oder in „Secondary Centres". Baker gewichtet Ärzte in Ausbildung mit einem Faktor 0,6, Rees [4] mit einem Faktor 0,5. Diese Zahlen beziehen sich auf die Verhältnisse in Großbritannien, Australien und Neuseeland, wo Anästhesien nur von Ärzten durchgeführt werden. Ament, 1977 Präsident der American Society of Anesthesiologists, hat 1978 für mittlere Spitäler das Anästhesieteam, bestehend aus 1 Arzt und 2 speziell ausgebildeten Anästhesieschwestern, propagiert, die in Secondary Care Hospitals als Team 2 Operationstische betreuen [1]. Daraus errechnet sich für Anästhesiepflegepersonal ein Gewichtungsfaktor von 0,5. In der Tabelle 3 ist die Auslastung der Anästhesieabteilungen dargestellt, gemessen in Anästhesien pro Spezialarzt und Jahr und gemessen in Anästhesien pro gewichtete Person des Anästhesieteams und Jahr. Die 3 Gruppen der Spitäler mit mehr als 50 operativen Betten unterscheiden sich statistisch nicht signifikant voneinander und wurden zusammengefaßt. Nach unseren Daten sind die Anästhesieabteilungen im Durchschnitt genügend mit Personal dotiert. Auffallend ist jedoch die große Streuung von Spital zu Spital mit entsprechend großen Variationsko-

Tabelle 3. Auslastung des Anästhesieteams

Anästhesien pro Spezialarzt und Jahr (x)		
Operative Betten pro Spital	bis 50	über 50
Anzahl Spitäler	15	52
$\bar{x}$	608	1234
SD	219	573
Variationskoeffizeint $\left(\frac{SD}{\bar{x}}\right)$	36%	46%
Anästhesien pro gewichtete Person und Jahr (y)		
Operative Betten pro Spital	bis 50	über 50
Anzahl Spitäler	25	52
$\bar{y}$	533	548
SD	369	165
Variationskoeffizient	69%	30%

Tabelle 4. Kriterien für ungenügende Personalsituation

1. Verhältnis ausgebildete Spezialärzte zu auszubildenden Ärzten < 1:1
2. Verhältnis Ärzte (alle) zu Anästhesiepflegepersonal < 1:2
3. Mehr als 800 Anästhesien pro gewichtete Person

effizienten. In Tabelle 4 sind Kriterien für eine ungenügende Personalsituation zusammengestellt.

Diese Kriterien können sinnvollerweise nur auf die Spitäler mit mehr als 50 operativen Betten angewendet werden. Nach der Empfehlung der SGAR ist ein Verhältnis der Spezialärzte zu auszubildenden Ärzten von 1:1,5 akzeptabel. Alle mittleren und kleineren Spitäler mit mehr als 50 operativen Betten unserer Umfrage haben mit einer Ausnahme ein Verhältnis Spezialärzte zu auszubildenden Ärzten > 1:1; lediglich in 1 Fall stehen 4 ausgebildeten Anästhesisten 5 Assistenten gegenüber.

In 13 von 52 Spitälern (= 25%) ist das Verhältnis Ärzte zu Anästhesiepflegepersonal, wobei die Assistenzärzte voll mitgerechnet werden, kleiner als 1:2. In 4 Spitälern werden mehr als 800 Anästhesien pro gewichtete Person und Jahr durchgeführt, wobei 3 dieser 4 Spitäler auch ein ungünstiges Verhältnis Ärzte zu Anästhesiepflegepersonal haben. Bei diesen 3 Spitälern darf sicherlich von einer ungenügenden personellen Dotierung im ärztlichen Sektor gesprochen werden. Wenn insgesamt 5 Stellen für Anästhesiepflegepersonal umgewandelt würden in 5 Stellen für Spezialärzte, dann könnten in sämtlichen Spitälern die oben aufgeführten Kriterien erfüllt werden.

Für den Programmbetrieb sind also die allermeisten Spitäler genügend dotiert. Ganz anders sieht die Situation für den Notfalldienst aus. Dies geht aus vielen Bemerkungen auf dem Fragebogen hervor. Zweifellos werden vom Anästhesiepflegepersonal und von Anästhesieärzten an kleineren Spitälern große persönliche Opfer erbracht, um einen 24 Stunden-Präsenzdienst zu garantieren. Opfer, die um so schwerer wiegen, je kürzer die gesetzliche Arbeitszeit wird. Es dürfte selbstevident sein, daß mit einem einzigen Anästhesisten pro Spital ein 24-Stunden-Hintergrunddienst eines Spezialarztes für Anästhesiologie nicht gewährleistet werden kann. Ein auch nur einigermaßen befriedigender Hintergrunddienst (Anästhesist während 24 h am Tag erreichbar, aber nicht unbedingt im Haus) kann sicherlich nur durch mindestens 2 vollamtliche Anästhesisten pro Spital garantiert werden. Auch dies ist noch eine sehr bescheidene Forderung. Wenn man dies als erstrebenswert und dem heutigen Standard entsprechend betrachtet, dann sollte ein Spital, um diese Anästhesisten vernünftig auszulasten, mindestens 1500 Anästhesien pro Jahr durchführen; ideal wäre ein Team mit 2 Anästhesisten und 4 ausgebildeten Anästhesieschwestern und einer Auslastung zwischen 2500 und 3200 Anästhesien pro Jahr. Dies ergibt eine untere Grenze der Spitalgröße von etwa 120 Betten (65 operativ) bis 300 Betten (145 operativ). Selbstverständlich ist dies eine Idealforderung. Gerade in der Schweiz müssen die besonderen geographischen Verhältnisse berücksichtigt werden. Ist z. B. eine Talschaft im Winter häufig durch Lawinen abgeschnitten und kann ein Patient bei Schneefall auch nicht mit dem Helikopter evakuiert werden, ist sicher ein kleines Spital, das anästhesiologisch von einem gut ausgebildeten Anästhesiepfleger betreut wird, eine für die Verhältnisse optimale Lösung. Langfristig sollten jedoch unter normalen geographischen Verhältnissen nur noch Spitäler geplant werden, die die obenerwähnten Minimalfrequenzen aufbringen.

Die materielle Situation

Bei der Auswertung der Umfrage erhielt ich den Eindruck, daß begrifflich nicht immer scharf zwischen Aufwachraum (kein durchgehender 24-Stunden-Betrieb), Wachstation (24-Stunden-Betrieb, aber ohne Dauerbeatmungspatienten) und Intensivpflegestation unterschieden wurde. Jedenfalls verfügen 64 von 78 Spitälern (82%) mindestens über eine dieser drei Einrichtungen zur Nachbetreuung anästhesierter Patienten. Die Intensivstation an Spitälern dieser Größe verfügen nur in 13 von 35 Fällen über einen eigenen Nachtdienst. In den anderen Spitälern werden nachts die Patienten vom Jourarzt Chirurgie oder Medizin betreut.

Über die Ausrüstung mit Geräten und den Geräteeinsatz geben die Abbildungen 1-8 und die Tabelle 2 Auskunft.

13 von 78 Spitälern haben keine Möglichkeit, Blutgasanalysen im Haus durchzuführen.

Die Umfrageergebnisse in bezug auf Notarztdienst und Anästhesieambulanz sind schlecht auswertbar. Es zeigt sich, daß praktisch kein Spital einen Notarztdienst nach deutschem Vorbild organisiert hat. Eine präoperative Anästhesieambulanz wird nur vereinzelt angeboten. Offensichtlich wurde in der Schweiz die Entwicklung in den Nachbarländern nicht nachvollzogen. Das gleiche gilt für die Schmerzklinik.

Zusammenfassend läßt sich sagen, daß die meisten Spitäler die Notwendigkeit erkannt haben, in der postoperativen Phase für einen Teil der Patienten eine verbesserte Überwachung anbieten zu müssen, sei es in Form eines Aufwachraumes, einer Wachstation oder einer Intensivpflegestation. Das EKG hat sich als Routineüberwachungsmethode ebenso durchgesetzt wie der Diskonnektionsalarm am Respirator und der Sauerstoffmonitor. Auch die Notwendigkeit der Blutgasanalyse im Hause ist von den

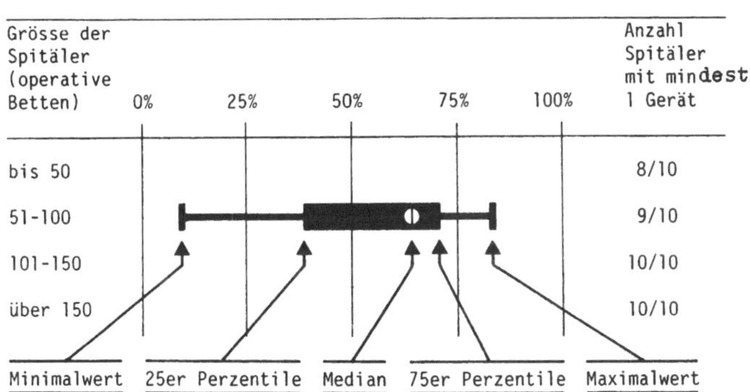

Abb. 1. Zur Darstellung der Daten wurde der sog. Box-and-Whisker-Plot nach Tuckey [5] verwendet. Auf der Ordinate findet man links die Größe der Spitäler. Rechts als Bruch ausgedrückt die Anzahl der Spitäler, die über mindestens 1 Gerät verfügen. Die Prozentzahlen auf der Abszisse geben an, wieviele % der Anästhesiearbeitsplätze mit dem entsprechenden Gerät ausgerüstet sind, oder den Prozentsatz der Anästhesien, die mit dem entsprechenden Gerät überwacht werden. Der Minimalwert liegt im eingezeichneten Beispiel bei 10%, also wäre jeder 10. Arbeitsplatz in diesem Spital mit dem entsprechenden Gerät ausgerüstet. Ein Viertel der Spitäler (25er Perzentile) hätten bis 40% der Arbeitsplätze, die Hälfte (Median) bis 67% und drei Viertel der Spitäler bis zu 70% der Arbeitsplätze mit dem entsprechenden Gerät ausgerüstet. Der Maximalwert liegt bei 80%. Der Interquartialbereich umfaßt eine Ausrüstung von 40-70% der Arbeitsplätze mit dem entsprechenden Gerät

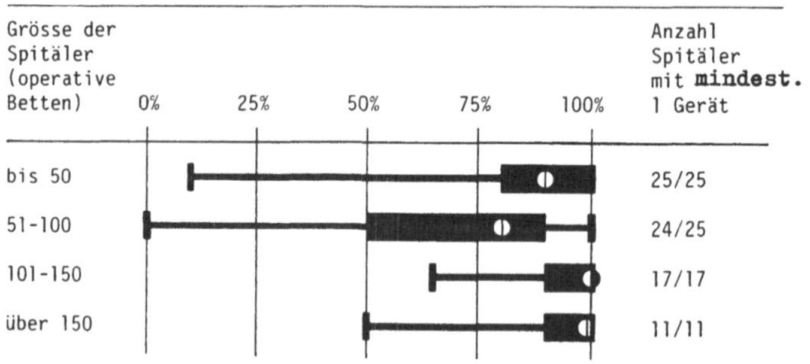

Grösse der Spitäler (operative Betten) 0% 25% 50% 75% 100% Anzahl Spitäler mit mindest. 1 Gerät

bis 50 25/25

51-100 24/25

101-150 17/17

über 150 11/11

Abb. 2. Nur ein einziges Spital verfügt über keinen EKG-Monitor. Im Median werden, je nach Größe des Spitals, zwischen 80 und 100% der Allgemein- und Regionalanästhesien mit einem EKG-Monitor überwacht. Die Variationsbreite ist allerdings, v.a. in den kleineren Spitälern, noch sehr groß. In der Mehrzahl der Spitäler hat sich aber die EKG-Überwachung als Routinemethode durchgesetzt

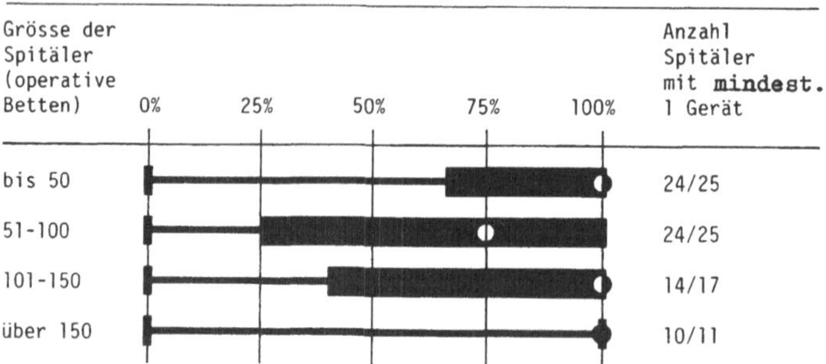

Abb. 3. Lediglich 6 von 78 Spitälern verfügen über keine Sauerstoffmonitoren. Im Median sind 75 bis 100% der Anästhesdiearbeitsplätze mit Sauerstoffmonitoren ausgerüstet. Der Sauerstoffmonitor hat sich also als Routineüberwachungsmethode im wesentlichen durchgesetzt

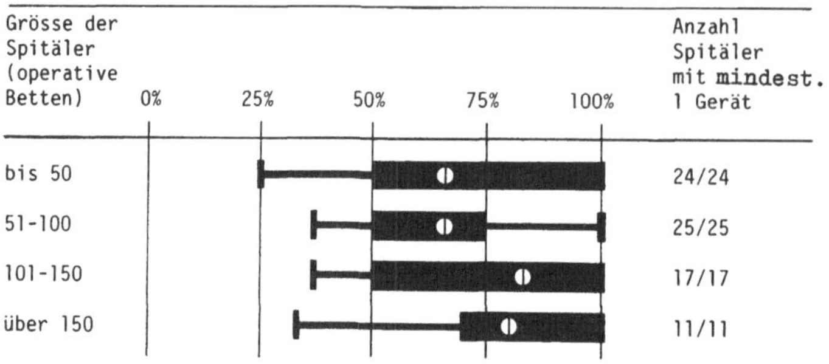

Grösse der Spitäler (operative Betten) 0% 25% 50% 75% 100% Anzahl Spitäler mit mindest. 1 Gerät

bis 50 24/24

51-100 25/25

101-150 17/17

über 150 11/11

Abb. 4. Die mechanische Beatmung hat sich in den Spitälern als Routinemethode durchgesetzt. Im Median sind zwischen ⅔ und ¾ aller Arbeitsplätze mit Respiratoren ausgerüstet

meisten Spitälern erkannt worden. Erstaunlich wenig Spitäler setzen routinemäßig die Temperaturüberwachung ein. Persönlich sehe ich aus den erwähnten Resultaten die Folgerung, daß heute verbesserte postoperative Überwachung durch Aufwachraum, Wachstation oder Intensivpflegestation, EKG und Sauerstoff-Monitoring an jedem

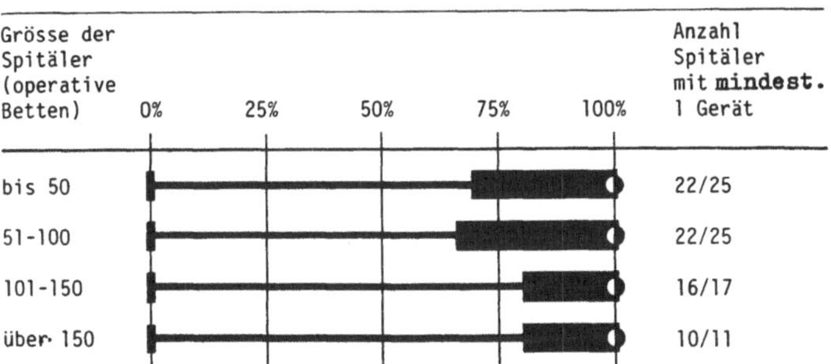

Abb. 5. 7 von 77 mit Respiratoren ausgerüstete Spitäler verfügen über keinen Diskonnektionsalarm am Respirator. Im Median sind 100% aller Respiratoren mit einem Diskonnektionsalarm ausgerüstet. Der Diskonnektionsalarm gehört heute zweifellos zur Standardausrüstung in den untersuchten Spitälern

Grösse der Spitäler (operative Betten)
0%
25%
50%
75%
100%
Anzahl Spitäler mit mindest. 1 Gerät
bis 50
51-100
101-150
über 150
24/25
11/25
6/17
8/11

Abb. 6. 29 von 78 Spitälern sind zur Kapnographie eingerichtet. Jedoch verfügen die meisten Spitäler nur über einzelne Geräte. Der Median liegt deshalb zwischen 0 und 10%. Eine kleine Zahl von Spitälern hat allerdings heute schon jeden Narkoseplatz mit einem CO_2-Meßgerät ausgerüstet. Die Kapnographie hat sich als Routinemethode noch nicht durchgesetzt. Die enorme Streubreite läßt vermuten, daß die Kapnographie auf dem Vormarsch ist

Grösse der Spitäler (operative Betten)
0%
25%
50%
75%
100%
Anzahl Spitäler mit mindest. 1 Gerät
bis 50
51-100
101-150
über 150
13/25
16/25
12/17
10/11

Abb. 7. Erstaunlicherweise sind 27 von 78 Spitälern nicht zur (elektronischen) Temperaturmessung eingerichtet. Dies erstaunt, angesichts der großen Publizität, die die maligne Hyperthermie im letzten Jahrzehnt erhalten hat. Offensichtlich wird auch dem Problem der akzidentellen Hypothermie in klimatisierten Operationsräumen zuwenig Beachtung geschenkt. Immerhin sind im Median doch ¼ bis ⅕ aller Arbeitsplätze zur Temperaturmessung eingerichtet

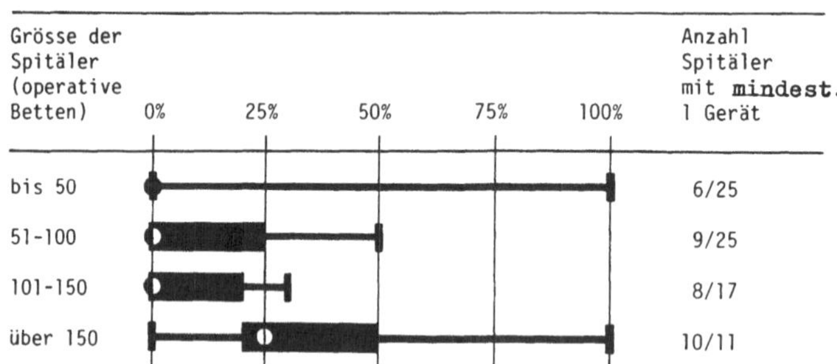

Abb. 8. 45 von 78 Spitälern sind nicht zur blutigen Druckmessung eingerichtet. Dem Median entsprechend sind 0–25% der Arbeitsplätze zur blutigen Druckmessung eingerichtet. Vereinzelte Spitäler sind an allen Arbeitsplätzen zur blutigen Druckmessung eingerichtet. Daß in diese teure, invasive Technik relativ häufig investiert wurde, mag erstaunen

Narkoseplatz und Diskonnektionsalarm an jedem Respirator sowie Blutgasanalyse im Haus als Standard zu betrachten sind. Spitäler, die diesen Standard nicht erfüllen, sollten dies dringend nachholen. Erstaunlicherweise und zu Unrecht hat sich die Temperaturmessung nicht als Standard durchgesetzt. Die Kapnographie scheint im Kommen zu sein. Das invasive Blutdruckmonitoring ist verbreiteter, als ich erwartet hätte. Leider wurde in unserer Umfrage die unblutige automatische Oszillometrie nicht erfaßt, die oftmals eine kostengünstige und risikoarme Alternative zur blutigen Druckmessung ist. Anästhesiologische Ambulanz, Notarztwagen und Schmerzklinik sind in der Schweiz Stiefkinder der Anästhesisten.

Literatur

1. Ament R (1978) Anesthesia and Surgical Care - Manpower Needs and Utilization. Editorial View. Anesthesiology 48:88
2. Baker AB, Holmes CMcK, Gibbs JM (1981) The provision of anaesthesia services in New Zealand. A blueprint for the '80s. New Zealand Medical Journal 94:148
3. Entschließung zur Personalbedarfsermittlung in der Anästhesieologie der Deutschen Gesellschaft für Anästhesieologie und Intensivmedizin und des Berufsverbandes Deutscher Anästhesisten (1984) Anästh Intensivmed 25:461
4. Rees LT (1980) Anaesthetic staffing in England and Wales. Anaesthesia 35:1072
5. Tukey JW (1977) Exploratory Data Analysis. Addison-Wesley-Publishing Company, Reading Massachusetts

Anästhesie im kleinen und mittleren Krankenhaus

H. Dunkl und A. Reiter

Wir alle konnten uns im Laufe dieses Kongresses überzeugen, welch hohen Standard die Anästhesie bereits erreicht hat. Unsere Untersuchung galt den Rahmenbedingungen für die Anwendbarkeit all dieser Behandlungsmöglichkeiten auch im kleinen und mittleren Krankenhaus (Tabelle 1).

Durch eine Umfrage wurde versucht, die berufliche Situation der Anästhesisten zu erfassen und damit indirekt die anästhesiologische Versorgung der jeweiligen Region zu ermitteln.

Befragt wurden insgesamt 97 Krankenhäuser in den Bundesländern. Wien und Landeshauptstädte mit Universitätskliniken und Schwerpunktkrankenhäusern waren nicht Gegenstand der Befragung (Abb. 1).

Die Beteiligung lag bei 65% im Bundesdurchschnitt mit beträchtlichen Unterschieden zwischen den einzelnen Bundesländern (43–80%).

Frage 1: Stellung des Anästhesisten. Ist er den übrigen Disziplinen gleichgestellt, besteht ein Primariat (Chefarztposition) für Anästhesie am Krankenhaus? (Abb. 2)

Durchschnittlich sind 68% der leitenden Anästhesisten der befragten Häuser Primarius (Chefarzt). Es bestehen große Unterschiede zwischen den einzelnen Ländern und Rechtsträgern.

Mit 80 bis 100% schneiden die Bundesländer Burgenland, Niederösterreich und Vorarlberg am besten ab, am schlechtesten die Steiermark mit knapp 20%.

Was sind die Ursachen für diesen Zustand? Erstens gibt es noch immer konservative Chirurgen, die nicht bereit sind, Behandlungskompetenzen, Weisungsrecht für Perso-

Tabelle 1. Anästhesie im kleinen und mittleren Krankenhaus

Fragestellung

1. Status – Primarius (Chefarzt)
2. Personalsituation
   - Ärzte
   - Pflegepersonal
3. Geräteausstattung
4. Intensivstation (Ja/Nein)
5. Sonderleistungen
   - Anästhesieambulanz
   - NAW
   - Schmerzambulanz

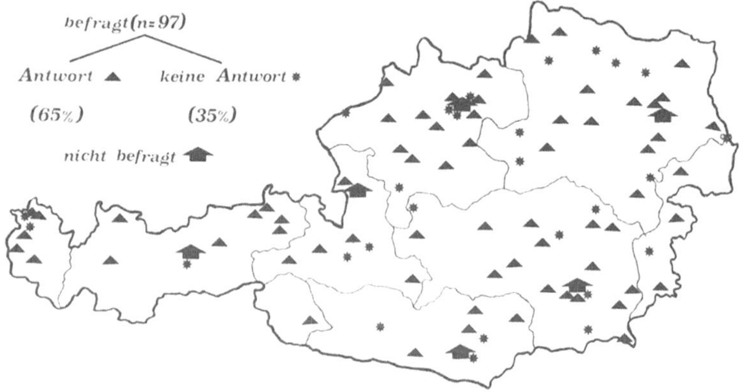

Abb. 1. Compliance

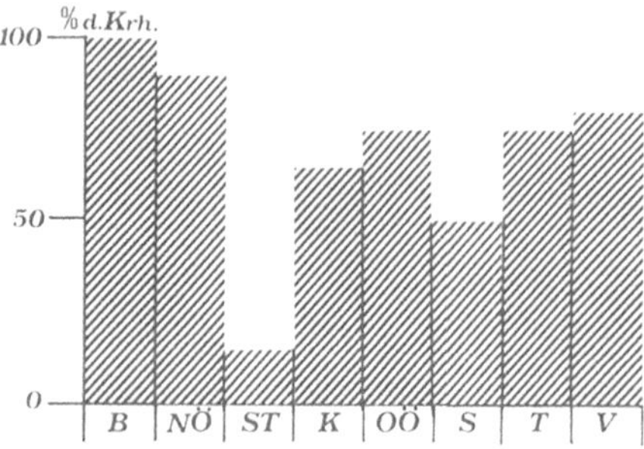

Abb. 2. Status-Primariat (Chefarzt)

nal und die Verfügung über Budgetmittel an den Anästhesisten abzutreten. Zweitens sind es Beharrungsvermögen und falsch verstandene Sparsamkeit der Rechtsträger, die verhindern, daß der Anästhesist eine seiner Bedeutung angemessene Stellung erhält.

Drittens, auch das muß gesagt werden, sind in einigen Fällen die Anästhesisten an ihrer eigenen Misere selbst schuld. Neid und Mißgunst untereinander, mangelnde Flexibilität und die Scheu, zusätzliche Verantwortung zu übernehmen, tragen dazu bei, den status quo zu erhalten.

Frage 2: Personalsituation. Diese galt sowohl dem Ärzte- als auch dem Schwesternbereich. Da keine der angeschriebenen Abteilungen die in der Literatur geforderten Sollwerte erreicht (sehr gut!), konnte eine Klassifikation der Personalsituation in gut, befriedigend und schlecht nur in grober Anlehnung an diese Normen durchgeführt werden (Abb. 3a, b).

Gut bedeutet in unserer Wertung, wenn pro 1000 Anästhesien eine Arztstelle und, falls eine Intensivstation von der Anästhesieabteilung betrieben wird, 1 bis 2 zusätzliche Stellen dafür vorgesehen sind.

Befriedigend wurde klassifiziert, wenn zwar die Zahl der Ärzte stimmte, aber ein grobes Mißverhältnis zwischen Fachärzten und Ausbildungsärzten besteht, oder 1500 und mehr Narkosen auf eine Planstelle kommen.

Schlecht ist die Ärztesituation in jenen Häusern, die nur ambulant anästhesiologisch betreut werden, die nur einen Facharzt haben und trotzdem zur Notaufnahme ver-

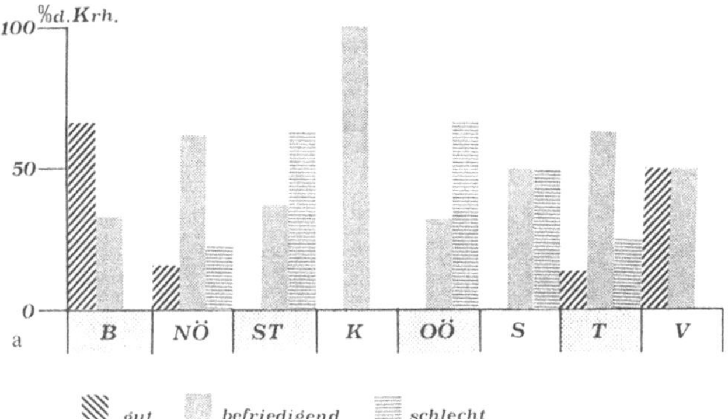

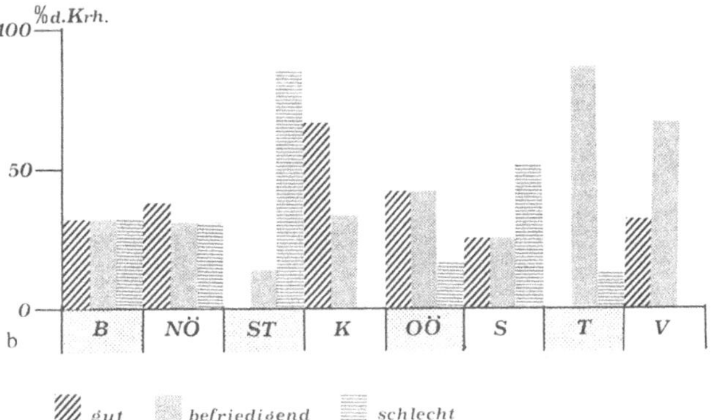

Abb. 3. a Personalsituation Ärzte; **b** Personalsituation Pflegepersonal

pflichtet sind, oder wo ein besonders krasses Mißverhältnis zur jährlichen Narkosezahl besteht.

Unsere Erhebungen zeigen, daß an einigen Krankenhäusern noch immer unzumutbare Arbeitsbedingungen für Anästhesisten bestehen. Ähnliche Zustände in industriellen oder gewerblichen Bereichen hätten dort schon längst die Gewerkschaften und das Arbeitsinspektorat auf den Plan gerufen.

Die vielfach vorgebrachte Entschuldigung, es seien nicht genug Ärzte vorhanden, kann in Anbetracht der vielen hundert arbeitslosen Kollegen nicht mehr gelten, ebenso nicht, daß das Fach Anästhesie zu wenig attraktiv sei. Was tut der Rechtsträger, um dies zu ändern?

Frage 3: Geräteausstattung. Grundlage der Bewertung waren die Vorschriften der DGAI. Vorweggenommen, keine der angeschriebenen Abteilungen erreicht den dort geforderten Standard (sehr gut!).

Es wurde versucht, durch ein Punkteschema die Qualität und Quantität der technischen Ausstattung zu ermitteln. Außerdem wurden die Kolleginnen und Kollegen gebeten, die Ausstattung selbst zu qualifizieren.

Interessant ist, daß unsere Wertung mit der Selbstbewertung so gut wie immer übereinstimmt. Die regionalen Unterschiede sind beträchtlich. Durchschnittlich empfinden

60% der leitenden Anästhesisten die technische Ausstattung ihrer Abteilung als ungenügend (33 bis 85%). Wie sehr eine ungenügende Ausrüstung unsere Arbeit erschweren kann, wissen wir aus Erfahrung. Welche rechtlichen Folgen dies haben kann, werden wir noch von Herrn Weissauer erfahren (Abb. 4).

Frage 4: Intensivstation. Rund ¼ der leitenden Anästhesisten, die sich an der Umfrage beteiligten, führen auch eine interdisziplinäre Intensivstation. Dies bedeutet auf der einen Seite eine beträchtliche zusätzliche Belastung, führt aber ohne Zweifel zu einer Aufwertung der Stellung der Anästhesisten im Hause (Abb. 5).

Frage 5: Sonderleistungen. Trotz der in vielen Fällen ungünstigen Personalsituation wird an jeder 4. Abteilung Schmerzbehandlung durchgeführt. Eine Anästhesieambulanz besteht in 2 der angeschriebenen Häuser, in einigen ist sie geplant. Einen Notarztdienst unter anästhesiologischer Leitung gibt es ebenfalls in 2 der befragten Krankenhäuser (Abb. 6).

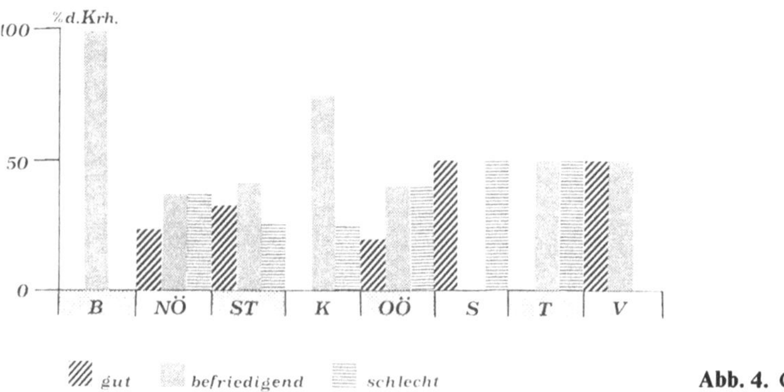

Abb. 4. Geräte

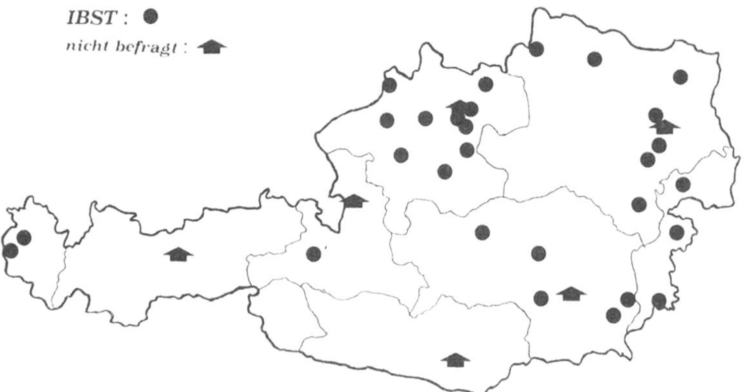

Abb. 5. Intensivstation

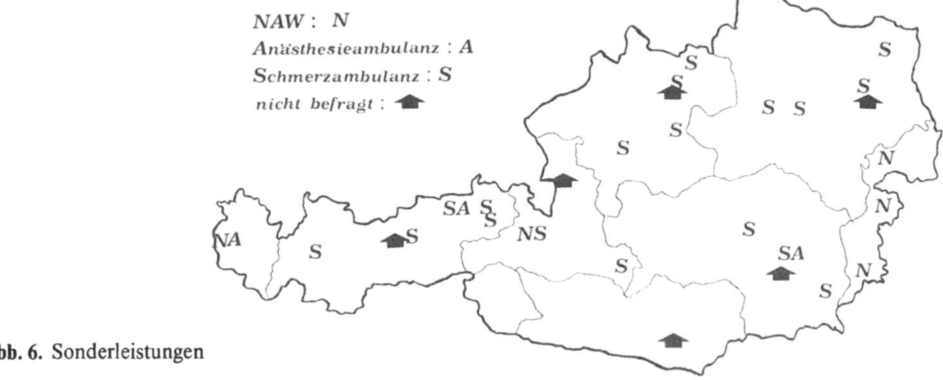

Abb. 6. Sonderleistungen

Zusammenfassend kann gesagt werden, daß sich die Lage der Anästhesie im kleinen und mittleren Krankenhaus in den letzten Jahren deutlich gebessert hat. Rechtsträger und Standesvertretung, aber auch jeder einzelne Anästhesist sind aufgerufen, das Ihre dazu beizutragen, jene Rahmenbedingungen zu schaffen, die nötig sind, eine optimale anästhesiologische Versorgung landesweit zu garantieren.

Die Infrastruktur der Anästhesieabteilung im kleinen und mittleren Krankenhaus in der Bundesrepublik Deutschland

P. Uter und E. Hauenschild

In den 70er Jahren hatten wir in der Bundesrepublik Deutschland mit einem schweren Nachwuchsmangel zu kämpfen, der bis etwa 1982 anhielt. Wir konnten die personellen Lücken nur dadurch schließen, daß in größerem Umfang ausländische Kollegen eingestellt wurden. Zunehmend bekamen wir aber Schwierigkeiten bei der Arbeitsgenehmigung für ausländische Kollegen. Deshalb hat der Berufsverband Deutscher Anästhesisten im Jahre 1978 erstmalig eine Umfrageaktion an allen Anästhesieabteilungen in der Bundesrepublik durchgeführt. Wir haben diese Umfragen in den Jahren 1980, 1983 und 1985 wiederholt und dabei eine Reihe von zusätzlichen Komplexen abgefragt, die für unsere berufspolitische Arbeit wichtig sind. Ich möchte Ihnen hier zunächst die wichtigsten Ergebnisse nennen.

Im Jahre 1978 waren 27% unserer Planstellen mit ausländischen Kollegen besetzt. Trotzdem waren noch 16% der Stellen vakant - das ist etwa jede 6. Stelle. Welche Schwierigkeiten unter diesen Umständen eine geregelte Anästhesieversorgung bot, brauche ich in diesem Kreise nicht näher auszuführen. Von diesen Schwierigkeiten waren in erster Linie die kleinen und mittleren Krankenhäuser betroffen. Denn diejenigen Kollegen, die an einer Weiterbildung zum Anästhesisten interessiert sind, wollen in erster Linie im großen Krankenhaus arbeiten, weil sie dort auch ihre Weiterbildung abschließen können. 1980 bot sich noch annähernd dasselbe Bild. Erst 1983 kam es zu einer deutlichen Besserung der Situation. Jetzt sind nur noch 4% der Stellen vakant - wahrscheinlich ein normaler Wert. Es sind im Bundesdurchschnitt aber immer noch 12% unserer Planstellen mit ausländischen Kollegen besetzt. Diese sind vor allem an kleineren und mittleren Krankenhäusern tätig. Hier beträgt ihr Anteil 18 bzw. 15%. Es gibt bei uns eine ganze Reihe von Krankenhäusern, die in der Vergangenheit ihre Assistentenstelle zu 100% mit ausländischen Kollegen besetzen mußten - manchmal sogar auch noch die Oberarztstellen. Werden diese Ärzte nicht weiter verlängert, weil junge deutsche Kollegen keinen Arbeitsplatz finden, so können die vakant werdenden Stellen in der Regel nur durch junge Ärzte besetzt werden, die noch nicht als Anästhesisten gearbeitet haben. Dadurch ergeben sich insbesondere im kleinen und mittleren Krankenhaus auch heute noch schwere Probleme in der Versorgung der Patienten.

Unsere Untersuchungen zeigen ferner, daß die Zahl der Krankenhäuser, die an der Umfrage teilgenommen haben, kontinuierlich angewachsen ist - nämlich um 38% seit 1978. Obwohl wir nicht immer Daten aus allen Krankenhäusern erhalten haben, muß man dennoch daraus schließen, daß bis jetzt immer mehr Krankenhäuser durch Anästhesisten versorgt worden sind. Sehr viel stärker - nämlich um 71% - ist die Anzahl der Planstellen in diesen Krankenhäusern angewachsen. Es arbeiten jetzt fast 7500 Ärzte als Anästhesisten in den Krankenhäusern. Während im Bundesdurchschnitt die einzelne Anästhesieabteilung 1980 noch über 6,8 Planstellen verfügte, hat sie jetzt 8,5 Planstellen. Da der finanzielle Spielraum der Krankenhäuser in den letzten Jahren zunehmend eingeengt worden ist, ist sicher, daß diese zusätzlichen Stellen heiß erkämpft werden mußten. Das Aufgabengebiet der einzelnen Anästhesieabteilung ist also offensichtlich gewachsen. Leider erlauben die Ergebnisse unserer Umfragen keine genaue Analyse, welchem Sektor diese zusätzlichen Stellen zuzuschreiben sind. Es läßt sich aus ihnen lediglich ablesen, daß wir Anästhesisten jetzt mehr Intensivbetten zu versorgen haben als früher. Das ist zumindest ein konkreter Grund für den Stellenplanzuwachs.

47% aller an den Anästhesieabteilungen tätigen Ärzte sind Fachärzte. Dadurch arbeitet unser Fachgebiet im Krankenhaus mit einem reltiv hohen Sicherheitsstandard. Schlüsselt man diese Zahlen näher auf, so ergibt sich, daß am kleineren und mittleren Krankenhaus prozentual mehr Fachärzte tätig sind als am größeren, nämlich 78 bzw. 51%, während sich am größeren Krankenhaus nur 37% Fachärzte finden. Dieser Unterschied ist einerseits dadurch bedingt, daß insbesondere die Universitätsinstitute mit ihrem großen Stellenpool in der Regel die Kollegen nach der Facharzt-Anerkennung nicht länger behalten können. Andererseits gibt es bei uns eine Reihe von Anästhesieabteilungen, die in einem Kollegialsystem durch mehrere Ärzte gemeinsam geleitet werden und die vorwiegend in kleineren und mittleren Krankenhäusern eingerichtet sind. So stehen in kleinen Krankenhäusern 28% und im mittleren Krankenhaus 15% der Abteilungen unter kollegialer Leitung. Das Kollegium umfaßt in ¾ der Fälle 2 Ärzte. Der Rest verteilt sich auf Kollegien aus 3–4 oder auch noch mehr Ärzten.

Dieses Modell hat sich in der Vergangenheit bei uns sehr bewährt. Der Leiter einer Anästhesieabteilung steht im kleineren Krankenhaus allzu oft einer Unmasse von Aufgaben allein gegenüber, der er nicht gewachsen ist. Er bekommt in der Regel nur Ärzte für seine Abteilung, die noch nicht als Anästhesisten gearbeitet haben und ist im Extremfall sein eigener Oberarzt, Assistenzarzt oder auch seine eigene Sekretärin. Daher ist er oft nicht nur im Tagesdienst ständig für mehrere OP-Tische verantwortlich, sondern muß auch häufig allein den Bereitschaftsdienst versehen. Infolge einer ständigen Überforderung haben in der Vergangenheit viele leitende Kollegen in kleineren Krankenhäusern ihre Stellung nach kurzer Zeit wieder aufgegeben. Dagegen verteilt sich im Kollegialsystem die Last der Arbeit auf mehrere Schultern.

Ferner haben unsere Umfragen ergeben, daß der Anästhesist in 29% auch das Blutdepot des Krankenhauses leitet. In 28% ist er für die Blutgruppenserologie und für die Verträglichkeitsproben zuständig. 14% der Anästhesieabteilungen versorgen neben dem eigenen Krankenhaus noch ein oder mehrere Nachbarkrankenhäuser.

Zur Vorbereitung der heutigen Sitzung wurde derselbe Erhebungsbogen wie in Österreich und in der Schweiz verwendet. Da bei uns sehr viel mehr Krankenhäuser existieren als in den beiden anderen Ländern, mußte diese Umfrage beschränkt werden. Für die Stichprobe wurde das Land Niedersachsen ausgewählt, da mir die dortigen Krankenhäuser am besten vertraut sind. Dadurch wurde vermieden, Krankenhäuser anzuschreiben, die über keine Anästhesieabteilung verfügen und von denen keine Antwort zu erwarten war. Es wurden 80 Fragebögen ausgesandt, von denen 58 ausgefüllt zurückgeschickt wurden.

An operativen Betten verfügte das kleinste Krankenhaus über 57 und das größte über 301. Der Durchschnitt betrug 153 operative Betten. Keine dieser Anästhesieabteilungen ist voll zur fachärztlichen Weiterbildung ermächtigt.

In diesen Krankenhäusern wurden pro Jahr rund 171000 Anästhesien durchgeführt. 20% von ihnen werden als Regionalanästhesien verabreicht, wobei der Anteil im einzelnen zwischen 0 und 45% liegt.

An diesen Krankenhäusern sind 280 Ärzte tätig. Der einzelne Arzt führt also im Durchschnitt 610 Anästhesien pro Jahr durch. Faßt man diese Krankenhäuser nach ihrer Bettenzahl in 2 Gruppen zusammen, wobei der Grenzwert bei 150 operativen Betten liegt, so ergibt sich, daß der einzelne Anästhesist im größeren Krankenhaus 586 Anästhesien pro Jahr durchführt, im kleineren dagegen 661. Bei näherer Betrachtung der Zahlen ergibt sich, daß dieses Phänomen wahrscheinlich nicht durch knappere Stellenpläne am kleineren Krankenhaus verursacht ist. Der Unterschied scheint eher dadurch bedingt zu sein, daß im kleineren Krankenhaus in der Regel auch mehr kleinere und kürzer dauernde Eingriffe durchgeführt werden als im mittleren. Da die Zeitdauer eines operativen Eingriffs außerordentlich verschieden sein kann und nach eigenen Beobachtungen in vielen operativen Disziplinen der Trend zu größeren und langdauernden Operationen besteht, stellt die Zahl der jährlichen Anästhesien eine relativ schlechte Größe zur Bestimmung des Stellenplans einer Anästhesieabteilung dar. Dagegen haben wir gute Erfahrungen mit Stellenschlüsseln gemacht, die sich darauf stützen, wie viele OP-Tische regelmäßig gleichzeitig versorgt werden müssen und über welchen Zeitraum eine Versorgung notwendig ist.

60% dieser Ärzte sind Fachärzte. Im kleineren Krankenhaus mit weniger als 150 operativen Betten sind es 74%, während im mittleren Krankenhaus der Anteil 54% beträgt. Dieses Ergebnis deckt sich etwa mit dem unserer Umfrage auf Bundesebene.

Die Zahl der Pflegekräfte läßt sich deshalb kaum auswerten, weil ein Teil der Beantworter hier offensichtlich auch das Pflegepersonal der Intensivstation mit einbezogen hat. Im Einzelfall läßt sich erkennen, daß die pflegerische Besetzung eher schlechter ist als die ärztliche. Unsere Forderung, daß jeder anästhesiologische Arbeitsplatz auch mit einer Anästhesiepflegekraft zu besetzen ist, damit der Anästhesist in kritischen Situtationen einen kompetenten Helfer zur Seite hat, ist daher nicht in allen Fällen erfüllt.

55 der 58 Krankenhäuser verfügen über zumindest 1 Intensivstation. Ob das betreffende Krankenhaus mehrere Intensivstationen eingerichtet hat, läßt sich nicht in allen Fällen zuverlässig erkennen. In 50 Fällen ist der Anästhesist zumindest an der Leitung dieser Station beteiligt. In 15 Fällen wird angegeben, daß diese Station über einen eigenen Bereitschaftsdienst verfügt. Da diese Frage auch von relativ kleinen Krankenhäusern bejaht wurde, ist es möglich, daß sie in dem Sinne mißverstanden wurde, ob die Station durch einen Bereitschaftsdienst versorgt wird anstatt durch eine Rufbereitschaft.

Die Frage, ob der Intensivstation Röntgen-, Labor- und Blutdepot rund um die Uhr zur Verfügung steht, ist in allen Fällen bejaht worden. Das gilt in den meisten Fällen auch für eine ausreichende konsiliarärztliche Versorgung. Dagegen wurde die Frage nach einer Wachstation in nur 8 Fällen bejaht. Da auch hier wiederum relativ kleine Krankenhäuser vertreten sind, erhebt sich die Frage, ob hier nicht die Wachstation der Intensivstation gleichgesetzt ist. Wir kennen bei uns den Begriff „Wachstation" fast nur noch aus der Vergangenheit. Die offiziellen Begriffe sind „Intensivüberwachung" und „Intensivbehandlung". Am kleineren Krankenhaus empfiehlt es sich in der Regel, beide Funktionen auf einer Intensiveinheit zusammenzufassen, da der personelle Aufwand für 2 getrennte Stationen zu groß würde.

Über einen Aufwachraum verfügen nur 37 Krankenhäuser. Etwa ein Drittel der Krankenhäuser ist also noch immer ohne eine derartige Einrichtung, obwohl Zwischenfälle in der Aufwachphase ein spektakuläres Echo in der Öffentlichkeit auslösen.

Die 58 Krankenhäuser verteilen sich auf 50 Orte. In 34 dieser Orte gibt es offensichtlich einen funktionierenden Notarztdienst. In 20 Fällen ist der Anästhesist Leiter dieses Notarztdienstes. Welche ärztliche Disziplin diesen Dienst versieht, läßt sich nur selten einwandfrei erkennen. In der Regel scheint eine interdisziplinäre Besetzung - z. T. auch unter Mitwirkung niedergelassener Kollegen - zu bestehen. Die Ausstattung dieser Fahrzeuge ist bei uns durch eine verbindliche Norm geregelt.

In 16 Fällen wird eine präoperative Ambulanz angegeben. Es läßt sich aber nicht erkennen, ob sich die Ambulanz nur auf ambulante Operationen bezieht oder auch auf Patienten, die später stationär aufgenommen werden. Leider läßt sich bei uns die ambulante Voruntersuchung vor der Krankenhausaufnahme nicht generell durchführen, da durch eine höchstrichterliche Entscheidung festgelegt wurde, daß diese Leistungen nicht mit den Krankenkassen verrechnet werden können.

In 30 Fällen wird angegeben, daß an der Abteilung eine Schmerztherapie durchgeführt wird. Der Umfang der Schmerzbehandlung ist nicht erkennbar. Wahrscheinlich findet sie an manchen Krankenhäusern nur in besonders gelagerten Einzelfällen statt.

Mit 3 Ausnahmen haben alle Kollegen angegeben, daß jeder Narkoseplatz mit einem EKG-Monitor ausgerüstet ist. 35 dieser Kollegen benutzen diesen Monitor regelmäßig auch bei Regionalanästhesien. Der Rest setzt ihn offenbar überwiegend ein.

Über ein automatisches Beatmungsgerät für alle Narkosegeräte verfügt die Hälfte aller Abteilungen. Mit Ausnahme von 2 Abteilungen, die kein Beatmungsgerät besitzen, sind in den restlichen Fällen rund ⅔ der Geräte mit einem Respirator ausgerüstet.

Wesentlich schlechter ist dagegen die Ausrüstung mit einem Diskonnektionsalarm. In nur 38% sind alle Geräte mit einem derartigen Alarm ausgerüstet. In 35% gibt es weniger Geräte für Diskonnektionsalarm als Respiratoren. Bedenkt man, daß dieser Alarm der einzige wirklich sichere Schutz vor einer unbemerkten Diskonnektion während einer automatischen Beatmung darstellt, so ist dieser Mangel alarmierend.

Zum Ausrüstungsstandard gehört auch ein Meßgerät für Sauerstoffkonzentrationen im Narkose-Kreissystem. In nur 43% sind alle Narkosegeräte mit einem derartigen Monitor ausgerüstet. In den restlichen Fällen verfügen zwischen 0 und 90% der Geräte über diesen Monitor.

Sehr viel seltener sind Meßgeräte für Kohlensäure. 62% der Abteilungen besitzen kein derartiges Gerät. Nur 3 Abteilungen konnten alle Narkosegeräte mit diesem Gerät ausrüsten. In den restlichen Fällen beträgt der Ausrüstungsgrad etwa 20%.

Ähnliches gilt für die blutige Druckmessung. 57% der Abteilungen haben kein derartiges Gerät. 2 Abteilungen haben alle Arbeitsplätze mit diesem Meßgerät ausrüsten können. Der Ausrüstungsgrad beträgt in den restlichen Fällen etwa 25%.

Auch ist die Ausrüstung mit Temperatur-Monitoren ähnlich. 2 Abteilungen haben wieder alle Narkosegeräte mit einem Temperaturmesser ausgerüstet, 52% verfügen über kein Meßgerät. In den restlichen Fällen beträgt der Ausrüstungsgrad 28%.

Die Möglichkeit zur Blutgasanalyse im OP ist in 53% bejaht und in 30% verneint worden. In den restlichen Fällen findet sich hier der Zusatz „Labor“ oder „Intensivstation". Es ist möglich, daß diese Frage dahingehend verstanden wurde, ob ein Gerät für Blutgasanalyse im OP selbst vorhanden ist, so daß vielleicht die Ergebnisse besser ausgefallen wären, wenn die Frage neutraler gestellt worden wäre.

Wenig ergiebig sind die abschließenden Fragen nach wünschenswerten Verbesserungen. Nur 1 Kollege hat vom Angebot Gebrauch gemacht, seine Wünsche oder Sorgen gesondert darzustellen. Sonst wurden die Fragen nur angekreuzt oder mit einem kurzen, oft nicht eindeutigen Stichwort versehen. Es fällt jedoch auf, daß Verbesserungswünsche vor allem auf dem personellen Sektor geäußert werden (72%). Gemäß den knappen Stichworten betreffen diese vor allem das Pflegepersonal für die Intensivstation, aber auch ärztliche Stellen. Von den Benutzerkosten machen die Personalkosten bei uns etwa 75% aus. Deshalb haben wir große Schwierigkeiten, ausreichend Personal zu bekommen.

Zusammenfassend läßt sich feststellen, daß das Fachgebiet Anästhesiologie zwar eine große Verbreitung in unseren Krankenhäusern gefunden hat, daß aber noch eine ganze Reihe struktureller Schwächen bestehen, die behoben werden müssen.

Literatur

1. Hauenschild E (1984) Umfrage über die Situation in den Anästhesieabteilungen der Bundesrepublik. Anästh Intensivmed 25:65
2. Hauenschild E (1985) Neue Umfrage über die Situation in den Anästhesieabteilungen der Bundesrepublik. Anästh Intensivmed 27:102

Zivil- und strafrechtliche Haftung für Ausstattungsmängel

W. Weißauer

Es gibt den guten alten Rechtsgrundsatz, daß jeder, der sich zu einer beruflichen Leistung erbietet, für seine Leistungsfähigkeit einzustehen hat. Dies gilt für seine eigene Qualifikation und für die seiner Mitarbeiter, aber auch für die Einrichtungen und Geräte, deren er sich bedient. Geht es um die Behandlung im Krankenhaus, so wird diese Leistungsfähigkeit am objektiven medizinischen Leistungsstandard gemessen, der in diesem Zeitpunkt gilt. Dies ist der Leistungs- und Sorgfaltsmaßstab, dem jeder zu genügen hat, vom Krankenhausträger bis zum jüngsten Mitarbeiter, der in das Leistungsangebot eingebunden ist.

Andererseits hat der medizinische Fortschritt mit seiner Differenzierung des Angebots an diagnostischen und therapeutischen Leistungen ein Tempo erreicht, mit dem die Entwicklung der finanziellen Ressourcen längst nicht mehr Schritt halten kann. Zwangsläufig wächst gerade in den kleinen und mittleren Krankenhäusern die Differenz zwischen dem, was sie zu leisten vermögen und dem Leistungsstandard, auf den die Rechtsprechung bei der forensischen Beurteilung von Zwischenfällen abstellt. Der Ausstattungsmangel wird damit zu einem Zentralproblem, bei dessen Lösung der Anästhesie derzeit geradezu eine Schlüsselrolle zukommt. Sie ist das Nadelöhr der operativen Medizin. Mängel der personellen, apparativen und baulichen Ausstattung der Anästhesieabteilungen limitieren die operativen Kapazitäten.

Auf den ersten Blick muß dies verwundern. Anästhesisten, die vor zwei oder drei Jahrzehnten mit einer Einmannabteilung begonnen haben, leiten heute oft die personalstärksten Fachabteilungen innerhalb des Krankenhauses. Gleichwohl reicht die Besetzung mit ärztlichen und nichtärztlichen Mitarbeitern in vielen Häusern weder qualitativ noch quantitativ aus, um allen Anforderungen zu genügen. Die Anhaltszahlen der Deutschen Krankenhausgesellschaft, nach denen der Personalbedarf der Anästhesieabteilungen der Bundesrepublik Deutschland ermittelt wird, sind antiquiert. Sie stellen auf den rein anästhesiologischen Zeitaufwand ab und berücksichtigen nicht die Vielfalt der zusätzlichen Aufgaben, die der Anästhesie in der Zwischenzeit zugewachsen sind.

Geprägt sind diese Anhaltszahlen noch immer von dem „ein Arzt- ein Tisch-Prinzip". Die Rechtsprechung stellt jedoch, wenn es zu einem Zwischenfall kommt, - völlig zu Recht - darauf ab, daß der Patient im Krankenhaus den durchschnittlichen Leistungsstandard erwarten darf, über den der ärztliche Spezialist auf seinem Gebiet verfügt. Dies bedeutet nicht, daß nur noch Fachärzte Narkosen machen dürften. Es bedeutet aber mit aller Sicherheit, daß der Weiterbildungsanfänger für die selbständige und eigenverantwortliche Narkosedurchführung keine ausreichende Qualifikation besitzt. Er darf nur unter Anleitung und Überwachung eines erfahrenen Arztes tätig werden. Das „ein Arzt- ein Tisch-Prinzip" bindet aber den leitenden Arzt und die Oberärzte jeweils selbst an einen Operationstisch.

Der Bundesgerichtshof, die höchste deutsche Instanz in Zivil- und Straßprozessen, hat 1982 im sog. Parallelnarkose-Urteil offen gelassen, ob ein Anästhesist, der selbst eine Narkose führt, gleichzeitig die Verantwortung für die Narkose eines Weiterbildungsanfängers an einem zweiten Tisch übernehmen kann. Wenn man dies aber bejahe, so seien strenge Kautelen zu beachten. Dazu gehöre vor allem, daß zwischen beiden Tischen Sicht- oder Rufverbindung besteht. In der Sache sind diese Kautelen nicht neu; sie entsprechen den Anforderungen, die das Fachgebiet selbst seit langem an die Parallelnarkose stellte, bezogen freilich auf die „Schwesternnarkose". Kommt es infolge von Ausstattungsmängeln wegen personeller Engpässe zu einem folgenschweren Zwischenfall, so tragen die beteiligten Ärzte die Gewissensbelastung, sie tragen aber auch primär das forensische Risiko, insbesondere das Risiko der strafrechtlichen Verurteilung wegen fahrlässiger Körperverletzung oder fahrlässiger Tötung. Daß auch diejenigen auf der Anklagebank Platz nehmen müßten, die innerhalb der Organe der Krankenhausträger für die Ausstattungsmängel verantwortlich sind, scheint eine extreme Seltenheit zu sein.

Die Argumentation der Gerichte im Strafverfahren wie im Zivilprozeß läuft darauf hinaus, daß der Anästhesist, und insbesondere der leitende Anästhesist, die Grenzen der Leistungsfähigkeit zu respektieren habe. Sind die Kapazitätsgrenzen der Abteilung erreicht, so müsse - von Notfällen abgesehen - die Operation verschoben oder der Patient in ein anderes Haus verlegt werden. So ist denn auch der vom Parallelnarkose-Urteil betroffene leitende Anästhesist wegen Verletzung seiner Pflichten aus dem Behandlungsvertrag zum Schadenersatz verurteilt worden. Er hat voll für die Fehlleistung des Weiterbildungsanfängers einzustehen, dem die Narkose angesichts der Personalnot und des Ausfalls einer ursprünglich eingeteilten Ärztin übertragen wurde.

Die Forderung, der Anästhesist müsse dafür sorgen, daß die Operation verschoben oder der Patient in ein anderes Haus verlegt werde, wenn die Kapazitätsgrenzen der Anästhesieabteilung erreicht sind, ist sachlich richtig, ja im Interesse einer angemessenen Patientenversorgung zwingend. In der Praxis erwies sie sich weithin als illusionär. Der leitende Anästhesist, der auf diese Weise verfahren will, hätte in aller Regel nicht nur den Krankenhausträger, sondern auch die operativen Fächer einmütig gegen sich. Weigerte sich der Anästhesist, die Kapazitätsgrenzen seiner Abteilung zu überschreiten, so drohte ihm von Seiten des Krankenhausträgers die Kündigung; überschritt er diese Grenzen und kam es zu einem Zwischenfall, so mußte er aber nicht nur mit der zivil- und strafrechtlichen Haftung, sondern unter Umständen auch noch mit arbeitsrechtlichen Konsequenzen rechnen, weil der Krankenhausträger unter den Druck der öffentlichen Meinung gerät.

In dieser schier ausweglosen Situtation hat nun die Anästhesie einen wichtigen Bundesgenossen gefunden. Der Bundesgerichtshof hat die Entscheidung des Berufungsgerichts im Parallelnarkosefall, das ein Verschulden des Krankenhausträgers verneinte, erneut aufgehoben und die Haftung des Krankenhauses, einer Universitätsklinik, unter dem Gesichtspunkt des Organisationsverschuldens bejaht.

In seinem Urteil vom Juni dieses Jahres weist der Bundesgerichtshof darauf hin, daß der Krankenhausträger für die ordnungsgemäße anästhesiologische Versorgung aller Patienten zu sorgen habe. Die Anästhesieabteilung sei deutlich unterbesetzt gewesen. Der Operationsbetrieb habe nur durch vermehrten Einsatz der Ärzte aufrecht erhalten werden können, also durch Ableistung zahlreicher Überstunden mit der Folge einer zusätzlichen Gefährdung der Patienten wegen Übermüdung der Ärzte.

Der Bundesgerichtshof geht damit auf eine Gefahrensitutation ein, die insbesondere Gegenstand einer Entscheidung des Bundesarbeitsgerichts war, die dazu geführt hat, daß im Bundesangestelltentarif die Heranziehung zum Bereitschaftsdienst und zum Tagesdienst nach einem Bereitschaftsdienst sehr restriktiv geregelt wurde.

Der Bundesgerichtshof meint weiter, wegen der unzureichenden Besetzung der Abteilung hätten immer wieder die Oberärzte unter Hintanstellung ihrer Aufgaben der Überwachung und Anleitung selbst einspringen müssen. Die Folge der Unterbesetzung war, daß in der Anästhesie improvisiert und - wie im konkreten Fall - beim Ausfall eines Arztes umimprovisiert werden mußte, um das Operationsprogramm unter dem Einsatz nicht ausreichend zu überwachender Weiterbildungsanfänger durchziehen zu können.

Der leitende Anästhesist hatte den Krankenhausträger ausdrücklich auf die unzureichende Besetzung und die dadurch gegebenen „illegalen Zustände" hingewiesen. Aber auch unabhängig davon hätte, wie der Bundesgerichtshof betont, der Krankenhausträger, dem die Zustände bekannt waren, die erforderlichen organisatorischen Maßnahmen treffen müssen. Wenn er eine ausreichende Besetzung der Anästhesieabteilung nicht bereitstellen konnte, so hätte er das Operationsprogramm einschränken und selbst die erforderlichen organisatorischen Maßnahmen treffen müssen, um eine ordnungsgemäße anästhesiologische Versorgung der Patienten sicherzustellen.

Diese Aussagen des Bundesgerichtshofs gelten sinngemäß ebenso für Mängel in der apparativen Ausstattung und für das Fehlen notwendiger Einrichtungen. Immer wieder kommt es zu schwersten Zwischenfällen, weil Aufwachräume fehlen und eine lükkenlose postoperative Überwachung des Patienten auf der Betteneinheit nicht gewährleistet werden kann. Soweit es um die apparative Ausstattung geht, konnten die Deutschen Anästhesieverbände durch ihre Empfehlungen bereits entscheidenden Einfluß nehmen. Die Medizingeräteverordnung, die in der BRD am 1. Januar 1986 in Kraft tritt, enthält strenge Sicherheitsvorschriften, deren Sanktionen sich primär gegen die Hersteller der Geräte und gegen die Betreiber, also die Krankenhausträger, richten. Ein Großteil der hier vorgesehenen Prüfungs- und Einweisungspflichten wird aber auf die leitenden Ärzte übertragen werden.

Die Bedeutung der neuen Entscheidung des Bundesgerichtshofs im Parallelnarkosefall liegt darin, daß eindeutig und unmittelbar der Krankenhausträger in die Pflicht genommen wird, für die ordnungsgemäße Ausstattung des Hauses und für die Beachtung der Kapazitätsgrenzen der Anästhesieabteilung durch organisatorische Maßnahmen zu sorgen. Er haftet aus eigenem Organisationsverschulden für Ausstattungsmängel dem Geschädigten auf Schadenersatz. Die in den Organen des Krankenhausträgers für die Mängel Verantwortlichen müssen nun darüber hinaus ernsthaft damit rechnen, bei folgenschweren Zwischenfällen, die auf Ausstattungsmängeln beruhen, strafrechtlich zur Verantwortung gezogen zu werden.

Dies ändert freilich nichts daran, daß straf- und zivilrechtlich auch der leitende Arzt der Anästhesieabteilung und seine ärztlichen wie nichtärztlichen Mitarbeiter straf- und zivilrechtlich haften, wenn sie in Kenntnis der Mängel anästhesiologisch tätig werden und der Patient dadurch einen Schaden erleidet. Der leitende Arzt muß den Krankenhausträger *mit aller Entschiedenheit* auf Ausstattungsmängel hinweisen und Abhilfe fordern oder verlangen, daß der Operationsbetrieb entsprechend organisiert wird.

Führt dies nicht zum Erfolg, so muß er - von Notfällen abgesehen - die Durchführung von Anästhesieverfahren ablehnen, wenn er ihre ordnungsgemäße Durchführung nicht mehr gewährleisten kann. Es wird nun auch leichter sein, die operativen Fächer davon zu überzeugen, daß die Kapazitätsgrenzen beachtet werden müssen. Die Krankenhausträger werden sich darüber klar werden müssen, daß die operative Kapazität sich nach dem schwächsten Glied der Kette bestimmt, daß es deshalb also unerläßlich ist, die Anästhesieabteilung personell und apparativ ausreichend auszustatten.

Die Forderungen, die der Bundesgerichtshof in seinem Urteil vom Juni 1985 an die Organisation der Anästhesie und an die Organisation des Operationsbetriebs bei Ausstattungsmängeln in der Anästhesie stellt, decken sich geradezu verblüffend mit den Ergebnissen einer Diskussionsrunde auf der Jahrestagung der Deutschen Anästhesieverbände im Mai dieses Jahres. Lassen Sie sich mit dem Blick auf diese zeitliche Koinzidenz noch auf die Bedeutung hinweisen, die den Empfehlungen des Fachgebietes und insbesondere auch seinen Vereinbarungen mit anderen Fachgebieten für die ordnungsgemäße anästhesiologische Versorgung und für die rechtliche Beurteilung von Zwischenfällen zukommt, die auf Ausstattungs- und Organisationsmängeln beruhen. Es hat sich wiederholt erwiesen, daß unsere Rechtsprechung die hier festgelegten Sorgfaltsanforderungen an die Anästhesie und an die Organisation der anästhesiologischen Versorgung als Kunstregeln anerkennt. Dies hat die positive Konsequenz, daß damit von seiten des Fachgebietes entscheidender Einfluß auf eine ordnungsgemäße Versorgung der Patienten und auf die Minimierung des Risikos genommen werden kann. Dies hat aber auch die notwendige negative Konsequenz, daß der Arzt bei einem Zwischenfall an diesen Forderungen gemessen wird. Wir müssen diese negative Konsequenz in Kauf nehmen, denn letztlich geht es bei allem, was wir tun und was wir fordern, primär um die Interessen der Patienten.

Bitte sehen Sie mir es nach, daß ich in den Mittelpunkt meines Referats ein neues Urteil des Bundesgerichtshof gestellt habe. Unterschiedlich sind zwar die Paragraphen, die in Deutschland, Österreich und der Schweiz gelten, nicht aber die Grundsätze, die es zu beachten gilt, um eine zweckentsprechende Ausstattung und Organisation der Anästhesie zu gewährleisten. Nur auf diese Grundsätze, nicht aber auf die Paragraphen, habe ich in meinem Referat abgestellt.

Die Rechtsprechung ist eine harte Faust im Nacken des Anästhesisten. Nur mit ihrer Hilfe gelingt es aber sehr oft, so hart auch der Einzelne durch eine straf- oder zivilrechtliche Verurteilung betroffen wird, Ausstattungsmängel zu beseitigen.

Schlußfolgerungen aus der Umfrage

G. Kreienbühl

„Das Straßennetz ist während des Winters oft gesperrt, und der Helikopter fliegt nicht bei starkem Schneefall." Diese Bemerkung wurde zweimal auf dem Fragebogen von in Gebirgstälern gelegenen Schweizer Spitälern angebracht. Besondere Situationen erfordern einen besonderen Beurteilungsmaßstab. In einem abgelegenen Bergtal kann die anästhesiologische Versorgung eines Kleinspitals durch einen ausgebildeten Anästhesiepfleger die optimale Lösung sein. Allgemeingültige Schlußfolgerungen können derartige Extremsituationen nicht berücksichtigen.

Im Grunde genommen geht es beim Thema der Anästhesie im kleineren und mittleren Krankenhaus um die Sicherheit des Patienten in diesen Krankenhäusern. Wir können dabei unterscheiden zwischen den personellen, den materiellen und den strukturellen Aspekten der Sicherheit.

Die personelle Sicherheit

Wir brauchen eine zahlenmäßig adäquate Versorgung mit fachlich gut qualifizierten Ärzten und Pflegepersonal. Eine adäquate Überwachung des Pflegepersonals und der Ärzte in Ausbildung durch ausgebildete Spezial- oder Fachärzte muß gewährleistet sein. Die Umfrage und die Diskussion haben gezeigt, daß es keine international anerkannten Maßstäbe für die adäquate personelle Dotierung der Anästhesieabteilungen gibt. Es erscheint jedoch selbstverständlich, daß ein einziger Anästhesist an einem Spital, das 24 h am Tag und 365 Tage im Jahr die Aufnahme von Notfallpatienten gewährleisten muß, völlig ungenügend ist. In einem Editorial [4] wurde kürzlich wieder festgehalten, daß 70% aller Anästhesiezwischenfälle durch Fehlbeurteilungen des Anästhesisten bedingt sind.

Vergleichende Untersuchungen über die Inzidenz von Anästhesiezwischenfällen in großen und kleinen Spitälern sind mir nicht bekannt. Die 1983 publizierte französische Inserm-Studie [3] unterscheidet zwischen Universitätsspitälern, öffentlichen Nicht-Universitätsspitälern und privaten Spitälern. Diese Studie zeigt die bekannte Abhängigkeit des Anästhesierisikos von der ASA-Klassifikation. Bis zur ASA-Klasse III ist die Inzidenz von Anästhesiekomplikationen in allen drei Spitaltypen in etwa vergleichbar. In den ASA-Klassen IV und V ist das Risiko in den Universitätsspitälern kleiner. Tödliche Anästhesiezwischenfälle sind in den ASA-Klassen III, IV und V, in den Universitätsspitälern seltener. Diese Studie ist wegen der kleinen Zahl der Todesfälle mit Vorsicht zu interpretieren. Es zeigt sich aber doch in der Tendenz eindeutig, daß einmal aufgetretene Zwischenfälle in Nicht-Universitätsspitälern häufiger zum Tode führen. Wahrscheinlich können in Universitätsspitälern bei Zwischenfällen mehr hochqualifizierte und sehr erfahrene Anästhesisten zugezogen werden. Der Einmann-Betrieb im kleinen Spital wird durch Zwischenfälle zwangsläufig überfordert.

Materielle Sicherheit

Darunter verstehen wir die Ausstattung der Anästhesieabteilung mit Geräten, Monitoren und Räumen. Auch wenn nur 12–14% aller Anästhesiezwischenfälle durch fehlerhafte oder fehlende Geräte bedingt sind, so bedeutet dies doch, daß jeder 8. Anästhesietodesfall gerätebedingt ist. Dubermann und Bendixen haben ein Konzept der Fail-Safe Anesthetic Practice vorgestellt [1] mit Investitionskosten von 14550 Dollar pro Arbeitsplatz (s. Tabelle 1). Unter Berücksichtigung von Unterhalt und Amortisation kostet dieses Konzept 7 Dollar pro Fall. Mit dieser Investition dürften sich die meisten gerätebedingten Zwischenfälle vermeiden lassen. Diese Liste entspricht heute sicher noch nicht der durchschnittlichen Ausrüstung des mittleren Spitals. Sie stellt aber eine ausgezeichnete Zielvorgabe für die Investitionen der nächsten Jahre dar. Diese Liste dürfte in den nächsten Jahren durch die sog. Pulsoxymetrie noch ergänzt werden [2]. Das größte Problem dieser modernen Überwachungsgeräte liegt darin, daß sie alle zusätzlich als Bausteine in ein Anästhesiegerät eingefügt werden. Sie müssen aber nicht zwangsläufig in Betrieb genommen werden, und es gibt keine Alarmhierarchie.

Strukturelle Sicherheit

Eine moderne Anästhesieabteilung, die den Patienten die nach dem Stande unseres heutigen Wissens mögliche Sicherheit bieten soll, muß nicht nur über qualifiziertes Personal und modernes Material verfügen, es muß auch genügend Personal, genügend Material vorhanden sein. Die bauliche Struktur muß den modernen Anforderungen genügen. Aufwachräume und je nach Größe des Spitals Intensivüberwachungs- und Intensivbehandlungsstationen müssen zur Verfügung stehen. In die Verantwortung für die strukturelle Sicherheit teilen sich Anästhesie-Chefarzt und Spitalträger. Nur in einer gemeinsamen Anstrengung von verantwortlichen Anästhesieärzten, Spitalverwaltern und Gesundheitspolitikern kann dafür gesorgt werden, daß jeder Patient eine dem heutigen Stand der Sicherheit entsprechende anästhesiologische Betreuung erhält.

Tabelle 1. Kosten (860 Fälle pro Arbeitsplatz und Jahr und 7 Jahre Amortisationszeit; 7 $ pro Fall). (Nach [1])

Gerät	Kosten ($)
1. *Kapnometer* (mit Hoch-, Tief-, CO_2- und Frequenz-Alarm)	6500
2. *EKG* (mit Hoch-Tief-Frequenz-Alarm)	4500
3. *Automatisches Sphygmomanometer* (mit Hoch-Tief-Alarm)	2000
4. *O_2-Meßgerät* (mit Hoch-Tief-Alarm)	750
5. *Diskonnektionsalarm*	600
6. *Temperatur-Monitor*	200
	$ 14550

Zusammenfassend kommen wir zu folgenden Schlußfolgerungen:

1. An Spitälern mit einem Chefarztsystem muß auch die Anästhesieabteilung von einem Chefarzt geleitet werden. Moderne Staaten gleich welcher politischen Ausprägung und moderne Unternehmen sind durch Bürokratien charakterisiert. Hierarchiefragen spielen in Bürokratien eine wichtige Rolle; deshalb muß für den Leiter der Anästhesieabteilung unbedingt die Chefarztposition gefordert werden, damit er auch aus der hierarchischen Struktur heraus die Interessen seines Fachgebietes zum Wohle seiner Patienten wahrnehmen kann. Es bleibt aber auch in Zeiten einer Ärzteplethora eine unvermindert wichtige Forderung, daß nur dann engagierte und fähige junge Ärzte bereit sind, das Fachgebiet Anästhesiologie zu praktizieren, wenn dieses Fachgebiet entsprechende Anreize für eine erfolgreiche Karriere bietet. Dazu gehört auch ein Einkommen, das demjenigen des frei praktizierenden Allgemeinpraktikers wenigstens ebenbürtig ist. Gerade die Erfahrungen in Österreich zeigen, daß bei fehlenden Karrieremöglichkeiten (in kleineren und mittleren Häusern keine Chefarztposition) ausgebildete Anästhesisten in die freie Praxis als Allgemeinärzte ausweichen. Das bedeutet für unser Fachgebiet einen Verlust an dringend benötigten menschlichen Ressourcen.
2. Es ist eine selbstverständliche und absolut minimale Forderung, daß jedes Krankenhaus, das eine Notfallaufnahme an 24 h/Tag und 365 Tagen im Jahr garantieren muß, durch mindestens zwei voll ausgebildete ärztliche Anästhesisten betreut werden muß, damit eine adäquate anästhesiologische Betreuung aller zu operierenden Patienten gewährleistet ist.
3. Der Vergleich der drei Länder und eine Übersicht der anästhesiologischen Literatur hat gezeigt, daß es keine allgemeingültigen und überall anerkannten Kriterien für die Personalbedarfsermittlung gibt.
4. In bezug auf die materielle Einrichtung hat unsere Umfrage gezeigt, daß heute der Respirator mit Diskonnektionsalarm, der Sauerstoffmonitor für jeden Narkoseapparat und die EKG-Überwachung der anästhesierten Patienten zum akzeptierten Standard in den drei Ländern gehören. Die Infrarotkapnographie und die automatische unblutige sphygmomanometrische Blutdrucküberwachung gewinnen an Boden. Daß die Temperaturüberwachung mittels elektronischer Geräte nicht weiter verbreitet ist, bleibt unverständlich.
5. In Haftpflichtfragen zeigt es sich deutlich, daß der Anästhesist gemessen wird am juristischen Konstrukt des durchschnittlich gut ausgebildeten, durchschnittlich gewissenhaften Anästhesisten, der an einem Spital mit durchschnittlicher personeller, materieller und struktureller Ausrüstung arbeitet. Sind die Voraussetzungen für die strukturelle Sicherheit nicht gegeben, so ist es Pflicht des Anästhesisten und zugleich eine Form des Rechtsschutzes, den Spitalträger dokumentiert auf die strukturellen Mängel der Anästhesieabteilung aufmerksam zu machen.

Literatur

1. Duberman StM, Bendixen HH (1984) Concepts of Fail-Safe Anesthetic Practice. International Anesthesiology Clinics. Vol 22, No 2:149
2. Hanning CD (1985) Editorial "He looks a little blue down this end". Monitoring Oxygenation during Anesthesia. Brit J Anaesth 57:359

3. Hatton F, Tiret L, Maujol L, N'Doye P, Vourc'h G, Desmonts JM, Otteni JC, Scherpereel P (1983) Enquête épidémiologique sur les anesthésies. Premiers résultats. Annales françaises d'anesthésie et de réanimation 5:333
4. Smith G, Conway CM (1985) Editorial. Anaesthetic Equipment. Brit J Anaesth 57:639

Zur Problematik der anästhesierelevanten präoperativen Untersuchungen im kleineren Krankenhaus

H. Weigand

Es steht außer Zweifel, daß jede ärztliche Tätigkeit, sei sie konservativer oder operativer Art, eine Voruntersuchung des Patienten im weitesten Sinne – Anamnese und Risikoaufklärung also eingeschlossen – voraussetzt. Hierüber sind wir – so glaube ich – wohl alle gleicher Meinung.

Die Auffassungen gehen jedoch spätestens dann auseinander, wenn es um die Frage des Umfanges solcher Voruntersuchungen geht. Hier macht – wie Diskussionen und Veröffentlichungen in den vergangenen Jahren gezeigt haben – auch unser Fachgebiet keine Ausnahme.

Dieses Thema ist längst zu einem „Dauerbrenner" geworden. Dies verwundert aber nicht, wenn man bedenkt, daß neue Erkenntnisse in der Medizin fortlaufend für „Zünd"- bzw. „Brennstoff" sorgen. Hinzu kommt, daß nicht zuletzt auch wirtschaftliche Gesichtspunkte bei der Diskussion zwangsläufig eine mitbestimmende Rolle spielen.

Liest man die Meinungsäußerungen der vergangenen Jahre nach, so ist es immer wieder erstaunlich festzustellen, wie unterschiedlich die sogenannten Basisprogramme sein können, je nachdem ob sie von Kollegen an Universitätskliniken, an kleineren Krankenhäusern oder von niedergelassenen Ärzten aufgestellt worden sind. Sie können darüber hinaus im Widerspruch stehen zu den Auffassungen der Versicherungsträger, die diese Leistungen honorieren müssen. Es scheint sehr schwer, die Meinungsdifferenzen auf einen Nenner zu bringen, nicht zuletzt deshalb, weil nicht wenige dieser Programme als allgemein verbindlich hingestellt werden.

Hierzu hat 1983 in dankenswerter Weise die Deutsche Gesellschaft für Anästhesiologie und Intensivmedizin für unser Fachgebiet in einer Erklärung Stellung genommen, in der bewußt auf konkrete Forderungen hinsichtlich eines obligatorischen Untersuchungsprogrammes verzichtet wurde [10].

Erster Leitsatz für die Frage, wie umfangreich eine Voruntersuchung sein sollte, kann nur die optimale Behandlung des Patienten sein, ganz gleich, ob er in einer Universitätsklinik oder in einem kleinen Krankenhaus behandelt wird. Mitbestimmend ist die Dringlichkeit des ärztlichen Tätigwerdens.

Ich bin an einer Klinik für Orthopädie und Sporttraumatologie mit 145 – ausschließlich operativen – Betten tätig. Unser Patientengut setzt sich zusammen einmal aus vielen „gesunden" oder mit leichten Allgemeinerkrankungen behafteten „Sporttreibenden". Zum anderen haben wir aber auch viele Patienten bis ins höchste Lebensalter mit entsprechenden risikoreichen Vor- und Begleiterkrankungen, z. B. kardialer oder pulmonaler Art oder Stoffwechselstörungen, bei denen schwere und ausgedehnte orthopädische Eingriffe durchgeführt werden. Bei fast zwei Drittel aller Operationen wenden wir Regional- oder Leitungsanästhesien an.

Entscheidende Kriterien sind für uns in erster Linie das biologische Alter und der Zustand des Patienten, seine Begleiterkrankungen, der geplante Eingriff sowie das hierfür erforderliche Anästhesieverfahren. Viele der damit in Zusammenhang stehenden Fragen lassen sich in der Regel bereits weitgehend durch eine sorgfältige Anamnese und eingehende körperliche Untersuchung beantworten bzw. werden hierdurch gegebenenfalls weitere Fragen aufgeworfen, die durch *zusätzliche* Untersuchungen abgeklärt werden müssen. Ich möchte also – zugegeben etwas provokatorisch – hieraus den Schluß ziehen, daß bei vielen unserer Patienten der Umfang einer obligatorisch zu fordernden Voruntersuchung auf die Erhebung der Anamnese und die körperliche Untersuchung begrenzt werden könnte, wenn es nicht, wie immer bei der Aufstellung von Regelsätzen, auch hier einige – fast hätte ich gesagt zwingende – Ausnahmen gäbe.

Hierzu zählen z. B. die Erhebung von Befunden, die sich auch bei einem „gesund" erscheinenden Patienten mit völlig unauffälliger Vorgeschichte alleine durch die körperliche Untersuchung nicht exakt ermitteln lassen. Als Anästhesist denke ich in erster Linie daran, mit welchen Komplikationen ein solcher Patient auf das angewandte Anästhesieverfahren reagieren könnte.

Im Falle einer rückenmarksnahen Leitungsanästhesie z. B. zur operativen Versorgung einer Knöchelfraktur wäre hier sicher die Untersuchung der Gerinnungswerte von besonderer Bedeutung. Dagegen erschiene mir die Ermittlung z. B. des kleinen Blutbildes, der Elektrolyte, der Leberwerte oder eine Röntgenaufnahme des Thorax nicht zwingend erforderlich. Hierzu möchte ich Ihnen einige Zahlen präsentieren:

Die Auswertung der Narkose-Protokolle unserer ersten 1000 Patienten im Jahr 1985 ergab z. B., daß von 436 Patienten mit unauffälliger Anamnese und in entsprechendem körperlichem Zustand 425 Patienten (97,5%) präoperativ normale Hämatokrit- und Hämoglobinwerte aufwiesen. Nur bei 11 Patienten (2,5%) lagen diese Werte unter der Norm-Grenze, ohne jedoch therapeutische Konsequenzen zu erfordern (Tabelle 1).

Hinsichtlich kardialer Voruntersuchungen vertrete ich unter den oben geschilderten Voraussetzungen die gleiche Auffassung. Ich bin mir im klaren darüber, daß ich jetzt vielleicht bei manchen von Ihnen erst richtig in den Fettnapf trete, aber die Forderung nach einer obligaten präoperativen EKG-Untersuchung *routinemäßig bei jedem* Patienten erscheint mir nicht zwingend begründet.

Aufgrund unserer Erfahrungen glauben wir, bei unauffälliger Anamnese und körperlichem Befund erst ab dem 45. Lebensjahr generell ein präoperatives EKG fordern zu müssen. Ich muß allerdings zugeben, daß wir fast ausnahmslos bei jeder Anästhesie eine EKG-Überwachung mittels Monitor durchführen und jeder Patient postoperativ im Aufwachraum von uns überwacht wird. In der oben angegebenen Patientengruppe wurde insgesamt bei 440 Patienten (44%) präoperativ eine EKG-Untersuchung durchgeführt.

Tabelle 1. Präoperative Hämatokrit- und Hämoglobinwerte bei Patienten mit unauffälliger Anamnese und körperlichem Befund

Von den ersten 1000 Patienten	Bei 436 Patienten (43,6%)
Hiervon Hkt- und Hgb-Werte normal	Bei 425 Patienten (97,5%)
Werte unter der Normgrenze (ohne therapeutische Konsequenzen)	Bei 11 Patienten (2,5%)

Bei 306 Patienten (30,6%) aller Altersstufen hielten wir dies aufgrund der in der Anamnese und/oder durch die körperliche Untersuchung festgestellten Vor- oder Begleiterkrankungen für indiziert. Von 134 Patienten ab dem 45. Lebensjahr, mit völlig unauffälliger Anamnese und in entsprechendem körperlichem Zustand, zeigten 129 Patienten (96,3%) normale Befunde, lediglich bei 5 Patienten (3,7%) ergaben sich pathologische Veränderungen in Form von Reizleitungs- und/oder Rhythmusstörungen (Tabelle 2).

Diese wenigen Beispiele mögen genügen, um den Umfang der von den verschiedensten Autoren generell und obligatorisch geforderten Voruntersuchungen hinsichtlich ihrer medizinischen Relevanz zumindest dann in Frage zu stellen, wenn sie Anspruch auf Allgemeingültigkeit erheben.

Mit großer Sorge wird allenthalben die Zunahme von Allergien und Überempfindlichkeitsreaktionen beobachtet. Es verwundert daher, daß in keinem der mir bekannten Programme die Forderung zu finden ist, den Patienten präoperativ auf allergische Reaktionen zu testen. Von unseren ersten 1000 - 1985 erstmals aufgenommenen - Patienten gaben alleine 96 (9,6%) eine Allergie gegen medizinisch nicht relevante Substanzen an (z. B. Hausstaub, Blütenpollen, Tierhaare), 139 Patienten (13,9%) eine Allergie gegen medizinisch relevante Substanzen (z. B. Medikamente, Desinfektionsmittel, Kontrastmittel, Anästhetika, Anästhesieadjuvanzien) sowie 28 Patienten (2,8%) eine Allergie gegen beide Substanzgruppen. Gegen medizinisch relevante Substanzen waren also insgesamt 167 Patienten (16,7%) allergisch (Tabelle 3).

Tabelle 2. Häufigkeit der präoperativen EKG-Untersuchungen (mindestens 9 Ableitungen) bei den ersten 1000 Patienten in 1985

Insgesamt	Bei 440 Patienten = 44%
Wegen Vor- oder Begleiterkrankungen (i. d. Anamnese und/oder aufgrund der Untersuchung) alle Altersstufen	Bei 306 Patienten = 30,6%
Ab 45 Jahre, routinemäßig (Anamnese und Untersuchung unauffällig)	Bei 134 Patienten = 13,4%
Hiervon normale Befunde	Bei 129 Patienten = 96,3%
Pathologische Befunde	Bei 5 Patienten = 3,7%

Tabelle 3

Von den ersten 1000 - erstmals aufgenommenen - Patienten im Jahr 1985 wurden Allergien angegeben gegen:	
Medizinisch nicht relevante Substanzen (z. B. Hausstaub, Blütenpollen, Tierhaare)	Von 96 Patienten (9,6%)
Medizinisch relevante Substanzen (z. B. Medikamente, Desinfektionsmittel, Kontrastmittel, Anästhetika, Anästhesieadjuvanzien)	Von 139 Patienten (13,9%)
Beide Substanzen	Von 28 Patienten (2,8%)

Ebenso werden wir immer häufiger mit Patienten konfrontiert, die sich während ihres bisherigen Lebens bereits Operationen und Anästhesien haben unterziehen müssen. Wir haben hierüber schon früher in anderem Zusammenhang berichtet [7]. Von unseren obengenannten Patienten waren insgesamt 909 (90,9%) vorher anderenorts - oft bereits mehrfach - anästhesiert worden. Damit hat die Patientengruppe bei uns in den letzten 10 Jahren um 63,3% zugenommen. Auch hier sollte man bei einer zunehmenden Allergie-Bereitschaft die Möglichkeit zunehmender allergischer Reaktionen durch eine vorausgegangene Sensibilisierung nicht außer acht lassen (Tabelle 4).

Sicher ist eine generelle Testung auf unverträgliche Substanzen heute noch in vielen Fällen ein mühsames und zeitaufwendiges Unterfangen. Schnelltestungen sind häufig noch nicht spezifisch genug und somit nur bedingt verwertbar. Ich könnte mir jedoch vorstellen, daß Testungen, zumindest der in Frage kommenden Anästhetika und Anästhesieadjuvanzien, eines Tages zum Bestandteil der anästhesiologischen Voruntersuchung gehören werden.

Für die Aufstellung eines routinemäßigen „Basisprogrammes" sollte in erster Linie die medizinische Relevanz der geforderten Parameter bestimmend sein. Hierzu möchte ich auf jüngere Ausführungen von Lutz et al. [4] sowie von Altemeyer et al. [1] verweisen, die die Wertigkeit der verschiedensten Voruntersuchungen analysiert und den Versuch unternommen haben, den Rahmen eines Basisprogrammes abzustecken. Auch im anglo-amerikanischen Raum sind solche Analysen durchgeführt worden, wobei die weitestgehenden Konsequenzen hinsichtlich einer Beschränkung des routinemäßigen Untersuchungsprogrammes im allgemeinen z. B. von Delahunt und Turnbull [2] sowie hinsichtlich der Röntgenuntersuchung des Thorax im speziellen von Rucker et al. [6] und von Hubbel et al. [3] vertreten werden.

Bei vielen Autoren ist erkennbar, daß die unterschiedlichen Wertungen in weitem Maße von den örtlichen Gegebenheiten - in erster Linie dem Patientengut und der durchzuführenden Behandlung - bestimmt werden, möglicherweise aber auch von den vorhandenen Untersuchungskapazitäten sowie den jeweiligen Organisationsformen. Die aufgestellten Basisprogramme können also für die individuelle Situation durchaus sinnvoll sein.

Sie verlieren meines Erachtens jedoch spätestens dann ihre „Allgemeingültigkeit", wenn die oben geschilderten Voraussetzungen nicht mehr stimmen. Dies ist bei vielen kleineren Krankenhäusern oder Spezialkliniken eigentlich die Regel.

Zieht man bei der Aufstellung eines routinemäßigen Basisprogrammes auch wirtschaftliche Gesichtspunkte in Betracht - ich fürchte, die derzeitige wirtschaftspolitische Situation läßt uns gar keine andere Wahl mehr -, so wird man die Wertigkeit der zu fordernden Untersuchungen zweifellos von dieser Seite her mit berücksichtigen müssen. Hier sind besonders beeindruckend die Zahlen von Hubbel et al. [3]. Sie haben ausgerechnet, daß in den USA alleine aufgrund der routinemäßig durchgeführten

Tabelle 4

Von den erstmals aufgenommenen Patienten waren vorher andernorts - oft bereits mehrfach - anästhesiert worden (Allgemein-, Lokal-, Regionalanästhesien):

1975	1976	1977	1978	1985 (erste 1000 Patienten)
56,7%	56,5%	60,2%	63,3%	90,9%

Röntgen-Thoraxaufnahmen unnötige Kosten in Höhe von 1,5 Milliarden Dollar jährlich entstünden. Hätten wir in unserer Klinik bei jedem Patienten routinemäßig eine EKG-Voruntesuchung durchführen lassen, so hätte dies alleine im vergangenen Jahr einen Mehrbetrag von über 30000.— DM ausgemacht. Für den gleichen Zeitraum wären an einem mir bekannten mittleren Krankenhaus ein Mehrbetrag von über 121000.— DM und an einer mir bekannten Universitätsklinik ein Mehrbetrag von 207000.— DM entstanden. Im Bereich der Kassenärztlichen Vereinigung Nordrhein hätte dies für die RVO- und Ersatzkassen alleine bei den stationär behandelten Patienten der Belegabteilung einen Mehrbetrag von 558000.— bedeutet. Leider kann ich Ihnen mit entsprechenden Zahlen für die Bundesrepublik nicht dienen, da mir hierfür die Unterlagen fehlen (Tabelle 5).

Sicher ist in die Frage der Wirtschaftlichkeit auch die Organisationsform eines Krankenhauses mit einzubeziehen. Hierzu ist seitens unseres Fachgebietes mit der Forderung nach Anästhesieambulanzen, also der prästationären Untersuchung durch den Anästhesisten, ein richtungsweisender Beitrag geleistet worden.

Unabhängig hiervon ist seinerzeit in verschiedenen Ländern der Bundesrepublik von den jeweiligen kassenärztlichen Vereinigungen unter dem Motto „So viel ambulant wie möglich, so viel stationär wie nötig" der Versuch unternommen worden, durch Verlagerung der präoperativen Diagnostik aus dem stationären in den ambulanten Bereich den Fragen der Wirtschaftlichkeit Rechnung zu tragen. Hierdurch sollen in erster Linie unnötige Doppeluntersuchungen vermieden und die Verweildauer gesenkt werden. Wie bereits Peter und Weißauer vor einigen Jahren ausführten [5], kann die Zusammenarbeit zwischen den niedergelassenen und den Krankenhaus-Ärzten durchaus eine sinnvolle und kostensparende Organisationsform darstellen. Der Anästhesist am Krankenhaus könnte die mitgebrachten Befunde im Rahmen des Vertrauensgrundsatzes in seine abschließende Beurteilung des jeweiligen Patienten mit einbeziehen.

Ich bitte um Nachsicht, wenn es mir aus Zeitgründen nicht mehr möglich ist, auf die mit dem zuletzt genannten Fragenkomplex im Zusammenhang stehenden Problemen der Vergütungsregelung sowie der Erbringung fachfremder Leistungen einzugehen und möchte auf meine Ausführungen 1983 in Heidelberg verweisen [8].

Wie eingangs erwähnt, muß die Palette der erforderlichen *zusätzlichen* Untersuchungen fraglos erweitert werden, z.B. aufgrund eines beeinträchtigten Allgemeinzustandes, etwaiger Vorerkrankungen bzw. bereits bekannter oder aufgrund der klinischen Untersuchung festgestellter Begleiterkrankung sowie der geplanten Eingriffe und der in Frage kommenden Anästhesieverfahren. Hierbei hat sich der Umfang solcher Un-

Tabelle 5. Mehrkosten durch eine EKG-Voruntersuchung bei *jedem* Patienten (Arzt- und Sachkosten)

	Zeitraum	*DM*
An unserem Krankenhaus	1984	30000,—
An einem mittelgroßen Krankenhaus	1984	121000,—
An einer Universitätsklinik	1984	207000,—
KV-Nordrhein, RVO- und Ersatzkassen stationär (Belegpatienten)	IV/83-III/84	558000,—

tersuchungen ausschließlich nach medizinischen Kriterien zu richten und nicht nach wirtschaftlichen Gesichtspunkten. Daß in diesen Fällen eine Universitätsklinik den weitergehenden Untersuchungen eher gerecht werden kann als ein kleines Krankenhaus, liegt in der Natur der Sache.

Wir sind in unserem hochspezialisierten Krankenhaus durchaus in der Lage, die z. B. von Altemeyer [1] befürworteten präanästhesiologischen Basis-Untersuchungen durchzuführen. Dagegen müssen wir bei speziellen Untersuchungen, z. B. kardiologischer oder pulmonaler Art, speziellen Blut- oder Stoffwechselerkrankungen, benachbarte größere Krankenhäuser oder die Universitätsklinik um Hilfe bitten. Gleiches gilt für eine entsprechende Vorbehandlung, z. B. eine Dialysebehandlung oder das Anlegen eines Schrittmachers.

Lassen Sie mich zu meinem Thema das Fazit ziehen, daß die Problematik der anästhesierelevanten, präoperativen Untersuchungen im Grundsatz am kleinen Krankenhaus die gleiche ist wie an einem großen Krankenhaus oder an einer Universitätsklinik. Bestimmend für das Ausmaß der Voruntersuchung kann nur die optimale Versorgung unserer Patienten sein, unter Berücksichtigung der uns auferlegten Sorgfaltspflicht. Daß dies nicht die Beachtung *jeder erdenklichen* Sorgfalt beinhalten muß und kann, darauf hat uns Herr Weißauer bereits 1980 hingewiesen [9]. Ich bitte um Nachsicht, wenn auch ich Ihnen heute keine Patentlösung geben kann, die muß jeder auf der Basis seines ärztlichen Gewissens selbst finden und ich meine, es wäre gut, wenn sich hieran auch in Zukunft nichts ändern würde.

Literatur

1. Altemeyer KH, Schultz M, Mehrkens HH, Heinz E, Dick W (1984) Präoperative Befunderhebung durch eine Anästhesie-Ambulanz - Auswertung der Ergebnisse bei 2500 Patienten. Anästh Intensivmed 25:1
2. Delahunt B, Turnbull PRG (1980) How cost effective are routine preoperative investigations? NZ Med J 92:431
3. Hubbel FA, Greenfield S, Tyler JL, Chetty K, Wyle FA (1985) The impact of routine admission chest x-ray films on patient care. N Engl J Med 312:209
4. Lutz H, Osswald PM, Bender HJ (1983) Ist die Forderung nach einem präoperativen Routine-Untersuchungsprogramm (RUF) gerechtfertigt? Anästh Intensivther Notfallmed 18:153
5. Peter K, Weißauer W (1980) Präanästhesiologische Befunderhebung durch niedergelassene Ärzte. Anästh Intensivmed 21:162
6. Rucker L, Frye EB, Staten MA (1983) Usefulness of Screening Chest Roentgenograms in Preoperative Patients. J A M A 250:3209
7. Weigand H, Dobbelstein H (1980) Erfahrungen bei Mehrfachnarkosen unter Berücksichtigung von Halothane und Leber-Affektionen. In: 25 Jahre D G A I, Schriftenreihe Anästh u Intensivmed Bd 130:290
8. Weigand H (1985) Berufspolitische und kassenarztrechtliche Probleme in der Anästhesie-Ambulanz. In: Die anästhesiologische Poliklinik, Schriftenreihe I N A Bd. 53, 50. Thieme, Stuttgart
9. Weißauer W (1982) Ambulantes Operieren aus rechtlicher Sicht. Anästh Intensivmed 23:325
10. Entschließungen zu anästhesiologischen Voruntersuchungen der Deutschen Gesellschaft für Anästhesie und Intensivmedizin (1982) Anästh Intensivmed 23:446

Notfallmedizin – Eine Teilaufgabe des Faches Anästhesie im kleinen und mittleren Krankenhaus

G. Prenner

Die Notfallmedizin im Sinne der akuten Versorgung von Patienten außerhalb eines Krankenhauses ist ein viel diskutierter, aber wenig beachteter Aspekt der Medizin.

Bezugnehmend auf die Österreichische Ärztezeitung und eigene Erfahrungen, die schon an anderer Stelle veröffentlicht wurden, muß gesagt werden, daß der in einer Österreichischen Tageszeitung erschienene Satz „Österreichs Notfallmedizin findet nur auf dem Papier statt" der Realität entspricht.

Widersinnig ist es daher, daß nur die praktischen Ärzte dieses Teilkapitel der Medizin bestreiten sollen (siehe Zivilluftfahrtrettungsverordnung 1985). Von der Ausbildung her muß festgestellt werden, daß die eigentlich Angesprochenen und diejenigen, die am ehesten mit der dringenden Notfallmedizin konfrontiert werden könnten, nämlich die praktischen Ärzte, nicht kompetent sind. An Hand einer österreichweiten Umfrage konnten wir feststellen, daß lediglich 53% aller das Krankenhaus nach dem Turnus verlassenden Ärzte die Intubation beherrschen. Das Legen eines zentralvenösen Zuganges wird jedoch nur von 25% der Ärzte beherrscht. Abgesehen davon muß man zur Kenntnis nehmen, daß die praktischen Ärzte auch zuwenig Zeit haben, oft stundenlang ihre Praxis allein zu lassen und mit dem Rettungstransportwagen oder eventuell sogar mit dem Hubschrauber mit einem Patienten ins Krankenhaus zu fahren oder zu fliegen. Somit bleibt für den praktischen Arzt derzeit nur die Alternative, einen Dreistufenauftrag an das Rettungspersonal im Rahmen eines Notfalles zu geben. Diese Stufen sind:

1. die Alarmierung der Rettungsgesellschaft und die Einweisung des Patienten in ein Krankenhaus (Transportauftrag),
2. das Anspornen des Personales zum schnellen Fahren,
   und die
3. Stufe gipfelt in der Feststellung, man gebe dem Patienten noch Sauerstoff.

Damit ist dieses Bild etwas überzeichnet, dennoch zeigt sich in der Realität, daß dieser Modus in weiten Bereichen noch so gehandhabt wird.

Ich darf Ihnen aber versichern, daß ich meine Behauptungen nur zu gut belegen kann.

Ein kleines Beispiel dazu: Ein praktischer Arzt meines Heimatbezirkes ruft den Rettungswagen zu einem Patienten, den er offensichtlich noch nicht gesehen hat. Rettungswagen und Praktiker treffen nahezu gleichzeitig beim Patienten ein, der praktische Arzt etwas früher als der Rettungstransportwagen. Da ich selbst als Fahrer mit diesem Rettungswagen unterwegs war, habe ich den Patienten beim Lagern auf die

Krankentrage einer kurzen Untersuchung unterzogen und bin zu dem Schluß gekommen, daß bei dem Patienten ein akutes Versagen vorlag, da man schon beim flüchtigen Hinhören bemerken konnte, daß es sich bei dem Patienten um die Atemnot bei Lungenödem handelt.

Da das nächste Krankenhaus innerhalb von 10 Minuten zu erreichen war, wurde bei dem Patienten vorerst ein peripherer Zugang gelegt, anschließend 2 Ampullen Furosemid appliziert und erst danach der Patient in den Krankenwagen eingeladen. Bei der Ankunft im Krankenhaus konnten wir feststellen, daß das vorhin beschriebene Lungenödem weniger geworden war und der Patient auch akuten Harndrang hatte, somit das Furosemid offensichtlich seine Wirkung bereits begonnen hatte.

Diese unsere Tätigkeiten am Auffindungsort des Patienten wurden von der Praktikerin mit großem Mißvergnügen und sehr sarkastisch kommentiert, wobei diese Bemerkungen in dem Satz gipfelten: „Wenn ihr gleich losgefahren wäret, wäre der Patient schon im Krankenhaus." Ich glaube hier erübrigt sich jeglicher Kommentar. Krankentransporte unter diesen Umständen? Ich gestatte mir zu bemerken - man hat in den letzten 30 Jahren nichts dazugelernt.

Um den vorhin erwähnten technischen Problemen bei der Versorgung eines Notfallpatienten (der praktische Arzt ist längere Zeit aus seinem Versorgungsbereich entfernt) zu begegnen, sollte man die Notfallmedizin als einen integralen Bestandteil der stationären Medizin (Krankenhaus) und hier dem Teilbereich Anästhesie untergeordnet sehen, sowohl in Ausbildung als auch Ausführung.

Warum Krankenhaus: Das Krankenhaus ist

1. das letzte Glied einer Versorgungskette und
2. personelle und technische Einsatzzentrale, bei der lediglich zu beachten ist, daß die Geräte, mit denen Notfallmedizin betrieben wird, sowohl innerhalb als auch außerhalb des Krankenhauses kompatibel sind.

Warum Anästhesie: Die Fachrichtung Anästhesie bietet sich als zentrale Einheit in einem Krankenhaus dafür an, weil

1. ein dauernder Umgang mit den entsprechenden Techniken unbedingt notwendig ist, durch das Personal der Anästhesie durchgeführt wird und
2. weil die Fortschritte auf dem Gebiet der Intensivmedizin auch vor Ort angewendet werden können.

Der versorgungsleere Raum bei internen Fällen oder nach Eintreten eines Unfalles und dem Beginn der Erstversorgung muß unbedingt verkleinert werden. Auch dann, wenn die entsprechenden Verantwortlichen der gesetzgebenden Körperschaften keine entsprechenden Anordnungen dazu treffen. (Schaffung oder Änderung der entsprechenden Landesgesetze entsprechend der jeweiligen Gesetzeslage und Kompetenzverteilung).

Somit müssen sich die öffentlichen Vertreter der Ärzteschaft und der Spitäler darüber ins Klare kommen, wie sie die Verbesserung der Ausbildung für die Erstversorgung durchführen könnten. Zum Glück ist es ja so, daß das Betriebsmodell Notarzt für Notarztwagen oder Rettungshubschrauber am Krankenhaus nicht erst erfunden werden muß. Als verantwortlicher Leiter eines Anästhesieinstitutes wird man zur eigenen

Absicherung und zur Absicherung der notärztlich tätigen Kollegen nicht nur nach den Kriterien des Österreichischen Ärztegesetzes, sondern auch nach den speziellen Anforderungen des Notarztdienstes ausbilden müssen. Nachdem es in Österreich derzeit noch keine entsprechenden Normen gibt, haben wir für die uns unterstehenden Ärzte die DIN 14011 herangezogen (ich zitiere: Arzt, der besondere Kenntnisse und Fertigkeiten in der Notfallmedizin besitzt und im Rettungsdienst tätig ist.) Jene Krankenhäuser der Region, die den Hubschrauber Christophorus 3 betreiben, haben sich daher entschlossen, zumindest einen einheitlichen Notarzttheoriekurs zu schaffen und so den jungen Kollegen einen Überblick über die Problematik der Notfallmedizin zu geben. Wir haben dabei eine sehr erfreuliche Feststellung gemacht. Nachdem dieser Kurs primär nur für die Ärzte von Christophorus 3 verpflichtend war, dachten wir an eine durchschnittliche Teilnehmerzahl von 20 Kollegen pro Kurstermin, gekommen sind aber 60. Auch dieser Kursplan ist keine unbedingt neue Erfindung, nachdem Herr Sefrin schon vor etlichen Jahren den Rahmen für die notärztliche theoretische Ausbildung abgsteckt hat (s. Tabelle 1).

Zur praktischen Ausbildung haben wir die Kollegen der drei Spitäler dazu angehalten, mit den im Haus tätigen Anästhesieprimarärzten Fühlung aufzunehmen, um hier die praktischen Übungen durchführen zu können. Dies ist eine sehr individuelle Ausbildungsmöglichkeit, jedoch sollte sie nicht außer acht gelassen werden.

Wir versuchen auf diesem Weg den Kollegen, die in die praktische Medizin gehen wollen, die Ausbildung zu geben, die sie in der Praxis brauchen werden. Die Anästhesie- und Intensivmedizin kommt daher im kleinen und mittleren Krankenhaus die Aufgabe zu, alle entsprechenden Bestrebungen in den Belangen der Notfallmedizin als eine ihrer Hauptaufgaben neben den Problemen der Analgesie, der Narkose und der Intensivmedizin zu sehen.

Tabelle 1. Kursplan 30 Stunden: Notfallmedizin - Theorie

1. Pathophysiologie und Therapie der Schockformen
2. Häufige Störungen der Atmung: Diagnose und Therapie
3. Kardiale Störungen: medikamentöse und Elektro-Therapie
4. Reanimation in Theorie und Praxis
5. Lagerung, Ruhigstellung, Schienung, Diagnose von Traumen an Brustkorb, Bauch, Wirbelsäule, Extremitäten, Gesichts- und Gehirnschädel, typische und atypische Fälle, Erstversorgung und Verband
6. Der gynäkologische und der neonatologische Notfall
7. Notfallmedikamente: Pharmakologie, Nebenwirkungen
8. Besondere Notfälle (Stromunfall, Ertrinken, Verbrennung, Unterkühlung): Techniken der medizinischen Ausrüstung in der präklinischen Versorgung, flugmedizinische Probleme, Probleme des Patiententransportes, der Massenunfall, Katastrophenmedizin
9. Grundprinzipien der toxikologischen Grundversorgung, Probleme der Bergung, der Dekontamination, der Elimination von Giften sowie der Verabreichung von Antidota.

Anästhesietechniken im kleineren Krankenhaus

E. Ekhart und J. Hochwarter

Funktion und Stellung des Anästhesisten haben sich nicht nur im klinischen Bereich, sondern auch im Landspital verändert. Trotz der Ausweitung seines Aufgabenbereiches (Intensivstation, Präoperative Ambulanz, NAW), liegt seine Hauptverantwortung noch immer im Operationssaal bei der Durchführung sicherer Narkosen.

Auch der Anästhesist im Landspital wird mit der Ausweitung von Operationsindikationen auf extreme Altersgruppen und andere Risikopatienten in seinem Tätigkeitsbereich und seiner Verantwortlichkeit zunehmend gefordert. In Notfällen müssen auch z.B. neurochirurgische oder thoraxchirurgische Eingriffe, meist nach Zuziehung von fachchirurgischen Spezialisten der Klinik, im Landspital operiert und auf der anästhesiologischen Intensivstation nachbetreut werden, da eine Transferierung dieser Patienten an eine Klinik oft nicht mehr möglich ist. Das erfordert vom Anästhesisten im Peripheriespital natürlich ein hohes Maß an fachlicher Kompetenz.

Trotz der Fortschritte in unserem Fach müssen wir aber auch heute noch feststellen, daß es kein Anästhesieverfahren gibt, das als gänzlich risikolos bezeichnet werden könnte. Ein Risikofaktor liegt dabei in der technischen Kompliziertheit moderner Anästhesieverfahren, die in der Regel meist mit kompletter Muskelrelaxation und kontrollierter Beatmung verbunden sind. Beim Handwerkszeug der früheren Narkosen, nämlich der Äthernarkose mit Schimmelbuschmaske, konnten praktisch keine technischen Pannen auftreten. Die technische Handhabung dieser Narkose, wie sie noch vor gar nicht langer Zeit in einigen Landspitälern gehandhabt wurde, war einfach, während bei den modernen Narkosegeräten mit exakt dosierbarer Gaszufuhr und genau einstellbarer apparativer Beatmung eine Fülle von technischen Fehlermöglichkeiten eintreten können. Solche Narkosen gehören daher nur in die Hand eines geschulten und erfahrenen Anästhesisten. Das erlaubt aber nun auch den Schluß, daß an die Sorgfaltspflicht des Anästhesisten ein um so größerer Maßstab angelegt werden muß, je weiter die technische Entwicklung voranschreitet und je anspruchsvoller die Methoden werden.

Da nun die Narkose an sich nicht so viele Möglichkeiten bieten kann wie die Chirurgie, sucht man sich oft durch große Auswahl der Verfahren und Mittel schadlos zu halten, doch sollte man dieser Tendenz im Landspital nach unseren Erfahrungen doch mit Skepsis gegenübertreten.

Jeder Spezialist, natürlich auch der Anästhesist, ist stolz auf den Fortschritt in seinem Fach. Trotzdem sollte das Erreichte auf seinen Wert geprüft werden. Man muß sich immer wieder fragen, was die Neueinführung einer Methode, eines Mittels, an positiven Aspekten für Arzt und Patient bringen kann.

Die meisten Anästhesiezwischenfälle sind heute konkret erfaßbare und häufig vermeidbare Ereignisse: Hypoxie, Hyperkapnie sowie intravasaler Volumenmangel sind letztlich häufig Faktoren, die zu Zwischenfällen führen. Diese zu vermeiden muß eine vordringliche Aufgabe des Anästhesisten sein. Nur zu oft bringt der Patient aber seine Risikofaktoren selbst mit: kardiorespiratorische und metabolische Störungen, Störungen im Wasser-Elektrolyt-Säuren-Basenhaushalt u. a. m.

Daher glauben wir, daß der Auswahl sicherer Anästhesietechniken zwar große Bedeutung zukommt, diese aber in ihren positiven Auswirkungen nicht zum Tragen kommen, wenn Patienten nicht präoperativ ausreichend voruntersucht und vorbehandelt werden, um die Ausgangssituation für eine schonende Narkose zu optimieren.

Wenn nicht eine wirkliche Notlage zu einer sofortigen chirurgisch-anästhesiologischen Intervention zwingt, sollte man immer trachten, aus einem ungeplanten Eingriff einen geplanten zu machen. Der Einfluß des gewählten Anästhesieverfahrens bezüglich des Auftretens von Komplikationen tritt an Bedeutung hinter dem präoperativen, physiologischen Status deutlich zurück.

Der Anästhesist soll gerade im Landspital seine Vielseitigkeit nicht durch Vielfältigkeit der Anästhesiemethoden und Mittel unterstreichen, sondern versuchen, durch sinnvolle Ausweitung seines Arbeitsbereiches (präoperative Ambulanz, NAW) die Narkoseausgangssituation für den Patienten zu verbessern.

Von grundsätzlicher Bedeutung ist z. B. die Tatsache, daß die Anästhesiemethoden nur einen relativ geringen Einfluß auf das Ausmaß der postoperativen Einschränkung der Lungenfunktion und auf die Häufigkeit pulmonaler Komplikationen haben. Die entscheidenden Faktoren für die postoperative Lungenfunktion sind vielmehr in der Lokalisation der Operation, im Alter der Patienten und in der Schwere der präoperativ bestehenden Störung der Lungenfunktion zu suchen. So wissen wir, daß Oberbauch- und intrathorakale Eingriffe, unabhängig von der angewandten Anästhesiemethode, mit den höchsten postoperativen Lungenkomplikationen behaftet sind.

Erstes anästhesiologisches Prinzip muß es sein, aus der Vielzahl der Medikamente und Narkoseverfahren die beste Methode kritisch auszuwählen, für den jeweiligen Patienten unter Berücksichtigung seiner Grundkrankheit und evtl. komplizierender Begleiterkrankungen. Der Anästhesist im Landspital darf kein „Erprober" von neuen Anästhesiemethoden und -mitteln sein, sondern er soll sichere und gängige Techniken und Mittel diffizil und mit größter Sorgfalt einsetzen. Andererseits ist es für ihn aber unbedingt notwendig, sich immer wieder an einer übergeordneten Klinik über anästhesiologische Neuerungen zu informieren und diese auf ihre Anwendbarkeit im Landspital zu prüfen.

Auch heute existiert noch kein Anästhesieverfahren, kein Anästhetikum oder Analgetikum, das auf Grund eminenter Vorteile allen anderen überlegen wäre. Es ist aber von vordringlicher Wichtigkeit, Physiologie und Pathophysiologie des Patienten sowie Pharmakokinetik der verwendeten Substanzen für die Auswahl eines Verfahrens bzw. Mittels zu berücksichtigen.

Alle in der Anästhesie verwendeten Mittel sind immer auf analgetische Potenz, Sedierung und Nebeneffekte zu analysieren. Da es immer um die Sicherheit des Verfahrens geht, sollte für die Auswahl der Anästhesiemethode die Dauer der Operation sowie die Aufwendigkeit der Anästhesie zweitrangig sein, d. h. ein kurzer chirurgischer Eingriff bei einem z. B. kardiopulmonal vorgeschädigten Patienten rechtfertigt trotzdem unter Umständen die Durchführung einer Spinalanästhesie oder Intubationsnarkose mit kontrollierter Beatmung, wenn sich dadurch eine größere Sicherheit für den Patienten ergibt.

Material und Methodik

Generell stehen uns auch im Landspital zwei Anästhesietechniken zur Verfügung:

1. die Allgemeinänesthesie, und
2. die Regionalanästhesie.

Wir versorgen in unserem Standardspital (Gesamtbettenstand: knapp über 200) zwei Abteilungen anästhesiologisch:

- Chirurgie, wobei neben der Allgemeinchirurgie die Unfallchirurgie und Orthopädie einen breiten Raum einnimmt,
- Gynäkologie und Geburtshilfe.

Unsere Anästhesie verteilt sich demnach auf allgemeinchirurgische, unfallchirurgische, orthopädische, geburtshilflich-gynäkologische sowie in geringem Ausmaß ophthalmologische (meist traumatisch) und HNO-Eingriffe (Tonsillektomien, Adenotomien, Nasenbeinfrakturenaufrichtungen etc.) sowie neurochirurgische und thoraxchirurgische Noteingriffe.

Wir haben die Gesamtnarkosen aus den Jahren 1978–1984 statistisch aufgeschlüsselt. Pro Jahr führen wir durchschnittlich ca. 2000 Narkosen durch, wobei auffällt, daß der Anteil an Intubationsnarkosen bis zum Jahre 1984 zugenommen hat. Der Anteil an Allgemeinanästhesien beträgt 89,9% gegenüber 10,1% Regionalanästhesien.

Die Allgemeinanästhesien haben wir wieder nach Maskennarkosen (meist für Operationen von max. 30–45 min. Dauer) und Intubationsnarkosen (mit assistierter oder kontrollierter Beatmung) getrennt erfaßt.

Auch hier fällt der hohe Anteil an Intubationsnarkosen auf.

Bei den verschiedenen Formen der Regionalanästhesie haben wir uns auf drei Formen beschränkt, da wir diese auf Grund ihrer technischen Einfachheit und geringen Komplikationsrate im Landspital für besonders sinnvoll halten:

- Spinalanästhesie;
- i.v. Regionalanästhesie;
- Plexus brachialisanästhesie: hauptsächlich axilläre, selten supraklavikuläre Blockade.

Den größten Anteil an Regionalanästhesien nehmen bei uns die Spinalanästhesien ein.

Bei den Maskennarkosen ist zu bedenken, daß es vielleicht eine „kleine Chirurgie“ geben mag, aber niemals eine „kleine Narkose“, denn ein operativer Eingriff kann für den Chirurgen oft kurz und unproblematisch sein, der Anästhesist wird aber oft mit einer Reihe von Problemen von seiten des Patienten belastet werden: kardiopulmonale Begleiterkrankungen, Stoffwechselerkrankungen u.a.m. Deshalb wird an unserem Institut bei jeder Narkose, und wenn sie auch nur von kurzer Dauer ist, ein ebenso sorgfältiges Monitoring beim Patienten durchgeführt, wie wir es bei langen Allgemeinanästhesien gewohnt sind: i.v. Leitung mit Infusion, laufendes EKG und Blutdruckmonitoring, Blutgasbestimmung.

Als Einleitungsnarkotika stehen bei uns nur Thiopental, Hypnomidat und Ketalar in Verwendung.

Mittellange und lange Operationen machen wir, falls eine Allgemeinanästhesie vorgesehen ist, in Intubationsnarkose und assistierter bzw. kontrollierter Beatmung mit den bei den Maskennarkosen angeführten Einleitungsnarkotika und Fortführung in NLA (Thalamonal, Fentanyl). Dabei sehen wir in der NLA folgende Vorteile: beim Aufwachen gutes Tolerieren des Tubus, bis der Patient ausreichend spontan atmet, bei der Extubation kaum Würge- und Hustenreflexe. Weiter treten unter NLA selten Rhythmusstörungen auf wegen der ausgeprägten antiarrhythmischen Wirkung des Droperidols bei ausreichend hoher Dosierung. Auch der kardiodepressive Effekt ist unter NLA geringer als unter anderen Narkotika.

Bei den Einleitungsnarkotika gewinnt bei uns in letzter Zeit das Hypnomidat immer mehr an Bedeutung wegen der geringen kardiozirkulatorischen Nebeneffekte und der praktisch fehlenden Histaminliberation, so daß es besonders bei kardiorespiratorischen Risikopatienten und Patienten mit allergischer Anamnese sinnvoll eingesetzt werden kann.

Regionalanästhesien wenden wir hauptsächlich bei kardiorespiratorischen Risikopatienten oder z. B. Diabetikern u. a. m. bevorzugt an. Dabei legen wir ebenso größten Wert auf richtige Indikation sowie Berücksichtigung aller Kontraindikationen. Während der Regionalanästhesie fordern wir ein ebenso genaues Monitoring, wie wir es bei der Allgemeinanästhesie gewohnt sind. Schon die Einleitung z. B. der Spinalanästhesie erfolgt bei uns unter laufendem EKG, RR-Messung und Infusion einer isotonen Lösung, um evtl. auftretende Komplikationen sofort erkennen und beheben zu können.

Während der Regionalanästhesie kann der Patient nach Wunsch über einen Kopfhörer Musik hören oder wir geben Oropax in die Ohren.

Wir haben uns auf 3 Formen der Regionalanästhesie beschränkt und glauben, damit im Landspital auch unser Auslangen zu finden:

1. die *i.v. Regionalanästhesie,* also Injektion eines LA in das Venensystem des vorher blutleer gemachten Extremitätenabschnittes.
   Vorteile:
   - leichte und einfache Durchführbarkeit;
   - geringer technischer Aufwand;
   - evtl. Verzicht auf Nahrungskarenz;
   - relativ rascher Wirkungseintritt mit guter Schmerzausschaltung;
   - niedrige Versager- und Komplikationsrate;
   - der Patient bleibt ansprechbar, es kommt zu keiner Beeinträchtigung des kardiorespiratorischen Systems.

   Nachteile sind sicherlich Begrenzung des Eingriffes auf ca. 2 h sowie Erschwerung evtl. notwendiger exakter Blutstillung.
2. *Plexusanästhesie:* Dazu entscheiden wir uns bei Unmöglichkeit einer i.v. Regionalanästhesie oder Allgemeinanästhesie. Hauptsächlich machen wir dabei den ungefährlicheren axillären Block, in besonderen Fällen entscheiden wir uns für den supraklavikulären Block.
3. *Spinalanästhesie:* Diese nimmt bei uns einen relativ breiten Platz ein, und zwar deshalb, weil wir der Meinung sind, daß diese Form der Regionalanästhesie, bei Einhaltung aller Vorsichtsmaßnahmen und richtiger Indikation, eine ganz geringe Komplikationsrate hat. Die Technik ist einfach, die Applikation ist sicher, die Lokalanästhesiemengen, die injiziert werden müssen, sind gering.

   Indikationen sind bei uns hauptsächlich akute Chirurgie bei nicht nüchternen Pati-

enten, Alterschirurgie, besonders bei Einschränkung des kardiorespiratorischen Systems, Leber-Nieren-Stoffwechselschäden (z. B. Diabetes mellitus).
Die auch häufig gepflegte kontinuierliche lumbale Epiduralanästhesie setzen wir nicht ein, da der Gynäkologe unseres Hauses dafür in der Geburtshilfe keine Indikation sieht. Für die übrigen Indikationsgebiete glauben wir aber mit der Spinalanästhesie genügend Einsatzmöglichkeiten zu haben, da die Periduralanästhesie technisch schwieriger und aufwendiger ist und außerdem die LA-Mengen wesentlich größer sind als bei der Spinalanästhesie.

Zusammenfassend kann gesagt werden, daß gerade im Landspital nicht unbedingt der Wahl des Anästhesieverfahrens oder -mittels die größte Wichtigkeit zukommt, sondern der richtigen präoperativen Risikoeinschätzung und Vorbehandlung des Patienten, der richtigen Durchführung gängiger Anästhesiemethoden mit Berücksichtigung aller Indikationen und Kontraindikationen unter Vermeidung von Hypoxie und Hypovolämie sowie der exakten Dosierung der angewandten Mittel.

Spezielle Probleme der Anästhesiologie am kleineren und mittleren Krankenhaus – Die postoperative Phase

H. W. Opderbecke

Trotz aller medizinisch-wissenschaftlichen Fortschritte auch in unserem Fachgebiet wird es wohl niemals gelingen, ein völlig risikofreies Anästhesieverfahren zu entwikkeln. Zu viele Imponderabilien sind in dem komplexen Begriff „Anästhesierisiko" enthalten [10, 11, 13]. Ein gewichtiger Unsicherheitsfaktor bleibt dabei stets der Patient, sein Allgemeinzustand, seine Begleiterkrankungen und seine Reaktion auf die Vielzahl der von uns im Rahmen einer Anästhesie angewandten Pharmaka, von der Prämedikation bis zur postoperativen Analgetikagabe. So kommt der Patientenüberwachung im Rahmen der Minimierung des Anästhesierisikos eine überragende Bedeutung zu. Intraoperativ ist die lückenlose Patientenüberwachung durch Anästhesist, anästhesiologisches Assistenzpersonal und apparatives Monitoring gewährleistet oder sollte es jedenfalls sein. Die ebenso wichtige Überwachung in der postoperativen Aufwachphase ist dagegen nicht immer und nicht überall in gleicher Weise sichergestellt. Dies schlägt sich in eindrucksvoller Weise in den anästhesiologischen Letalitätsstatistiken nieder; sie zeigen nämlich, wie gefährdet der Patient gerade in dieser Phase ist, und zwar weniger wegen der unmittelbaren Belastung durch Operations- und Anästhesieverfahren, sondern eher wegen organisatorischer Überwachungsmängel.

Als Beispiel sei auf eine Statistik des Baltimore Anesthesia Study Committee verwiesen [14], (s. Tabelle 1). Diese Zahlen stammen zwar aus dem Jahre 1960; sie dürften aber auch heute noch für solche Häuser repräsentativ sein, die zur zentralisierten postoperativen Überwachung über keine Aufwacheinheit verfügen. Daraus ergibt sich die Schlußfolgerung, daß gerade am kleineren und mittleren Krankenhaus eine adäquate postoperative Patientenüberwachung nur durch eine Zentralisierung in einer solchen Aufwacheinheit ermöglicht werden kann. Zugleich ist festzustellen, daß eine derartige

Tabelle 1. Aufschlüsselung anästhesiebedingter Todesfälle nach dem Ort des tödlichen Zwischenfalles. (Nach [14])

Ort des tödlichen Zwischenfalles	
Operationssaal:	
vor Operationsbeginn	8 (4,1%)
während der Operation	39 (19,9%)
nach Operationsende	24 (12,2%)
Auf dem Transport	1 (0,5%)
Im Aufwachraum	28 (14,3%)
Im Krankenzimmer	95 (48,5%)
Keine Angaben	1 (0,5%)

Einheit im Gegensatz zu einer Intensiveinheit mit einem denkbar geringen - auch im kleineren und mittleren Krankenhaus realisierbaren - räumlichen, apparativen und personellen Aufwand verbunden ist, d.h. ein ganz besonders günstiges Kosten-Nutzen-Verhältnis besteht.

Im Gegensatz zu den zahlreichen Publikationen zur Organisation der Intensivmedizin und zur Einrichtung von Intensiveinheiten ist das Thema „postoperative Aufwacheinheit" lange Zeit vernachlässigt worden. Der Begriff „Aufwachraum" wurde zwar schon 1967 in einer Entschließung unserer Fachgesellschaft näher definiert [5]. Im deutschen Schrifttum fanden sich jedoch bis vor kurzem nur wenige Ausführungen zur Organisation, personellen Besetzung und ärztlichen Zuordnung einer solchen Einrichtung. Diese Lücke ist durch ein in der Schriftenreihe „Klinische Anästhesiologie und Intensivtherapie" des Springer-Verlages publiziertes Workshop geschlossen worden, das unter der wissenschaftlichen Leitung von E. Rügheimer im Mai 1981 in Meran veranstaltet worden ist [1]. Auf der Basis der Diskussionen dieses Workshops wurde von dem Deutschen Krankenhausinstitut Düsseldorf, dem Institut für Krankenhausbau der Technischen Hochschule Berlin und der Deutschen Gesellschaft für Anästhesiologie und Intensivmedizin eine gemeinsame Entschließung „Grundsätze für die Organisation und Einrichtung von Aufwacheinheiten in Krankenhäusern" erarbeitet und im Jahre 1982 publiziert [9]. In ihnen wird festgestellt, daß eine angemessene postoperative Patientenüberwachung nur in einer derartigen zentralen Einheit zu realisieren ist, und die Forderung nach Schaffung derartiger Aufwacheinheiten an allen Krankenhäusern notfalls unter vorübergehender Inkaufnahme von Improvisationen postuliert. Diese Forderung hat auch Eingang in die „Vereinbarung über die Zusammenarbeit bei der operativen Patientenversorgung" der Berufsverbände Deutscher Anästhesisten und der Deutschen Chirurgen des Jahres 1982 gefunden [2]. Schließlich wurde dieser Standpunkt auch von der deutschen höchstrichterlichen Rechtsprechung übernommen. Das höchstinstanzliche Gericht in Westberlin, das Berliner Kammergericht, weist in einer Urteilsbegründung auf die Notwendigkeit einer lückenlosen postnarkotischen Patientenüberwachung hin; wenn kein Aufwachraum zur Verfügung stehe, müsse diese Überwachung gleichrangig auf andere Weise gewährleistet werden [15].

Wir können diesem Grundsatz nur beipflichten und feststellen, daß es unvertretbar wäre, eine Gefährdung des Patienten durch organisatorische Mängel in Kauf zu nehmen und diese durch eine verminderte Leistungsfähigkeit kleinerer und mittlerer Krankenhäuser zu entschuldigen.

Eine ganz andere Situation stellt sich im kleineren und mittleren Krankenhaus dar, wenn es um die Bedingungen für eine langfristige postoperative Intensivbehandlung geht. Im Gegensatz zur kurzfristigen postoperativen Intensivüberwachung sind die Voraussetzungen für die operative Intensivtherapie außerordentlich aufwendig, sowohl räumlich wie apparativ, insbesondere aber im Hinblick auf die erforderliche ärztliche und pflegerische Personalbesetzung. Eine fachgerechte Intensivbehandlung läßt sich nicht nebenbei - sozusagen am Rande der anästhesiologischen Tätigkeit im Operationssaal - realisieren; sie setzt vielmehr die ständige Präsenz qualifizierter Ärzte im 24stündigen Schichtdienst an 7 Tagen in der Woche voraus.

Nach den Anhaltszahlen der Deutschen Krankenhausgesellschaft (DKG) ist für die Intensivbehandlung ein Betten-Personal-Schlüssel von 1 Arzt auf 2 Intensivbetten erforderlich (Tabelle 2). Der pflegerische Personalschlüssel beträgt 2 Pflegekräfte auf 1 Intensivbett [3, 4, 7, 8], (Tabellen 3 u. 4). Es liegt auf der Hand, daß ein derartiger

Tabelle 2

Ärztlicher Personalbedarf
nach den „Richtlinien für die Organisation der Intensivmedizin in den Krankenhäusern" der DKG vom 9. September 1974

Intensivüberwachung	1:3 Betten
Intensivbehandlung	1:2 Betten

Tabelle 3

Besetzung mit Pflegekräften
nach den Anhaltszahlen 1969 der DKG fortgerechnet auf die 40-Stunden-Woche

Intensivüberwachung	1:1,68–1:0,88 Betten
Intensivbehandlung	1:0,59–1:0,43 Betten

Tabelle 4

Besetzung mit Pflegekräften
nach den „Richtlinien für die Organisation der Intensivmedizin in den Krankenhäusern" der DKG vom 9. September 1974

Intensivüberwachung	1:1 Bett
Intensivbehandlung	2:1 Bett

Wenn die Zahl der Beatmungsfälle im Jahresdurchschnitt 20% der Patienten übersteigt, ist eine Anhaltszahl bis zu 3:1 zugrunde zu legen.

Personalbedarf die Möglichkeiten eines kleineren und oft genug auch eines mittleren Krankenhauses in der Regel übersteigt, insbesondere wenn man die augenblickliche Notwendigkeit einer Kostenrestriktion im Gesundheitswesen berücksichtigt.

Gleichwohl hat auch der Patient im kleineren und mittleren Krankenhaus Anspruch auf eine fachgerechte intensivmedizinische Versorgung, wenn er sie infolge einer postoperativen Komplikation benötigt.

Die Deutsche Gesellschaft für Anästhesiologie und Intensivmedizin (DGAI) hat sich mit diesem Problem befaßt und soeben eine „Stellungnahme zur regionalen Organisation der Intensivmedizin an den Krankenhäusern" veröffentlicht [6]. Darin wird klargestellt, daß jedes Krankenhaus mit einer operativen Fachabteilung neben einer Einrichtung zur postoperativen Intensivüberwachung auch Möglichkeiten zur akuten, kurzfristigen Intensivbehandlung besitzen muß. Fälle, die eine langfristige Intensivbehandlung benötigen, z. B. langfristige Dauerbeatmungs- oder Dialysepatienten, sollten dagegen – sobald sie transportfähig sind – in ein benachbartes Großkrankenhaus verlegt werden. Voraussetzung dieses Konzeptes ist die regionale Zuordnung mehrerer kleinerer Krankenhäuser zu einem leistungsfähigen größeren Krankenhaus auf der Basis fester Absprachen und eine Erweiterung der intensivmedizinischen Kapazität des zentralen Krankenhauses, um dieses in die Lage zu versetzen, seinem erweiterten intensivmedizinischen Aufgabenbereich jederzeit nachzukommen. Für den notwendigen Krankentransport kann auf die flächendeckenden Einrichtungen des regionalen Rettungsdienstes zurückgegriffen werden.

Dieses vorgestellte Organisationsmodell ist in unseren Augen die einzige Möglichkeit, auch unter Berücksichtigung zukünftiger Entwicklungen mit den damit verbundenen weiter ansteigenden personellen und apparativen Anforderungen, eine fachgerechte intensivmedizinische Versorgung der Bevölkerung flächendeckend zu gewährleisten. Ebenso wie seinerzeit bei der Einführung interdisziplinärer Betteneinheiten im Krankenhaus unter Überwindung allzu starrer Fachabteilungsgrenzen erfordert auch dieses Konzept ein Umdenken aller Beteiligten. Das Schwerpunktkrankenhaus mit seiner leistungsfähigen Intensivbehandlungseinheit muß die mit dieser Vorzugsstellung verbundene Verpflichtung akzeptieren, von peripheren Krankenhäusern bedarfsweise Patienten zu übernehmen. Die am peripheren Krankenhaus intensivmedizinisch engagierten Ärzte müssen andererseits die Grenzen akzeptieren, die ihnen eine limitierte personelle Besetzung ihrer Intensiveinheit auferlegt. Im Rahmen dieser Grenzen sind aber auch sie nicht daran gehindert, akute Intensivtherapie zu betreiben. Über dem Konzept steht der verpflichtende Leitgedanke, auch in Zeiten beschränkter wirtschaftlicher Ressourcen Organisationsformen zu finden, die es ermöglichen, daß jeder Patient die intensivmedizinische Versorgung erhält, die er auf Grund seiner vitalen Gefährdung benötigt [12].

Als Schlußfolgerungen meiner Ausführungen möchte ich feststellen: Kein Patient darf dadurch einen Nachteil erleiden, daß er an einem kleineren oder mittleren Krankenhaus operativ versorgt wird, das nicht über die gleichen apparativen und personellen Kapazitäten verfügt wie ein Großkrankenhaus. Im Rahmen des Möglichen und unter den gegenwärtigen wirtschaftlich vertretbaren Bedingungen müssen auch kleinere und mittlere Krankenhäuser die Voraussetzungen für eine angemessene postoperative Patientenversorgung gewährleisten. Dort aber, wo diese Möglichkeiten überschritten werden, sollten die verantwortlichen Ärzte die Grenzen ihrer Verhältnisse erkennen und danach handeln, d. h. auf Operationsverfahren verzichten, deren Nachsorge eindeutig die personellen und apparativen Bedingungen eines kleineren und mittleren Krankenhauses übersteigt. Der medizinische Fortschritt wird es mit sich bringen, daß in zunehmenden Maße nicht mehr sämtliche durch die Wissenschaft entwickelten diagnostischen und therapeutischen Verfahren an jedem Krankenhaus realisiert werden können. Die Notwendigkeit zum Sparen zwingt zu einer stärkeren Kooperation der Krankenhäuser untereinander, wenn eine Benachteiligung der Patienten kleinerer und mittlerer Krankenhäuser vermieden werden soll.

Eine solche Kooperation auf regionaler Ebene ist insbesondere in der langfristigen postoperativen Intensivbehandlung erforderlich. Dagegen sollten die Voraussetzungen für postoperative Intensivüberwachung und kurzfristige Intensivbehandlung auch an jedem kleinen und mittleren Krankenhaus mit operativen Fachabteilungen gegeben sein.

Literatur

1. Ahnefeld FW, Bergmann H, Burri C, Dick W, Halmágyi M, Hossli G, Rügheimer E (1982) Aufwachraum - Aufwachphase, eine anästhesiologische Aufgabe. Klin Anästhesiologie u. Intensivtherapie, Bd 24. Springer, Berlin Heidelberg New York
2. Berufsverband Deutscher Anästhesisten und Berufsverband der Deutschen Chirurgen (1982) Vereinbarung über die Zusammenarbeit bei der operativen Patientenversorgung. Anästh Intensivmed 23:403-405

3. Bölke G (1981) Der Personalmitteleinsatz im Krankenhaus nach dem Ergebnis von Wirtschaftlichkeitsprüfungen. Krankenhaus 73:209-217 u 258-265
4. Bofinger W (1985) Stellenplanberechnung für den ärztlichen Dienst in Krankenhäusern. Krankenhaus 77:208-213
5. Deutsche Gesellschaft für Anästhesie und Wiederbelebung (1966) Stellungnahme zur Organisation von Aufwachraum, Wachstation und der Intensivbehandlung im Krankenhaus. Anaesthesist 18:229
6. Deutsche Gesellschaft für Anästhesiologie und Intensivmedizin (1985) Stellungnahme zur regionalen Organisation der Intensivmedizin an den Krankenhäusern. Anästh Intensivmed 26:331
7. Deutsche Krankenhausgesellschaft (1969) Anhaltszahlen für die Besetzung mit Pflegepersonal. Krankenhaus 61:420
8. Deutsche Krankenhausgesellschaft (1975) Richtlinien für die Organisation der Intensivmedizin in den Krankenhäusern. Anästh Inform 16:29-32
9. Deutsches Krankenhausinstitut Düsseldorf, Institut für Krankenhausbau der Technischen Universität Berlin und Deutsche Gesellschaft für Anästhesiologie und Intensivmedizin (1982) Grundsätze für die Organisation und Einrichtung von Aufwacheinheiten in Krankenhäusern. Anaesthesist 31:632-633
10. Lutz H, Oswald PM, Bender HJ (1982) Risiken der Anaesthesie. Anaesthesist 31:1-5
11. Opderbecke HW (1977) Risikofaktoren der Anästhesie. Anästh Inform 12:561-567
12. Opderbecke HW (1984) Intensivmedizin in jedem Krankenhaus? Arzt und Krankenhaus 57:275-277
13. Peter K, Unertl K, Henrich G, Mai N, Brunner F (1980) Das Anaesthesierisiko. Anästh Intensivmed 21:240-248
14. Philips OC, Frazier TM, Graff TD, de Kornfeld TI (1960) The Baltimore Anesthesia Study Committee: Review of 1024 postanesthetic deaths. J Amer med Ass 174:2015-2019
15. Weißauer W, Opderbecke HW (1984) Die Überwachung des Patienten nach der Narkose. Anästh Intensivmed 25:60-63

II Transfusionsmedizin

Leitung: H. Bergmann und P. Lundsgaard-Hansen

II.1 Blut und Blutderivate: Labor, Blutbank, Klinik

Zelluläre Blutbestandteile in der Anästhesie und Intensivmedizin – Erfahrungen und aktueller Stand

V. Feuerstein

Wenn sich auch in den letzten Jahrzehnten sowohl die Indikation als auch die Technik der Übertragung von Blut gewandelt und vor allem differenziert hat, so behält doch der seinerzeit von Domanig postulierte Grundsatz immer noch seine Gültigkeit, daß „Blutverlust nur durch Blut ersetzt werden kann." In der modernen klinischen Transfusionspraxis wird nunmehr zweckmäßigerweise zwischen dem Ersatz eines akuten Blutverlustes mit Vollblut und der Therapie mit plasmatischen bzw. zellulären Blutpräparationen unterschieden. Zu den letzteren, die hier ausschließlich zur Diskussion stehen sollen, gehören die Erythrozyten-, die Thrombozyten- und die Granulozytenpräparationen, obwohl gerade bei ihnen die Trennungslinie zwischen dem Ersatz eines akuten Blutverlustes und der gezielten Hämotherapie nicht scharf zu ziehen ist.

Erythrozytenpräparationen

Wir können heute fünf verschiedene Erythrozytenpräparationen unterscheiden und unter bestimmten Indikationen einsetzen:

- die Erythrozytenkonserve,
- das Erythrozytenkonzentrat,
- das gewaschene Erythrozytenkonzentrat,
- das leukozytenarme Erythrozytenkonzentrat,
- das tiefgefrorene Erythrozytenkonzentrat.

Die Erythrozytenkonserve

Durch den steigenden Bedarf an Blutkonserven und die Notwendigkeit, Blutplasma zu spezifischen Substitutionspräparaten zu verarbeiten, haben schon 1968 Bucher et al. [2] empfohlen, auf die ausschließliche Transfusion von Vollblut zu verzichten und die frisch abgenommenen Blutkonserven um etwa 100–150 ml Plasma zu vermindern. Dieser partielle Deplasmatisierungsprozeß führt zu einem Hämatokritanstieg auf 45% bis 50% und zu einer mäßigen Viskositätssteigerung des Transfusionsmediums. Die Erythrozytenkonserve kann trotz des Plasmavolumendefizites wie eine Vollblutkonserve gelagert und genau wie diese zum Ersatz des akuten Blutverlustes verwendet werden. Bergmann [1] hat darauf mit Nachdruck hingewiesen. Dieser generellen Empfehlung gegenüber wurden bis heute auch gegenteilige Standpunkte vertreten, auf die hier nicht näher eingegangen werden soll. Wir glauben aber doch, den gemeinsamen Nenner verschiedener Meinungen zusammenfassen zu können:

- Der Vollblutersatz beim akuten Blutverlust bzw. der Frischblutersatz ab der 9. Blutkonserve stellt die logische und optimale Form der lebensrettenden Blutübertragung dar, weil er unter günstigen Bedingungen nahezu alle korpuskulären und plasmatischen Blutbestandteile enthält.
- Da die Plasmafraktionen der Blutkonserve für den Bereich der spezifischen Hämotherapie unverzichtbar sind, ist im Sinne eines rationellen Umgangs mit kostbarem menschlichen Blut die regelmäßige, automatische Anwendung der Vollblutkonserve nicht mehr gerechtfertigt.
- Die Übertragung von Erythrozytenkonserven beim akuten Blutverlust ist trotz des erhöhten Hämatokrits nicht nur möglich sondern sogar sinnvoll, da meistens als erste Notfallmaßnahme Plasma oder Plasmaexpander verabreicht worden sind.
- Allerdings müssen Erythrozytenkonserven für den Kliniker als solche erkennbar sein. Wir können uns der Praxis mancher Blutzentralen nicht anschließen, bei Vollblutanforderungen ohne Deklaration Erythrozytenkonserven abzugeben.

Das Erythrozytenkonzentrat

Wird die Vollblutkonserve zentrifugiert und der Plasmaüberstand abgepreßt, so erhält man eine sogenannte „komplette Deplasmatisierung", d.h. aber, daß der Plasmarestanteil in der behandelten Konserve immer noch etwa 20% beträgt. Die Thrombozyten sind um 90%, die Leukozyten um 70% reduziert. Vor allem werden die Isoantikörper, die für die nichthämolytischen Transfusionsreaktionen verantwortlich sind, stark vermindert, ebenso Ammoniak, Kalium und saure Valenzen. Allerdings ist die Viskosität der Präparation hoch, der Hämatokrit beträgt nunmehr 70%. Das immunologische Risiko bleibt im wesentlichen unverändert.

Die Indikation zum Erythrozytenkonzentrat ist vor allem in der Operationsvorbereitung und in der Intensivtherapie gegeben, wenn es auf einen volumenarmen, den Kreislauf nicht belastenden Ersatz von Sauerstoffträgern ankommt. Man wird die Verabreichung von Erythrozytenkonzentraten immer dann überlegen müssen, wenn bei normovolämischen Verhältnissen der Hämatokrit unter 30%, das Hämoglobin unter 10 g% bzw. der zentralvenöse Sauerstoffpartialdruck bei intakter Lungenfunktion unter 34 mmHg abgesunken sind.

Auch das Erythrozytenkonzentrat kann zeitlich wie eine Vollblutkonserve gelagert werden.

Im Bereiche der Intensivmedizin spielt die Konzentratpräparation eine besondere Rolle. Da hier in allen Fragen des Blutersatzes auch Gerinnungs- und Infektabwehrmechanismen zu berücksichtigen sind, setzt sich in zunehmendem Maße die Kombination von Erythrozytenkonzentrat mit tiefgefrorenem gruppengleichen Frischplasma durch. Wir würden in diesem Einsatzbereich sogar die übliche Vollblutkonserve für obsolet halten.

Das gewaschene Erythrozytenkonzentrat

Durch dreimaliges „Waschen" der Erythrozyten mit isotoner Kochsalzlösung mit Zentrifugieren und Abpressen des jeweiligen Flüssigkeitsüberstandes lassen sich die verbliebenen Plasmaproteine des Konzentrates auf 0,5 g%–1,0 g% reduzieren. Hiermit erreicht man eine Verminderung der Alloimmunisierungsgefahr gegen Gewebsantigene um etwa die Hälfte. Die Herstellung gewaschener Erythrozyten ist zeitraubend und belastet die Routinearbeit jeder Blutzentrale. Die Indikation für ihre Anwendung sollte daher sehr überlegt gestellt werden und sich auf die Überempfindlichkeit des Kranken gegen Fremdplasma, auf die Vorbehandlung potentieller Nierenempfänger, auf Immundefekte mit nachgewiesenen Plasmaantikörpern, die paroxysmale nächtliche Hämogobinurie und auf die Notwendigkeit beschränken, die Übertragung von Komplementfaktoren bei Autoimmunerkrankungen zu vermeiden.

Die bisher beschriebenen Präparationsverfahren reichen jedoch nicht aus, um Erythrozytensedimente weitestgehend frei von Trombozyten und Leukozyten zu halten. Solche Präparationen sind notwendig, wenn bei polytransfundierten Patienten eine „Sensibilisierungsprophylaxe" gegen nichterythrozytäre Antikörper, vor allem im HLA-System, erreicht werden soll.

Diese Prophylaxe bietet:

Das leukozytenarme Erythrozytenkonzentrat

Diese Erythrozytenzubereitung darf pro Konserveneinheit nicht mehr als $0{,}5 \cdot 10^9$ weiße Blutkörperchen enthalten. Unter diesen Bedingungen sind Alloimmunisierungsvorgänge auf 4%, nichthämolytische Transfusionsreaktionen sogar auf 0,06% zu senken. Um diese Qualität zu erreichen, muß Vollblut durch spezielle Nylon- bzw. Baumwollfilter gepreßt werden, um zunächst die Granulozyten abzufangen; nachfolgend muß mit Sedimentationsbeschleunigern (z. B. Dextran) zentrifugiert werden, um Lymphozyten und Thrombozyten auszuscheiden. Eine andere, einfachere Separationsmethode durch Teilung des Blutbeutels in zwei Kammern – das sogenannte Trenngrät nach Schneider [4] – soll eine Reduktion der Leukozyten um durchschnittlich 98%, der Thrombozyten um 99% erreichen können. Solche Präparationen bieten allerdings Viskositätsprobleme, so daß zu deren Übertragung Zusätze von Kochsalzlösung bzw. Expanderlösungen notwendig sind.

Alle bisher angeführten Erythrozytenzubereitungen haben entweder eine Lagerungszeit, die jener der Vollblutkonserve entspricht, oder müssen innerhalb einiger Stunden (gewaschene bzw. leukozytenarme Konzentrate) verwendet werden. Will man etwa im Aufgabenbereich der Katastrophenmedizin nahezu unbeschränkte Vorhaltezeiten erreichen oder seltene Genotypformeln ständig griffbereit halten, dann müssen Erythrozytenkonzentrate tiefgefroren werden.

Tiefgefrorene Erythrozytenkonzentrate

Um Zellkonzentrate tieffrieren zu können, müssen ihnen kryoprotektive Substanzen, z. B. Glycerin, zugesetzt werden.

In der praktischen Methodik werden zwei Verfahren angewendet:

- Die low glycerol (20%) rapid freezing technique bei $-196°$ unter Verwendung von flüssigem Stickstoff, und
- die high glycerol (40%) low freezing technique bei $-80°$ in der Tiefkühltruhe.

Die erstere von beiden, also jene mit dem geringeren Glycerinzusatz, aber der rasch erfolgenden Tiefkühlung, scheint die günstigeren Resultate zu bringen, da die Ausbeute an roten Blutkörperchen nach dem Auftau- und Deglyzerolisierungsvorgang 95% beträgt. Der höhere Glyzerinzusatz reduziert die Ausbeute auf 80%. Wenn auch die Glyzerinauswaschvorgänge, die bis zum Erreichen der normalen Osmolarität durchgeführt werden müssen, kompliziert und zeitaufwendig sind, so scheinen sie doch den Vorteil zu bieten, daß damit die Antigenität von Leukozyten und Thrombozyten erheblich herabgesetzt wird. Die Tieffriermethode ist mit hohen Kosten verbunden, das aufgetaute und gereinigte Präparat muß innerhalb von 24 h transfundiert werden.

Es steht heute fest, daß von der Anwendung der Erythrozytenpräparationen, insbesondere jener mit partieller und kompletter Deplasmatisierung, immer noch zu wenig Gebrauch gemacht wird. Tabelle 1 aus der Blutzentrale der LKA Salzburg zeigt wohl das zunehmende Verständnis für eine Transfusionspraxis „nach Maß“, der prozentuelle Anteil der Erythrozytenkonserve und des Erythrozytenkonzentrates könnte aber erheblich höher, etwa bei 70%, liegen. Vielleicht verhilft dazu das Bewußtsein, daß ein länger lagerndes Vollblut letztlich „eine Suspension von Erythrozyten in einer nicht gerade toxischen, aber doch undefinierbaren Flüssigkeit ist.“

Alle Bemühungen um die Blutkonservierung bezogen sich bisher auf eine möglichst intakte Bewahrung von roten Blutkörperchen. Thrombozyten und Leukozyten wurden hierbei nicht berücksichtigt, die „unsterblichen“ Lymphozyten sogar zu Recht, da sie für die Transfusion eine Vielzahl immunologischer Probleme bieten und damit „ungern gesehene Gäste“ sind. Die Funktionsfähigkeit der Thrombozyten und Granulozyten in der Blutkonserve ist hingegen zeitlich eng begrenzt. Granulozyten zeigen bereits nach 24 h Kernveränderungen und haben nach spätestens 3 Tagen ihre Phagozytosefunktion eingebüßt. Thrombozyten bilden frühzeitig die bekannten irreversiblen Aggregate, wobei weder die Konservierungstemperatur noch der in der Konserve vorliegende pH-Wert für die Überlebenszeit, die im gesunden Organismus 8–12 Tage beträgt, günstig zu sein scheinen. Überlebenszeitbestimmungen zeigen nämlich schon nach 5stündiger Konservierung eine Halbwertszeit von 4,6 Tagen, nach 24 h von 2,6 Tagen und nach 48 h von nur mehr 0,9 Tagen.

Tabelle 1. Konservenabgabe (Blutzentrale Salzburg)

Jahr	1960	1970	1980	1982	1984
Gesamt	6408	13254	17249	23138	25483
Ery. Konz.	175	1297	3797	7671	9145
%	2,7	9,7	22	33	35,8

Die Thrombozytenpräparationen

Für die selektive Thrombozytentransfusion stehen derzeit drei Präparationsverfahren zur Verfügung:

- das thrombozytenreiche Plasma (TP),
- das Thrombozytenkonzentrat (TK),
- die Zellseparationsverfahren.

Das thrombozytenreiche Plasma

Thrombozytenreiches Plasma kann dadurch gewonnen werden, daß frisch abgenommenes Vollblut bei 200 g–300 g für 20 min langsam zentrifugiert wird. Die im spezifischen Gewicht leichteren Thrombozyten verbleiben auf diese Weise im Plasmaanteil, der anschließend abgepreßt werden muß. Mit dieser einfachen Zentrifugiermethode lassen sich immerhin ⅔ des Vollblutthrombozytenanteils gewinnen. Die Präparation kann bei Zimmertemperatur für maximal 72 Stunden aufbewahrt werden.

Zur Erzielung eines Thrombozytenanstieges um $30000/mm^3$ im Patientenblut sind etwa 3–4 Einheiten TP, d.h. 3–4 Frischblutspender gleicher Blutgruppe, notwendig. Dieser Bedarf kann sich aber bei einer Verbrauchskoagulopathie um ein Mehrfaches steigern.

Das Thrombozytenkonzentrat

Wenn man thrombozytenreiches Plasma einer weiteren scharfen Zentrifugation unterwirft, sedimentieren die Plättchen. Der Plasmaüberstand muß abgetrennt und das Sediment in ca. 20 ml resuspendiert und schließlich transfundiert werden. Leider täuscht der Begriff „Konzentrat" quantitative Vorteile vor, das Gegenteil ist in Wirklichkeit der Fall. Die Thrombozytenausbeute ist auf Grund der weiteren Manipulation geringer als im thrombozytenreichen Plasma. Thrombozytenkonzentrate werden aus Volumengründen bei Kindern verwendet, kaum beim Erwachsenen, es sei denn, es stünden weder Gruppen- noch Rh-gleiche Frischblutspender zur Verfügung.

Man muß sich darüber im klaren sein, daß plättchenreiches Plasma bzw. Plättchenkonzentrate keine besseren Ergebnisse bringen können als die ubiquitär valente Frischbluttransfusion. Das heißt die Frischblutübertragung sollte immer dann bevorzugt werden, wenn dies die Volumenbelastung des Kreislaufs zuläßt bzw. wenn im gegebenen Fall auch rote Blutkörperchen zu ersetzen sind.

Die Zellseparationsverfahren

Während die bisher beschriebenen Thrombozytenpräparationen mehr oder weniger Notlösungen darstellen, bieten die maschinellen Zellseparationsverfahren, die schon während der Blutspende die gewünschten korpuskulären Elemente abtrennen und konzentriert auffangen, die nicht benötigten Blutanteile aber dem Spender unmittelbar (continuous flow) oder mittelbar (intermittent flow) zurückgeben, im Hinblick auf die Zellausbeute große Vorteile. So können in einem allerdings mehrstündigem Arbeitsgang sieben und mehr Liter Vollblut eines Spenders extrakorporal bearbeitet werden, wobei Thrombozytenzahlen von 5-6 · 10^{11} zu gewinnen sind. In Tabelle 2 sind die Ausbeuten verschiedener Gewinnungsmethoden dargestellt.

Auf die verschiedenen technischen Zellseparationsmethoden wie Differentialzentrifugation (DZ), kontinuierliche Durchflußseparation (CDS) und intermittierende Durchflußseparation (IDS) soll nicht näher eingegangen werden.

All diese Verfahren sind aufwendig, bedürfen kontinuierlicher ärztlicher Überwachung und belasten den Blutspender trotz der Retransfusion erheblich. Das Risiko einer Alloimmunisation ist sehr hoch, weshalb vor allem bei Langzeitsubstitution nur HLA-kompatibles Spenderblut verwendet werden sollte. Die Indikation zur selektiven Plättchentransfusion muß daher sehr streng gestellt werden. Sie umfaßt passagere Thrombozytopenien mit Blutungsneigung posttraumatischer, postoperativer oder toxisch-medikamentöser Genese. Je prognostisch ungünstiger die Gesamtsituation des Patienten ist, wobei hohes Fieber, das Alter des Kranken oder eine voraussichtlich lange Substitutionsdauer eine Rolle spielen, um so problematischer wird die Indikationsstellung, aber auch die therapeutische Wirksamkeit des Ersatzes. Wir haben prophylaktische Plättchentransfusionen nie durchgeführt, sondern immer die Blutung als zwingendes Kriterium erachtet. An einem klinischen Beispiel sei die Effektivität der durch Zellseparation gewonnenen Thrombozyten einerseits, aber auch die Hilfestellung durch Frischbluttransfusionen andererseits gezeigt (Abb. 1).

Leukozytenpräparationen

Die Gewinnung von Leukozytenkonzentraten ist sowohl mit den vorerwähnten Verfahren CDS und IDS möglich, als auch mit der Filtrationsleukopherese (FS), bei der dicke Baumwoll- bzw. Nylonfilter mit Vollblut imbibiert werden. Die Leukozyten bleiben an den Fasern haften und müssen dann mit Zitratplasma herausgelöst und gesammelt werden. Auch dem letztgenannten Verfahren haften Nachteile an, die bis jetzt nicht ausgeschaltet werden konnten.

Das Hauptproblem der Leukozytensubstitution liegt aber darin, daß es nur schwerlich gelingt, ausreichende Tagesmengen an Zellen für eine wirksame Therapie zu gewinnen. Die täglich notwendigen Sollmengen bei einer septisch bedingten Leukopenie liegen über 1 · 10^{11} Granulozyten, mit den obengenannten Gewinnungsverfahren lassen sich jedoch trotz Konditionierung des Spenders mit Prednisolon und trotz Sedimentationsbeschleunigung mit Hydroxyäthylstärke bestenfalls Zellzahlen von 2 · 10^{10} erreichen. Die bisher gemachten Erfahrungen, gestützt auf Angaben von Höcker et al.

Tabelle 2. Thrombozytenausbeute je Spender-Einheit (verschiedene Gewinnungsmethoden)

Frischblut	$0{,}8 \cdot 10^{11}$
TP	$0{,}6 \cdot 10^{11}$
TK	$0{,}4 \cdot 10^{11}$
Zellsep.	$5\text{-}6 \cdot 10^{11}$

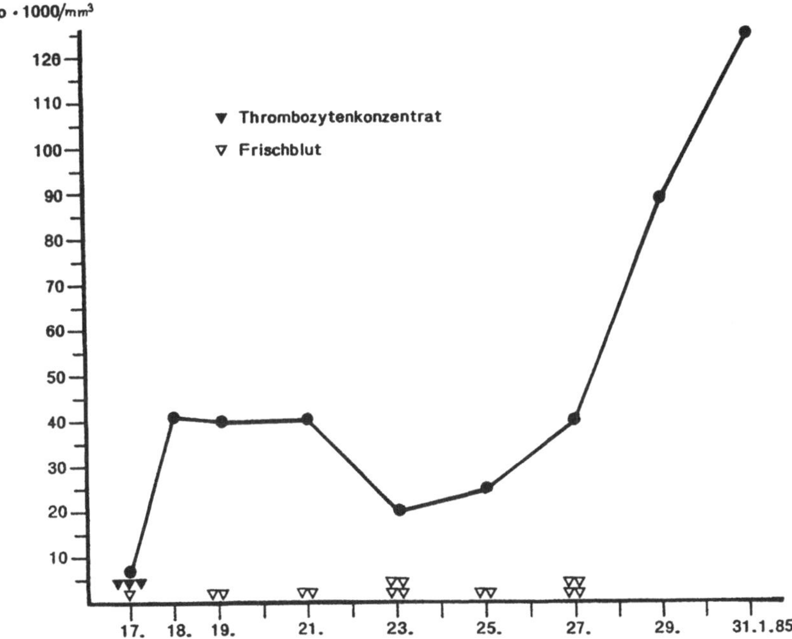

Abb. 1. Wirkung von Thrombozytenkonzentration auf Frischblut. O. L., 19a, Purpura fulminans, Verbrauchskoagulopathie. Blutgruppe 0 neg., ccddee

[3] zeigen, daß bei günstiger Prognose des Erkrankten mindestens zwei Konzentrate pro Tag bis zur Entfieberung bzw. bis zur Erholung des Knochenmarkes notwendig sind. Bei zweifelhafter Prognose müssen mindestens vier Konzentrate pro Tag verabreicht werden, um der Behandlung Erfolgsaussichten geben zu können. In der Tat konnte in kontrollierten Studien gezeigt werden, daß die durch aggressive Chemotherapie bedingte interkurrente Mortalität bei malignen Hämoblastosen durch Granulozytensubstitution deutlich gesenkt werden kann. Im Gegensatz dazu gibt es aber auch Stimmen, die von der Wirksamkeit der Granulozytentransfusion nicht überzeugt sind. Hier sind noch viele Fragen offen, ein endgültiges Wort ist nicht gesprochen.

Auch bei der Übertragung von Leukozyten wird eine ABO- wie eine HLA-Kompatibilität gefordert. Zusätzlich muß ein lymphozytotoxischer Test mit Empfängerserum und Spenderlymphozyten negativ sein, da sonst die Effektivität der Substitution von vorneherein nicht gewährleistet ist. Jedenfalls ist neben den aufwendigen Transfusionsvorbereitungen ein überaus großer Spenderpool notwendig, um eine einmal begonnene Behandlung auch durchziehen zu können.

An die Indikationsstellung sind somit strengste Maßstäbe anzulegen, d.h. die Wirkungslosigkeit einer gezielten intensiven antibiotischen Chemotherapie muß, bei noch günstiger allgemeiner Prognose, unter Beweis gestellt sein.

In Tabelle 3 sind die seit 1979 durchgeführten Zellseparationen an der Blutzentrale der LKA Salzburg aufgeführt. Die Zahlen zeigen, daß wir die Methodik eher zurückhaltend anwenden, nicht unbedingt Schrittmacherdienste leisten wollen, sondern aus guten Gründen die weitere Entwicklung abwarten, ohne dabei gänzlich untätig zu sein.

Tabelle 3. Zahl der Zellseparationen (Blutzentrale Salzburg)

1979	1980	1981	1982	1983	1984
23	44	59	27	9	14

Die Bemühungen um eine Gefrierkonservierung sowohl von Granulozyten als auch von Thrombozyten unter Zuhilfenahme von Dimethylsulfoxid (DMSO) als kryoprotektive Substanz befinden sich noch weitgehend im experimentellen Stadium. Untersuchungen scheinen darauf hinzuweisen, daß durch die Tiefkühlung der hämostatische Effekt der Thrombozyten verloren geht, der thromboplastische hingegen erhalten bleibt. Zu den Fragen der Transfusion zellulärer Blutbestandteile kann man aber doch zusammenfassend sagen, daß die differenzierte Übertragung korpuskulärer Elemente sowohl beim akuten Blutverlust als auch in der speziellen Hämotherapie einen unverzichtbaren Fortschritt darstellt. Der Kliniker sollte sich immer die Frage stellen, ob er wirklich zwingend Vollblut benötigt oder ob er mit einer speziellen Blutpräparation nicht nur das Auslangen findet, sondern sogar gezielter, konsequenter und dabei wirtschaftlicher handelt. Dies gilt vor allem und im besonderen für die Anwendung von Erythrozytenpräparationen.

Literatur

1. Bergmann H (1980) Blutbestandteiletherapie: Differentialindikation zur Erythrozytengabe. Inf Therap 4:184
2. Bucher U, Graffenried B, Mühlenen A, Kummer H, Rogger G (1968) Erythrozytenkonserven statt Vollblutkonserven. Schweiz Med Wschr 98:1815
3. Höcker P, Pittermann E, Mann M, Krasa E, Blumauer H (1980) Granulozyten- und Thrombozytensubstitution. Inf Therap 4:197
4. Schneider W, Schorer R (1982) Klinische Transfusionsmedizin. Edition Medizin, Weinheim Deerfield Beach Florida Basel

Die klinische Relevanz irregulärer erythrozytärer Antikörper

I. Teubl

Die Entdeckung der Blutgruppen ermöglichte die ausgedehnte Anwendung von Blutübertragungen und die anfänglichen Erfolge erweckten den Anschein, die Transfusion sei eine ebenso einfache wie wirksame Therapie. Sie wurde zur täglichen Routine.

Eine zunehmende Zahl hämolytischer Transfusionsreaktionen, die nicht durch AB0-Inkompatibilität bedingt waren, führte zur Entdeckung neuer Blutgruppen-Systeme bzw. Erythrozytenantigene mit ihren korrespondierenden Antikörpern, wie z. B. dem

- Rhesus-System: D, C, c, E, e
- Kell/Cellano: K, k
- Duffy: Fy^a, Fy^b
- Kidd: Jk^a, Jk^b
- Lewis: Le^a, Le^b
- Lutheran: Lu^a, Lu^b
- sowie MNSs, P und vielen anderen.

Derzeit sind mehr als 100 verschiedene Blutgruppenantigene oder Faktoren bekannt. Wegen der unterschiedlichen Verteilung dieser Antigene und der daraus resultierenden zahlreichen Kombinationsmöglichkeiten ist es unmöglich, Blut zu transfundieren, das in sämtlichen Antigenen mit denen des Empfängers übereinstimmt, es sei denn innerhalb von eineiigen Mehrlingen.

Es muß daher nach jeder Fremdblutübertragung, auch nach nur wenigen Kubikzentimetern, mit einer Immunisierung des Empfängers gerechnet werden.

Erythrozytenantikörper können aber auch durch Schwangerschaften gebildet werden, wenn das Kind von seinem Vater Erythrozytenmerkmale geerbt hat, die die Mutter nicht besitzt und die vom mütterlichen Organismus als fremd erkannt werden. Nach Mollison [4] kommen Antikörperbildungen nach Transfusionen und/oder Schwangerschaften in unterschiedlicher Häufigkeit vor:

Rhesus-Antikörper:	ca 50%, davon
Anti-D:	0,52% (Wirksamkeit der Rhesus-Prophylaxe!)
-E:	32,7%
-c:	19,2%
-C/Ce:	0,7%
e:	2,5%
Kell (Anti-K/k):	28,7%
Duffy (Fy^a/Fy^b):	11,2%
Kidd (Jk^a/Jk^b):	4,3%
S/s:	0,2%
andere:	0,5%

Die klinische Bedeutung dieser Antikörper wird von ihrer Fähigkeit, Erythrozyten in vivo zu zerstören, bestimmt, ferner von der Häufigkeit ihres Vorkommens.

Demnach ist das wichtigste Blutgruppensystem das AB0-System: Die Iso-Agglutinine Anti-A und Anti-B verursachen schwere intrvasale Erythrozytendestruktionen und werden bei allen Individuen gefunden, die das entsprechende Antigen nicht haben („reguläre" Antikörper), wie z. B. Blutgruppe A mit Anti-B, Blutgruppe B mit Anti-A.

Diese „natürlichen" Antikörper Anti-A und Anti-B können durch Stimulierung mit Gruppensubstanzen A und/oder B (z. B. Gravidität) in „irreguläre" Immunantikörper transformiert werden.

Spenderblut der Gruppe 0, das Immun-Anti-A oder Immun-Anti-B (oder beides) enthält, ist zur sog. Universalspende ungeeignet und muß daher entsprechend gekennzeichnet werden.

Immun-Anti-A oder Immun-Anti-B kann auch Ursache eines Morbus haemolyticus fetalis (Mhf) sein, wenn die Mutter der Blutgruppe 0 und das Kind der Gruppe A oder B angehört.

Die Bedeutung des zweitwichtigsten Blutgruppensystems, des Rhesus-Systems, ist hinlänglich bekannt; seine Antikörper sind Immunantikörper, die sowohl hämolytische Transfusionsreaktionen als auch einen Mhf bewirken können.

Hingegen wurde dem drittwichtigsten, nämlich dem System Kell, bisher nicht überall die ihm zukommende Beachtung zuteil: Nur 8% unserer Bevölkerung sind kellpositiv, nur 0,2% reinerbig K/K.

Die Wahrscheinlichkeit, daß ein kellnegativer Empfänger kellpositives Blut transfundiert bekommt, ist nicht allzu groß. Kell ist jedoch ein sehr starkes Antigen, das häufig Antikörperbildungen verursacht. Kellpositive Blutkonserven sollten daher nur kellpositiven Empfängern verabreicht werden, keinesfalls aber kellnegativen Frauen vor der Menopause. Anti-Kell kann ebenso wie Rhesusantikörper nicht nur schwere hämolytische Transfusionsreaktionen, sondern auch einen schweren Mhf verursachen. Dazu ein Fallbericht:

Eine jetzt 28jährige Frau erhielt 1974 anläßlich einer Herzoperation 5 Blutkonserven, deren Kellmerkmale nicht getestet waren. Spätere Schwangerschaften endeten für fünf Kinder infolge Kell-Inkompatibilität tödlich:

1976: Frühgeburt 32. Woche, Kind kellpositiv, dir. Antiglobulintest: positiv, Exitus am 1. Lebenstag;
1977: Frühgeburt 28. Woche, Mazeration 3. Grades, Ascites;
1978: Abortus, 20. Woche;
1979: Abortus, 21. Woche;
1980: Intrauteriner Fruchttod ML VIII;
1981: Sectio in der 34. Woche, Kind kellnegativ, dir. Antiglobulintest: negativ Exitus am 9. Lebenstag (Hydrozephalus, Mißbildungen an den Extremitäten, angeb. Herzfehler);
1985: Partus, 38. Woche, Kind kellnegativ, dir. Antiglobulintest: negativ, Kind gesund.

Blutgruppen der Eltern: Mutter: B, rhesuspositiv, kellnegativ, Anti-Kell 1:64;
Vater: 0, rhesuspositiv, kellpositiv, (mischerbig: K/k).

Die Eltern hatten inzwischen ein Kind adoptiert, um ihrem großen Bauernhof einen Erben zu geben.

Es ist unerläßlich notwendig, bei Bestehen einer Gravidität eine genaue Transfusionsanamnese zu erheben, exakte Antikörper-Suchreaktionen durchzuführen und bei positivem Antikörperbefund diese Schwangerschaft als eine Risiko-Schwangerschaft zu betreuen. Durch Identifizierung der Antikörper wird die Voraussetzung dafür geschaffen, daß zum Zeitpunkt der Geburt für den Bedarfsfall passendes Spenderblut sowohl für die Mutter als auch für ihr Neugeborenes bereitstehen kann. Mutter und/oder Kind brauchen immer Spenderblut, das das Antigen nicht aufweist, das mit dem mütterlichen Antikörper reagiert.

Da immer mit der Möglichkeit gerechnet werden muß, daß mütterliche Antikröper diaplazentar in den kindlichen Organismus übergetreten sind, müssen, sollte sich die Notwendigkeit einer Transfusion für das Neugeborene ergeben, während der Neonatalperiode alle Verträglichkeitsproben auch mit mütterlichem Serum durchgeführt werden.

Manche Menschen sind sog. „gute Antikörperbildner", sie bilden nach Stimulation mehrere Erythrozytenantikörper, wie z. B. Anti-c plus Anti-E plus Anti-Kidd^a. Die Identifizierung solcher „Mischantikörper" ist zeitraubend und schwierig, ebenso auch das Auffinden geeigneten Spenderblutes.

Schwierigkeiten bei der Auswahl passenden Spenderblutes verursachen auch Antikörper gegen häufige Antigene, wie z. B. Lutheran^b (Lu^b): Da in diesem Falle nur Blut transfundiert werden darf, das reinerbig Lutheran^a (Lu^a/Lu^a) ist, das Merkmal Lu^b also nicht aufweist, ist die Wahrscheinlichkeit, einen geeigneten Spender zu finden, äußerst gering: nur 0,15% in unserer Bevölkerung sind reinerbig Lu^a/Lu^a!

Eine besondere Form der irregulären Antikörper sind die sog. „natürlichen" Antikörper, die - anders als die Immunantikörper - nicht durch Fremdblutgabe oder Gravidität gebildet werden und für deren Entstehung bisher noch keine ausreichende Erklärung gefunden wurde. Anti-M, -N, -P, -Le^a, -Le^b, -Lu^a, -Lu^b werden gelegentlich als „Nebenbefund" bei der Blutgruppenbestimmung oder bei Verträglichkeitstesten entdeckt. Sie sind zumeist bei Körpertemperatur nicht wirksam und nicht plazentagängig, spielen daher als Ursache hämolytischer Transfusionsreaktionen oder Mutter-Kind-Inkompatibilitäten nur eine untergeordnete Rolle, wenngleich diese nicht völlig ausgeschlossen werden können.

Es wurde von einem Patienten berichtet, dessen „natürliches" Anti-P nach Transfusion P-positiven Blutes in ein Immun-Anti-P transformiert wurde, dessen hohe Wärmeamplitude in der Folge P-negative Transfusionen erforderte (Dunsford, persönliche Mitteilung).

Einmal gebildete Antikörper bleiben zeitlebens erhalten, können allerdings in ihrem Titer so stark absinken, daß sie sich der Nachweisbarkeit entziehen. Sobald jedoch das korrespondierende Antigen wieder zugeführt wird (Transfusion, Gravidität), treten sie sofort wieder in Aktion und bewirken eine Hämolyse der inkompatiblen Erythrozyten.

Nicht alle Antikörper, auch nicht solche derselben Spezifität, reagieren unter denselben physikalischen Bedingungen. Dieser Tatsache ist bei der Auswahl der Testmethoden für die Verträglichkeitsproben zwischen dem Empfänger- und dem Spenderblut Rechnung zu tragen: Rhesusantikörper z. B. reagieren sowohl in konglutinierenden Medien als auch in Enzymtesten und im Antiglobulintest; Antigene des MNSs-Systems hingegen werden durch Enzyme meist zerstört, weshalb der Enzymtest zum

Nachweis von MNSs-Antikörpern ungeeignet ist; Antikörper der Kell-, Kidd-, Duffy-Systeme reagieren am besten im Antiglobulintest, weshalb dieser niemals unterlassen werden darf.

Daraus folgt, daß für die Verträglichkeitsproben („Kreuzproben" mehrere Testmethoden anzuwenden sind: Kochsalzmilieu bei +20 °C und +37 °C, Enzymtest und indirekter Antiglobulintest.

Während eine Agglutination der Spendererythrozyten durch das Empfängerserum als positive Reaktion (= Unverträglichkeit) in der Regel ohne Schwierigkeiten erkannt wird, werden Hämolysen oft fälschlich als negative Reaktion (= Verträglichkeit) interpretiert.

In vitro hämolysieren Antikörper des AB0- und des Lewis-Systems in Anwesenheit von Komplement oft Erythozyten, die das entsprechende Antigen tragen. Eine Fehlinterpretation als negative Reaktion könnte fatale Folgen haben. Scheinbar negative Ergebnisse sollten daher immer im Mikroskop überprüft werden: Das Fehlen intakter Erythozyten zeigt u.a. die Hämolyse an!

Verträglichkeitsproben lassen mit größter Wahrscheinlichkeit Spenderblut erkennen, das unverträglich ist. Es gibt aber keine absolute Gewähr dafür, daß die Spenderblutkörperchen trotz sorgfältigster Anwendung aller in Frage kommenden Untersuchungsmethoden im Empfängerkreislauf normal überleben. Transfundierte Erythrozyten können ohne in vitro nachweisbare Antikörper im Empfänger vorzeitig abgebaut werden. Manchmal können diese Antikörper zu irgendeinem Zeitpunkt doch noch entdeckt werden, manchmal jedoch gelingt dieser Nachweis nie.

Manche Antikörper - z.B. Anti-Kidd^{a} - bewirken keine oder nur sehr schwache in vitro-Reaktionen, wohl aber einen rapiden Erythrozytenabbau in vivo.

Ist die Antikörperkonzentration im Empfängerplasma zu niedrig, um eine rasche Erythrozytenzerstörungen zu bewirken, folgt trotzdem eine „anamnestische" Immunantwort, die wenige Tage nach der inkompatiblen Transfusion zu einem starken Antikörperanstieg und zur raschen Hämolyse der Spendererythrozyten führt. Der direkte Antiglobulintest wird dann 3-5 Tage post transfusionem positiv, es kommt zum Hämoglobinabfall, zum Bilirubinanstieg und manchmal zur Hämoglobinurie.

Diese verzögerten hämolytischen Transfusionsreaktionen werden häufig fehlinterpretiert, weil sie zu einem so späten Zeitpunkt auftreten können, daß an einen Zusammenhang mit der Transfusion nicht mehr gedacht wird.

Immer mehr Blutspender haben selbst schon einmal Bluttransfusionen bekommen. Bei Erhebung der Anamnese sollte daher die Frage nach vorausgegangenen Blutübertragungen selbstverständlich sein, ebenso wie Antikörpersuchreaktionen nach jeder Blutspende. Antikörperhaltiges Spenderblut kann zu Interaktionen sowohl mit anderen, gleichzeitig verabreichten Blutkonserven, als auch mit den Empfängererythrozyten führen und intravasale Hämolysen verursachen.

Schlußfolgerungen

- Jede Fremdblutgabe kann eine Antikörperbildung zur Folge haben, daher strengste Indikationsstellung vor jeder Transfusion.
- Die „Kreuzprobe" ist ein individueller Antikörper-Suchtest gegen ein bestimmtes Spenderblut. Sie muß mit größter Sorgfalt nach adäquaten Methoden durchgeführt werden.

- Frühzeitige Blutkonservenanforderungen geben größere Sicherheit und vermeiden „Notfallstransfusionen“ bei geplanten Operationen.
- Der Kliniker muß den Vorteil einer raschen Transfusion gegen den Nachteil einer möglicherweise unverträglichen Transfusion abwägen.
- Erhebung einer genauen Transfusions- und Schwangerschaftsanamnese bei potentiellen Blutempfängern gibt wichtige Hinweise auf möglicherweise stattgehabte Immunisierungen und verhindert Fehlinterpretationen von Untersuchungsergebnissen wie z. B.:
  - eine rhesuspositive Transfusion an einen rhesusnegativen Empfänger kurze Zeit vor einer neuerlichen Rhesusbestimmung kann ein (falsch) rhesuspositives Ergebnis vortäuschen;
  - mit Spenderblut passiv zugeführte Antikörper können Antikörper im Empfängerserum vortäuschen;
  - ebenso kann eine vor kurzem durchgeführte Rhesusprophylaxe das Vorhandensein eines Anti-D erkennen lassen, von dem zunächst angenommen werden muß, daß es aktiv gebildet und nicht passiv zugeführt wurde – u. ä. mehr.
- Durchführung eines Antikörper-Suchtestes bei allen Patienten *vor* der ersten Transfusion: Dadurch können etwaige Antikörper frühzeitig identifiziert und geeignete Spender rechtzeitig bereitgestellt werden. Außerdem sind schwache Antikörper mit speziell ausgewählten Testerythrozyten leichter erkennbar als mit u. U. bereits über längere Zeit gelagerten Spendererythrozyten.
- Ausstellung von Ausweisen für alle Transfusionsempfänger mit Eintragung allfälliger Antikörper.
- Antikörpersuchreaktion bei Transfusionsempfängern 3 Wochen nach der letzten Transfusion.
- Eintragung von Antikörperbefunden in den Blutspenderausweis und in den Mutter-Kind-Paß. Diese Ausweise sollten nur von Laboratorien mit entsprechender Qualifikation ausgestellt werden, ansonsten könnten sie gefährlich werden! Sie dürfen *niemals* als Ersatz für Prae-Transfusionstests verwendet werden, gleichgültig, ob es sich um Spender oder Empfänger handelt.
- Die Ansicht, blutgruppenserologische Untersuchungen seien simpel und könnten von jedermann ohne ausreichende Erfahrung und mit den einfachsten Methoden durchgeführt werden, ist irrig und manchmal sogar tödlich.

Literatur

1. Dunsford & Bowley (1967) Techniques in Blood Grouping. Oliver and Boyd, Edinburgh London
2. Erskine AG (1973) The Principles and Practice of Blood Grouping. The C V Mosley Co, Saint Louis
3. ISBT-Guide (1984) Immunologic Safety in Blood Transfusion. Internat Soc Blood Transfusion Reklam and Kataloptryck, Uppsala
4. Mollison PL (1979) Blood Transfusion in Clinical Medicine. Blackwell Scientific Publications, Oxford London Edinburgh Melbourne

Blutvolumenmessung mit fluoreszenzmarkierten Erythrozyten

E. Hansen

Veränderungen des Blutvolumens sind klinisch sehr bedeutungsvoll, doch nicht einfach zu messen. Hämatokritwert und zentralvenöser Druck sind weitgehend ungeeignet, den wirklichen Blutverlust nach Trauma oder Operation abzuschätzen. Das zirkulierende Blutvolumen wird am zuverlässigsten als Summe von Plasmavolumen und Erythrozytenvolumen bestimmt [1, 2]. Dabei kann das Plasmavolumen aus der Verdünnung von injiziertem Farbstoff oder radioaktiv markiertem Albumin ermittelt werden. Eine Berechnung des zirkulierenden Erythrozytenvolumens daraus über den Hämatokrit ist mit Fehlern behaftet, weil im Erythrozytensediment auch Plasma enthalten ist und weil der venöse Hämatokrit nicht den Gesamtkörperhämatokrit, nämlich das Verhältnis von Erythrozytenvolumen zu Blutvolumen, widergibt [2, 3]. Eine direkte Messung der zirkulierenden Erythrozytenmasse ist bisher mit radioaktiv markierten Erythrozyten möglich; ^{51}Cr und ^{99m}Tc werden hierzu verwendet [1, 4, 5]. Diese Radioisotopenmethode ist jedoch wegen der Strahlenbelastung in ihrer Anwendung stark beschränkt.

In den vorliegenden Experimenten wurde an der Ratte untersucht, inwiefern Erythrozyten mit Fluoreszenz statt mit Radioaktivität markiert werden können und inwieweit solche fluoreszierenden Erythrozyten zur Blutvolumenbestimmung nach dem Verdünnungsprinzip verwendbar sind.

Methode

Dem Prinzip nach (Abb. 1) wird bei dieser neuen Methode Blut entnommen, die Erythrozyten werden mit Fluoreszenzfarbstoff reagiert, eine definierte Menge gefärbter

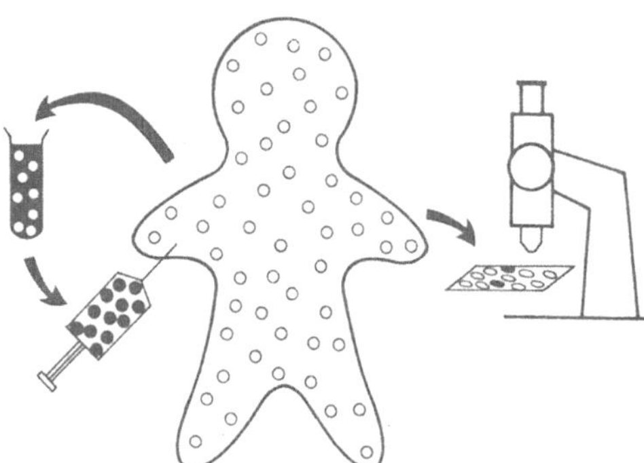

Abb. 1. Prinzip der Blutvolumenmessung mit fluoreszenzmarkierten Erythrozyten. Blutabnahme — Fluoreszenzfärbung - Injektion einer definierten Menge fluoreszierender Erythrozyten - Fluoreszenzmikroskopie eines Tropfen Blutes - Bestimmung des Verhältnisses gefärbter zu ungefärbten Zellen

Erythrozyten wird injiziert und nach einer Durchmischungszeit im Fluoreszenzmikroskop das Verhältnis fluoreszierender zu nichtfluoreszierenden Zellen in einem Tropfen Blut bestimmt. Aus diesem Verhältnis und der Menge injizierter Erythrozyten kann direkt die Gesamtmenge zirkulierender Erythrozyten errechnet werden.

Zur Fluoreszenzmarkierung wurde Fluoreszeinisothiozyanat gewählt. Fluoreszein ist ein wohlbekannter Fluoreszenzfarbstoff, der einzige bisher auch schon an Menschen eingesetzte. Er dringt auch in Erythrozyten ein, doch verläßt er die Zellen ebenso schnell wieder. Für eine dauerhafte Markierung kann man Fluoreszein an Proteine binden, wenn man es als Fluoreszeinisothiozyanat (FITC) einsetzt (Abb. 2), wobei das Thiozyanat mit primären Aminogruppen reagiert. Auf diese Weise werden z. B. Antikörper für die Immunfluoreszenz FITC-gekoppelt.

Erythrozyten aus Wistar-Ratten wurden in vitro unter verschiedenen Bedingungen mit FITC reagiert. Zur Bestimmung der Verteilung des Fluoreszenzfarbstoffes in den Erythrozyten wurden FITC-markierte Erythrozyten mit Aqua dest. lysiert und wurde das Lysat nach Ultrazentrifugation ultrafiltriert (Poren-Ausschlußgröße 10000 dalton). Die Fluoreszenz von Lösungen und Zentrifugationsüberständen wurde in einem Spektrofluorimeter (Anregung 495 nm, Emission 518 nm) gemessen, die Fluoreszenzintensität der Erythrozyten mittels Durchflußzytometrie bestimmt (Durchflußzytometer, Max-Planck Institut für Biochemie; 500 Zellen/s).

Die für die Blutvolumenmessung schließlich festgelegte Methode ist in Abb. 3 dargestellt. Sie wurde an erwachsenen, weiblichen Wistar-Ratten mit Injektion von 0,25 ml fluoreszenzmarkierten Erythrozyten durchgeführt. Das zirkulierende Erythrozytenvolumen (RCV) errechnet sich direkt aus der Menge injizierter Zellen (I) und dem gefundenen Verhältnis gefärbter zu ungefärbten Zellen (f) im Blut. RCV = I/f. Das Blutvolumen kann daraus über den Hämatokritwert und einen Korrekturfaktor für den Gesamtkörperhämatokrit abgeschätzt werden.

Zum Vergleich mit der Blutvolumenbestimmung nach der Radioisotopenmethode [4] und zur Untersuchung des Einflusses von Fluoreszenzmarkierung auf die Organverteilung der Erythrozyten wurden Ratten-Erythrozyten mit ^{51}Cr (10 μCi/ml Ery) und mit FITC markiert. Nach Injektion in isogene Ratten wurde die Radioaktivität von Blutproben und von Lunge, Milz und Leber, entnommen nach Entbluten der Tiere, im Gammazähler gemessen.

Ergebnisse

Vor der Fluoreszenzmarkierung müssen die Erythrozyten vom Plasma freigewaschen werden, weil Proteine mit FITC reagieren und so die Färbung der Erythrozyten hemmen. Zwei Zentrifugationsschritte (1000 · g, 5 min; 10faches Volumen physiol. NaCl-Lösung) genügen dazu.

Die Reaktion von FITC mit Erythrozyten läuft auch unter physiologischen Bedingungen (pH 7,35, 280 mosmol, 37 °C) in ausreichendem Maße ab, um eine stabile Fluoreszenzmarkierung der Erythrozyten zu ergeben. Die Morphologie, die osmotische Resistenz und die Verformbarkeit in der Scherkammer bleiben nach Fluoreszenzfärbung erhalten.

Nach 10 min Inkubation sind 75%, nach 15 min 90% und nach 20 min 97% des FITC zellgebunden. Der restliche freie Farbstoff kann durch eine einzige Zentrifugation weitgehend entfernt werden.

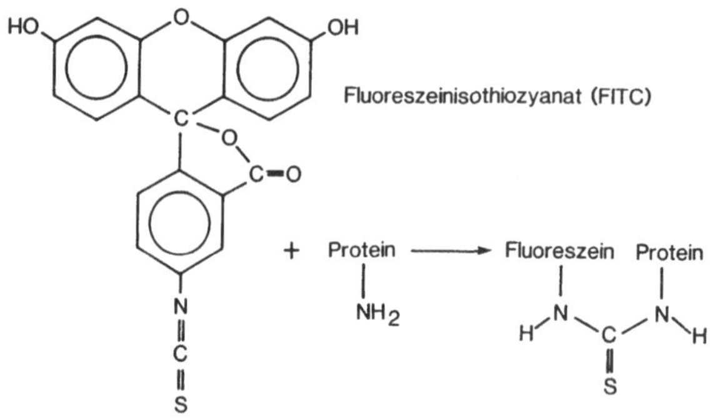

Fluoreszeinisothiozyanat (FITC)

+ Protein —→ Fluoreszein Protein

Abb. 2. Koppelungsreaktion von Fluoreszeinisothiozyanat an Proteine

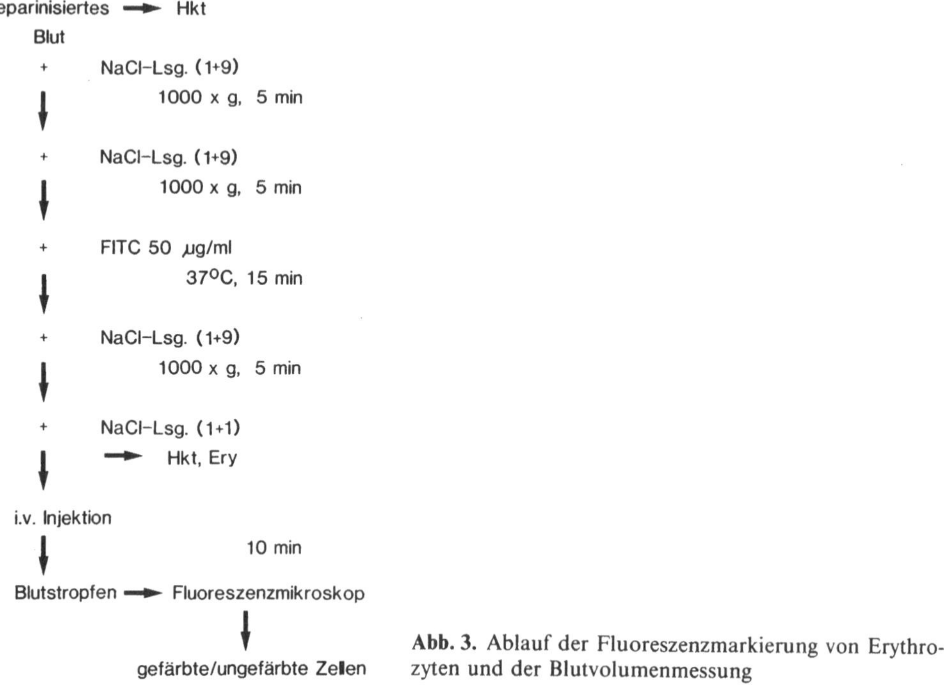

Abb. 3. Ablauf der Fluoreszenzmarkierung von Erythrozyten und der Blutvolumenmessung

Der größte Teil des Fluoreszenzfarbstoffes findet sich in der Zellmembran, doch mindestens ¼ des FITC ist intrazellulär kovalent proteingebunden.

Schon mit 40 µg FITC/ml Ery wird eine deutliche Fluoreszenzmarkierung erreicht, die die eindeutige Identifizierung injizierter Zellen im Blut über mehrere Stunden erlaubt. Mit 150 µg FITC/ml Ery ist die Markierung auch 24 h nach Injektion noch sicher erkennbar.

Nach Injektion nimmt in vivo die Fluoreszenzintensität der Erythrozyten nach und nach ab, erst rasch innerhalb von 2 h auf ⅓, dann langsam innerhalb von 8–24 h auf etwa ¼. Während dieser Abnahme der Fluoreszenzstärke mit der Zeit bleibt aber der prozentuale Anteil an fluoreszierenden Zellen im Blut weitgehend unverändert. Im Gegensatz zu radioaktiv markierten Erythrozyten ist diese Methode damit von Elution, d.h. vom Verschwinden der Markierung aus den Erythrozyten unabhängig, weil nicht die Menge an Markierung sondern die Zahl der markierten Zellen bestimmt wird.

Für die Blutvolumenmessung ergibt sich nach obigen Ergebnissen ein Ablauf der Methode, wie er in Abb. 3 dargestellt und wie er innerhalb von 1 h durchführbar ist.

Für eine Bestimmung des Gesamterythrozytenvolumens nach dem Verdünnungsprinzip ist entscheidend, daß die Zellen durch die Markierung nicht geschädigt werden und sich im Gefäßsystem wie normale Zellen verhalten und verteilen. Abb. 4 zeigt die Verteilung von ^{51}Cr/FITC-doppelmarkierten Erythrozyten in verschiedenen Organen. Die Fluoreszenzfärbung bewirkte selbst bis zu einer Markierung mit 400 µg/ml Ery gegenüber nur mit Cr markierten Zellen keine wesentlich erhöhte Anreicherung der Erythrozyten in Milz, Leber oder Lunge.

Die in diesen Doppelmarkierungsversuchen sowohl nach der Radioisotopen- als auch nach der Fluoreszenzmethode bestimmten Erythrozyten- und Blutvolumenwerte zeigten gute Übereinstimmung.

Mit fluoreszenzmarkierten Erythrozyten wurde für erwachsene weibliche Wistar-Ratten ein zirkulierendes Erythrozytenvolumen von 2,23 ml pro 100 g KG bestimmt, in weitgehender Übereinstimmung mit Werten aus der Literatur [6, 7, 8] und mit einer Streuung von nur 4%.

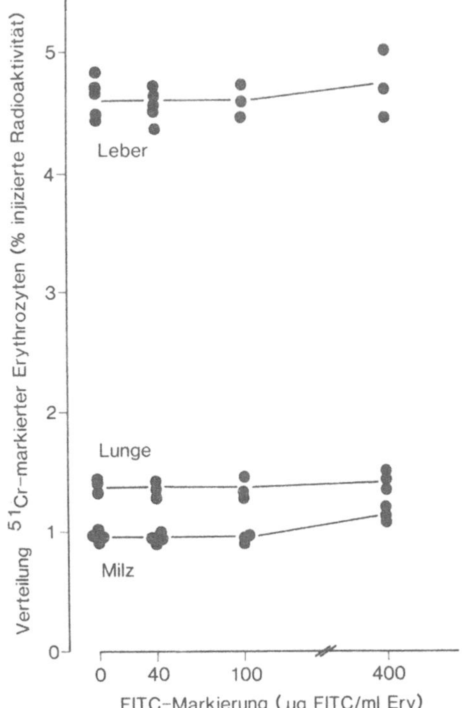

Abb. 4. Einfluß der Fluoreszenzmarkierung auf die Organverteilung von Erythrozyten. Rattenerythrozyten wurden mit ^{51}Cr radioaktiv markiert. Ein Teil wurde weiter mit verschiedenen Mengen FITC fluoreszenzmarkiert. 2 h nach i.v.-Injektion wurden die Tiere entblutet und wurde die Radioaktivität von Leber, Lunge und Milz im Gammazähler bestimmt

Schlußfolgerungen

Die vorliegenden Versuche zeigen, daß sich Erythrozyten unter physiologischen Bedingungen mit FITC markieren lassen. Die Erythrozyten werden durch die Fluoreszenzmarkierung nicht geschädigt, sie bleiben nach Injektion im Gefäßsystem und reichern sich nicht in Organen an. Die fluoreszenzmarkierten Erythrozyten können verwendet werden, um exakt und reproduzierbar das zirkulierende Erythrozytenvolumen zu bestimmen und das Blutvolumen zu errechnen. Durch die Nachweisbarkeit der Fluoreszenz über 24 h sind sie ferner Kandidaten für eine Überlebenszeitbestimmung transfundierter Zellen.

Die Blutvolumenbestimmung mit fluoreszenzmarkierten Erythrozyten ist eine neue, exakte, wenig aufwendige Methode. Benötigt werden FITC, eine Zentrifuge und ein Fluoreszenzmikroskop. Die gesamte Messung ist innerhalb einer Stunde durchführbar.

Die Methode wurde an der Ratte erarbeitet. Vor einer Anwendung am Patienten steht noch die toxikologische Untersuchung von FITC. Dessen Bestandteile Fluoreszein und Thiozyanat sind allerdings wohlbekannt [9, 10]. Fluoreszein wird seit langem beim Menschen in vergleichsweise hoher Dosierung in der Fluoreszenzangiographie und intrathekal zum Nachweis einer Liquorrhoe eingesetzt. Thiozyanat kommt physiologischerweise im Körper vor, besonders aber bei Rauchern und beim Abbau von Natriumnitroprussid, und wurde zur Blutdrucksenkung angewandt. Schließlich ist FITC in Form von FITC-Albumin [11] und FITC-Dextran [12] für Mikrozirkulationsstudien bereits am Menschen eingesetzt worden. Nach weiterer toxikologischer Abklärung sollte der Anwendung der beschriebenen Methode am Patienten demnach nichts mehr im Wege stehen.

Der wesentliche Vorteil ist darin zu sehen, daß es sich um eine nichtradioaktive Methode handelt, von der zu hoffen ist, daß sie eine größere Verbreitung von Blutvolumenmessungen in der Klinik ermöglichen wird.

Literatur

1. International Commitee for Standardization in Hemotology (1973) Standard techniques for the measurement of red-cell and plasma volume. Brit J Haemat 25:801
2. Gregersen M I (1951) Blood volume. Ann Rev Physiol 13:397
3. Valeri C R, Cooper A G, Pivacek L E (1973) Limitations of measuring blood volume with iodinated J 125 serum albumin. Arch Intern Med 132:534
4. Sterling K, Gray S J (1950) Determination of the circulating red cell volume in man by radioactive chromium. J Clin Invest 29:1614
5. Korubin V, Maisey M N, McIntyre P A (1972) Evaluation of technetium-labeled red cells for determination of red cell volume in man. J Nucl Med 13:760
6. Sharpe L M, Culbreth G G, Klein J R (1950) Blood and packed cell volume of the adult rat as measured by tagged cells. Proc Soc Exp Biol Med 74:681
7. Berlin N I, Huff R L, Van Dyke D, Hennessy T G (1949) The blood volume of the adult rat, as determined by ^{59}Fe and ^{32}P labelled red cells. Proc Soc Exp Biol Med 71:176
8. Lee H B, Blaufox M D (1985) Blood volume in the rat. J Nucl Med 26:72
9. Stein M R, Parker C W (1971) Reactions following intravenous fluorescein. Am J Ophthal 72:861

10. Anderson R C, Chen K K (1940) Absorption and toxicity of sodium and potassium thiocyanates. J Am Pharmaceut Assoc 29:152
11. Mahler F, Kneubühl F (1981) Application of fluorescein-tagged albumin in human nailfold capillaries. Bibl anat 20:684
12. Bollinger A, Jäger K, Sgier F, Seglias J (1981) Fluorescence microlymphography. Circulation 64:1195

Prävalenz von Hepatitis-B-Markern bei Rettungssanitätern

D. Blumenberg, A. Arndt-Hanser, P. Sefrin und K. H. Schütt

In der Bundesrepublik Deutschland rechnet man pro Jahr mit 12000 bis 40000 Hepatitis-B-Neuerkrankungen [9]. Für das medizinische Personal ist die Hepatitis B die häufigste Ursache einer infektiösen Berufserkrankung.

Während sich in der Normalbevölkerung in 3–5% [5] Hepatitis-B-Antikörper nachweisen lassen, liegt der Prozentsatz beim medizinischen Personal höher [2]. Die höhere Prävalenz an Hepatitis-B-Antikörpern konnte für Ärzte [2], Krankenpflegepersonal [3], medizinisch-technisches Personal [8] und Klinikhilfspersonal [4] gesichert werden.

Dabei scheint das Risiko einer Infektion nicht nur abhängig zu sein von der Beschäftigungsdauer, sondern auch von der Häufigkeit und der Dauer des Kontaktes mit dem infektiösen Agens [6]. Das größte Risiko stellt dabei infektiöses Blut [2, 3] dar, das durch parenterale Gabe oder durch percutane Inokulation übertragen werden kann.

Der Rettungsdienst ist in die gesamtmedizinische Versorgung integriert. Zu seinen Aufgaben gehört neben der Transportfunktion auch die präklinische Versorgung von Notfallpatienten. Das potentielle Risiko einer Hepatitis-B-Exposition für Rettungssanitäter leitet sich aus dem häufigen Kontakt mit Blut und anderen Körperflüssigkeiten im Notfall ab, da Maßnahmen zum Eigenschutz nur selten wirksam sein können. Da bislang über den serologischen Status von Rettungssanitätern keine Ergebnisse vorliegen, war es Ziel der vorliegenden Arbeit, den serologischen Status von Rettungssanitätern zu überprüfen.

Methodik

258 Rettungssanitäter verschiedener Hilfsorganisationen wurden untersucht. Die Teilnahme war freiwillig und kostenlos. Jede Person wurde nach Alter, Aufgaben im Rettungsdienst, Hepatitisanamnese, aktive Hepatitis-B-Impfung, passive Immunisierung mit Hepatitis-B-Hyperimmunglobulin und Standardimmunglobulin, Hämophilie und Transfusionen befragt.

Die entnommenen Proben wurden vor der weiteren Aufarbeitung inkubiert. Bei jeder Probe wurden die Hepatitis-B-Marker HBs-Ag, Anti-HBs und Anti-HBc bestimmt (Standard-Radioimmunoassay: AUSRIA II-125. AUSAB, CORAB, Abbott Laboratory, North Chicago, Illinois). Bei HBs-Ag-positiven Befunden wurde zusätzlich HBe-Ag, bei Anti-HBc-positiven Befunden Anti-HBe bestimmt.

Die statistischen Berechnungen erfolgten nach dem T^2-Test für ungleiche Paare.

Ergebnisse

Die demographischen Daten sind der Tabelle 1 zu entnehmen. Auf eine geschlechtsbezogene Auswertung wurde wegen der kleinen Gruppe an Frauen (n = 18) verzichtet.

Beim hauptamtlichen Personal waren Hepatitis-B-Antikörper in 11,4% (12 Fälle) nachweisbar, wobei die Tendenz zu erkennen war, daß mit steigendem Lebensalter häufiger Antikörper nachweisbar waren. Beim ehrenamtlichen Personal ließen sich in 7,8% Antikörper nachweisen (12 Fälle). Alle Rettungssanitäter zusammen weisen eine Prävalenz von Hepatitis-B-Antikörpern in 9,3% auf (Tabelle 2).

Tabelle 1. Demographische Daten der untersuchten Rettungssanitäter (= RS)

	[*n*]	[%]
Gesamtzahl	258	100
Geschlechtsverteilung		
Männer	240	93
Frauen	18	7
Tätigkeitsmerkmale		
Hauptamtliche RS	105	40,7
Ehrenamtliche RS	153	59,3
Alter		
Gesamtgruppe	258	
Männliche hauptamtliche RS	105	37,5 ± 9,0
Männliche ehrenamtliche RS	153	24,0 ± 5,7
Weibliche ehrenamtliche RS	18	31,9 ± 13,3

Tabelle 2. Ergebnisse der Hepatitis-B-Antikörperbestimmung bei den Rettungssanitätern (HRS = hauptamtliche Rettungssanitäter, ERS = ehrenamtliche Rettungssanitäter, RS = Gesamtgruppe, AGW = Altersgruppenwert = Anzahl der Rettungssanitäter in der jeweiligen Altersgruppe)

HB-Antikörper	HRS				ERS				RS			
	n	% von *n* = 105	abs. AGW	% von AGW	*n*	% von *n* = 153	abs. AGW	% vom AGW	*n*	% von *n* = 258	abs. AGW	% vom AGW
15-20 J	-	-	-	-	2	1,3	38	5,3	2	0,8	38	5,3
21-30 J	3	2,8	25	12,0	7	4,5	96	7,3	10	3,9	121	8,3
31-40 J	6	5,7	44	13,6	1	0,7	10	10,0	7	2,7	54	13,0
41-50 J	1	1,0	25	4,0	-	-	4	0	1	0,4	29	3,5
51-60 J	2	1,9	11	18,2	2	1,3	5	40,0	4	1,6	16	25,0
über 61 J	-	-	-	-	-	-	-	-	-	-	-	-
Positiver AK-Nachweis	12	11,4			12	7,8			24	9,3		
Ohne AK-Nachweis	93	88,6			141	92,2			234	90,7		
Gesamtsumme	105	100,0			153	100,0			258	100,0		

Tabelle 3. Art des Antikörpernachweises gegenüber dem Hepatitis-B-Virus bei den untersuchten Rettungssanitätern

	[*n*]	[%]
Positiver AK-Nachweis	24	9,3
Fehlender-AK-Nachweis	234	90,7
	258	100,0
Anti-HBs	12	50,0
Anti-HBs Anti-HBc	6	25,0
Anti-HBs Anti-HBc Anti-HBe	3	12,5
Anti-HBc	1	4,2
HBs-Ag Anti-HBc	1	4,2
HBs-Ag Anti-HBc Anti-HBe	1	4,2

Die Art der nachgewiesenen Antikörper zeigt die Tabelle 3. In 12 Fällen (50%) ließ sich nur Anti-HBs nachweisen. Bei 6 Rettungssanitätern war Anti-HBs und Anti-HBc nachweisbar (25%). Die anderen Kombinationsmöglichkeiten traten nur vereinzelt auf. HBs-Ag allein ließ sich nicht nachweisen.
Kein Rettungssanitäter wußte von einer früheren Hepatitis-B-Erkrankung oder Infektion. Eine aktive oder passive Impfung war in keinem Fall vorausgegangen.

Diskussion

Das hauptamtliche Personal wies mit 11,4% eine signifikant höhere Antikörperrate auf als das ehrenamtliche Personal mit 7,8%. Eine Erklärung dafür ist in der anderen Alterszusammensetzung der beiden Gruppen zu sehen. Das hauptamtliche Personal hatte mit 37,5 Jahren ein signifikant höheres Durchschnittsalter als das ehrenamtliche Personal mit 26,2 Jahren. In beiden Gruppen zeigte sich ein Trend, mit steigendem Lebensalter höhere Antikörperraten aufzuweisen, wie es auch Wildgrube et al. [7] für Ärzte zeigen konnten.

Die hauptamtlichen Rettungssanitäter haben eine ebenso hohe Prävalenz an Hepatitis-B-Antikörpern wie sie Iserson et al. [1] für amerikanische Ärzte in Notaufnahmen mit 11,7% gefunden haben. Die hauptamtlichen Rettungssanitäter haben im Verhältnis zur Normalbevölkerung 2,2 bis 3,6mal häufiger Hepatitis-B-Antikörper, für das ehrenamtliche Personal liegt der Faktor bei 1,6 bis 2,6.

Beide Gruppen üben im Rettungsdienst dieselbe Tätigkeit aus, wobei das zeitliche Engagement des ehrenamtlichen Personals geringer ist. Im Einzelfall sind sie denselben Infektionsgefahren ausgesetzt.

Aufgrund der Ergebnisse erscheint es notwendig, Rettungssanitäter ebenfalls als Risikogruppe der Hepatitis-B anzusehen. Diesem Personenkreis sollte ebenfalls die aktive Hepatitis-B-Impfung bei fehlendem Antikörpernachweis angeboten werden. Eine Beschränkung der Impfung nur auf das hauptamtliche Personal erscheint nicht sinnvoll, da der signifikante Unterschied der Antikörperprävalenz durch die unterschiedliche Alterszusammensetzung erklärt werden kann.

Literatur

1. Iserson K V, Criss E, Barrett S, Clark M, Moorhead J, Stair T, Trott A (1984) The Prevalence of Hepatitis-B Serological Markers in Emergency Physicians. Am J Emerg Med 2:394–398
2. Janzen J, Tripatzis I, Wagner U, Schlieter M, Müller-Dethard E, Wolters E (1978) Epidemiology of Hepatitis-B Surface Antigen (HBsAG) and Antibody to HBsAG in Hospital Personnel. J Infect Dis 137:261-265
3. Jovanovich J F, Saravolatz L D, Arking L M (1983) The Risk of Hepatitis-B Among Select Employee Groups in an Urban Hospital J Amer med Ass 250:1893–1894
4. Pattison C P, Maynard J E, Berquist K R, Webster H M (1975) Epidemiology of Hepatitis-B in Hospital Personnel Amer J Epidem 101:59-64
5. Sobeslavsky O (1980) Prevalence of Markers of Hepatitis B Virus Infection in Various Countries: a WHO Collaborative Study. Bull Wld Hlth Org 58:621-628
6. Scheiermann N, Kuwert E K, Remy J (1985) Hepatitis-B-Virus-Durchseuchung des medizinischen Personals in Arztpraxen. Dtsch med Wschr 110:180–182
7. Wildgrube H J, Classen M, von Lohr R, Brede H D (1984) Virushepatitis-B-Marker bei Ärzten und medizinischem Personal im Rhein-Main-Gebiet. Dtsch med Wschr 109:10–14
8. Williams S V, Feinglass E J, Gregg M B, Hatch M H, Matsen J M (1974) Epidemic Viral Hepatitis, Type B, in Hospital Personnel. Am J Med 57:904-911
9. Zoulek G, Jilg W, Deinhardt F (1983) Immunprophylaxe der Hepatitis-B 4. Identifizierung von Risikogruppen, Impfempfehlungen, neue Entwicklungen. Dtsch med Wschr 108:1263–1268

II.2 Blut sparen: Autotransfusion und Hämodilution

Verminderung des Fremdblutverbrauches in der Koronarchirurgie durch präoperative isovolämische Hämodilution

H. P. Mitto, W. Dietrich, E. Göb und J. A. Richter

Einleitung

Die präoperative isovolämische Hämodilution (HD) hat sich seit ihrer Einführung vor ca. 10 Jahren bei elektiven Eingriffen in der Allgemeinchirurgie als erfolgreich erwiesen [1]. Ihre Vorteile liegen in der Reduktion homologer Bluttransfusionen und deren Komplikationen, der Verbesserung der Rheologie des Blutes und damit der nutritiven Gewebsperfusion während Narkose und Operation und der Reduzierung des Risikos postoperativer thrombembolischer Komplikationen. Da die Sauerstoffversorgung des Myokards der limitierende Faktor dieser Methode ist, gilt in der Allgemeinchirurgie das Vorliegen einer koronaren Herzerkrankung als Kontraindikation für die Anwendung der Hämodilution [4]. Für die Koronarchirurgie hingegen wurde die HD als effektives Verfahren zur Reduzierung des Verbrauches von homologen Blutkonserven empfohlen [5], ihr Einsatz jedoch durch Aufstellung bestimmter Anwendungskriterien eingeschränkt [3].

Wir setzen bei Koronarpatienten routinemäßig den Zellseparator zur Verringerung des Fremdblutverbrauches ein. Ob dieser durch zusätzliche präoperative isovolämische Hämodilution weiter reduziert werden könne, war Gegenstand unserer Studie.

Methodik

Prospektiv untersuchten wir 50 männliche Patienten, die sich wegen koronarer Herzerkrankung einer aortokoronaren Bypassoperation unterziehen mußten. Voraussetzungen für die Einbeziehung in diese Untersuchung waren eine nicht eingeschränkte linksventrikuläre Funktion unter Ruhebedingungen (d.h. eine Auswurffraktion von über 50% und keine Einschränkung der regionalen Wandbeweglichkeit in der angiografischen Darstellung des linken Ventrikels), der Ausschluß einer Hauptstammstenose, ein Hb-Gehalt von mindestens 140 g/l sowie eine Dauer der extrakorporalen Zirkulation (EKZ) zwischen 45 und 90 min. Die EKZ wurde in standardisierter Hämodilutionstechnik bei nichtblutiger Vorfüllung des Bubble-Oxygenators in mäßiger Hypothermie durchgeführt. Die Chirurgen wendeten die Technik der intermittierenden Reperfusion des Myokards an. Bei allen Patienten wurde nach EKZ-Ende das im Oxygenator verbliebene Blut mit Hilfe des Zellseparators zu autologem Erythrozytenkonzentrat aufgearbeitet und bis zum Operationsende retransfundiert.

Die 50 Patienten wurden randomisiert zwei Gruppen zugeordnet, wobei 25 Patienten als Kontrollgruppe dienten. Den 25 Patienten der Hämodilutionsgruppe (HD-Gruppe) wurden nach Einleitung der Narkose vor Operationsbeginn 10 ml/kg KG Eigenblut im Sinne einer isovolämischen Hämodilution entnommen und durch Infusion von Hydroxyäthylstärke oder biologischer Serumkonserve ersetzt. Dem Arzt auf der Intensivstation war die Gruppenzuteilung der Patienten nicht bekannt, die Fremdblutgabe dort orientierte sich an Hämodynamik, Hb/Hk-Werten und Blutverlusten.

Die intra- und postoperativen Infusions- und Transfusionsmengen wurden protokolliert, der postoperative Blutverlust nach 6, 12 und 24 h registriert. Die Hb/Hk-Werte wurden an 9 intra- bzw. postoperativen Zeitpunkten bestimmt. Die statistische Auswertung der Ergebnisse erfolgte mit Hilfe des Student t-Testes für gepaarte Stichproben sowie der Varianzanalyse.

Ergebnisse

Beide Patientengruppen waren hinsichtlich Alter, Gewicht, EKZ-Dauer und Anzahl der Grafts homogen und somit gut vergleichbar.

Der intraoperative Blut- und Volumenersatz (Abb. 1) zeigt bereits wesentliche Unterschiede zwischen beiden Gruppen: So erhielten die Patienten der Hämodilutionsgruppe methodisch bedingt hochsignifikant mehr Kolloide als die Vergleichsgruppe.

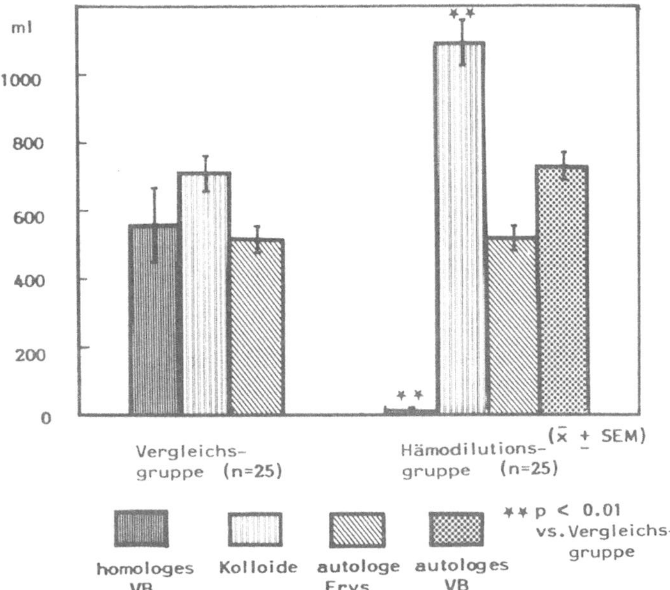

Abb. 1. Intraoperativer Blut- und Volumenersatz. Die Patienten der Hämodilutionsgruppe erhielten hochsignifikant mehr Kolloide und weniger homologes Vollblut. Dagegen wurde ihnen autologes Vollblut retransfundiert

Lediglich einem Patienten dieser Gruppe wurden intraoperativ 250 ml homologes Blut transfundiert. Der mittlere Fremdblutverbrauch lag demzufolge mit 10±50 ml erheblich unter dem der Vergleichsgruppe (558±547 ml) ($p<0,01$). Die Patienten der HD-Gruppe erhielten im Durchschnitt 730±201 ml autologes Vollblut retransfundiert. Die Menge des mit dem Zellseparator gewonnenen und retransfundierten autologen Erythrozytenkonzentrates war mit 515±197 und 517±167 ml in beiden Gruppen gleich; die Urinausscheidung wies keine Unterschiede auf.

12 und 24 h postoperativ war der Fremdblutverbrauch in beiden Gruppen vergleichbar. Der Gesamtblutverbrauch auf der Intensivstation war nahezu identisch.

Gliedert man den Gesamtverbrauch homologer Blutderivate in Vollblut, Erythrozytenkonzentrat (EK) und fresh frozen plasma (FFP), so zeigte sich lediglich bei den EKs ein ähnlich hoher Verbrauch, wohingegen beim homologen Vollblut und FFP der Verbrauch der Hämodilutionsgruppe signifikant unter dem der Vergleichsgruppe lag (Abb. 2).

Der kumulative Blutverlust in der HD-Gruppe fiel 12 und 24 h postoperativ mit 664±282 ml gegenüber 500±229 ml und 890±356 ml gegenüber 657±253 ml deutlich höher aus als in der Kontrollgruppe ($p<0,05$).

Aus Tabelle 1 sind die unterschiedlichen Hämatokrit-Werte zu ersehen. Dilutionsbedingt niedrigere Werte der HD-Gruppe glichen sich bis zur Verlegung der Patienten auf die Allgemeinstation denen der Kontrollgruppe wieder an.

Wir sahen keine Komplikationen, die der beschriebenen Methode zur Last gelegt werden könnten.

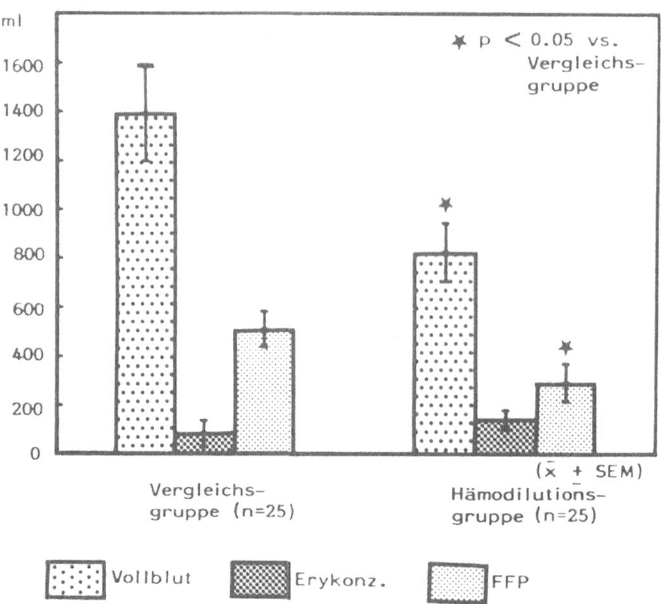

Abb. 2. Gesamtverbrauch homologer Blutderivate. Der Gesamtverbrauch an Vollblut und FFP lag in der Hämodilutionsgruppe signifikant unter dem der Vergleichsgruppe

Tabelle 1. Sie gibt die unterschiedlichen Hk-Werte (%) zu 6 Meßzeitpunkten wieder. Die niedrigeren Werte der HD-Gruppe 5 min nach Heparin sind dilutionsbedingt

	Kontrollgruppe	HD-Gruppe	
Hk präoperativ	41,4 ± 4,60	42,3 ± 3,45	n.s.
5′ nach Heparin	37,2 ± 3,64	33,5 ± 3,34	**
EKZ-Ende	29,4 ± 3,68	27,5 ± 3,33	n.s.
Op-Ende	38,0 ± 4,30	34,7 ± 3,75	**
8 h postop.	36,2 ± 4,68	34,3 ± 4,56	n.s.
Verlegung	36,4 ± 5,41	34,1 ± 4,10	n.s.

Diskussion

Die Ergebnisse unserer Studie belegen, daß durch präoperative isovolämische Hämodilution eine erhebliche Verminderung des Fremdblutverbrauches auch bei koronarchirurgischen Patienten erreicht werden kann.

In verschiedenen Untersuchungen konnte nachgewiesen werden, daß eine HD auf Hb-Werte von bis zu 50–60 g/l – normale Koronarverhältnisse und Energiebedarf des Myokards vorausgesetzt – die myokardiale Sauertoffversorgung nicht in Frage stellt [2].

Bei älteren Patienten mit strukturell bedingter Einschränkung der Erweiterungsfähigkeit des Koronarsystems sowie bei Patienten mit koronarer Herzerkrankung oder erhöhtem myokardialen Energiebedarf (z. B. bei Aortenstenose) kann die Sauerstoffversorgung in den poststenotischen Arealen des Myokards dilutionsbedingt jedoch in kritische Bereiche gelangen [4]. Durch die unblutige Füllung der Herz-Lungenmaschine wird der herzchirurgische Patient zusätzlich diluiert. Demzufolge besteht das Problem bei der präoperativen isovolämischen Hämodilution auch darin, Hb- und Hk-Werte bis zum EKZ-Ende über einem kritischen Niveau zu halten, um in dieser Phase mit oft erniedrigtem Herzzeitvolumen über eine ausreichende Sauerstofftransportkapazität zu verfügen. Zum EKZ-Ende streben wir einen Hk-Wert von mindestens 25% an.

In unserer Studie wurde die isovolämische HD unmittelbar präoperativ im Operationssaal bei den bereits narkotisierten Patienten unter kontinuierlicher Überwachung von EKG, zentralem Venendruck und blutig gemessenem arteriellen Druck durchgeführt. Hb- und Hk-Werte wurden engmaschig kontrolliert.

Sofern keine Hauptstammstenose vorliegt, halten wir bei nicht eingeschränkter Ventrikelfunktion und einem Ausgangs-Hb von mindestens 140 g/l eine mäßige präoperative Hämodilution mit 10 ml/kg KG für vertretbar. Unter strikter Einhaltung dieser Auswahl- und Überwachungskriterien traten in unserem Patientenkollektiv keine hämodynamischen Komplikationen auf.

Nach EKZ-Ende standen zur Deckung des Volumenbedarfes autologe Warmblutkonserven zur Verfügung, mit denen der Hämatokrit angehoben und die Gerinnungsfähigkeit des Blutes verbessert werden konnten. In dieser Phase erzielten wir in der Hämodilutionsgruppe die größte Fremdbluteinsparung.

Der mengenmäßig größere, aber klinisch nicht relevante Blutverlust in der HD-Gruppe wird wohl durch den höheren Verdünnungsgrad des Blutes relativiert. So werden von diesen Patienten trotzdem im Durchschnitt 1,1 Einheiten weniger verbraucht als in der Kontrollgruppe, das entspricht einer Vollbluteinsparung von 40%.

Bei konsequenter hämodynamischer Überwachung und kurz vor der Revaskularisierung durchgeführt, stellt die präoperative isovolämische Hämodilution somit eine effektive und sichere Methode zur Reduzierung des Fremdblutverbrauches auch in der Koronarchirurgie dar. Dabei beruht der besondere Vorteil der Retransfusion von frischem autologem Blut nach Beendigung der extrakorporalen Zirkulation auf der Bereitstellung von Gerinnungsfaktoren und Erythrozyten, die durch die Herz-Lungenmaschine nicht traumatisiert wurden.

Literatur

1. Coburg AJ, Husen K, Pichlmayr R (1975) Vermeidbarkeit von Bluttransfusionen durch Hämodilution. Chir 22:1384
2. Hagl S, Heimisch W, Meisner H, Erben R, Baum M, Mendler N (1977) The effect of hemodilution on regional myocardial function in the presence of coronary stenosis. Basic Res Cardiol 72:344
3. Klövekorn WP, Richter JA, Sebening F (1981) Hemodilution in coronary bypass operations. Bibl haemat 47:297 Karger, Basel
4. Sunder-Plassmann L, Klövekorn WP, Meßmer K (1976) Präoperative Hämodilution: Grundlagen, Adaptationsmechanismen und Grenzen klinischer Anwendung. Anaesthesist 25:124
5. Zubiate P, Kay JH, Mendez AM, Krohn BG, Hochmann R, Dunne EF (1974) Coronary artery surgery: A new technique with use of little blood, if any. J Thorac Cardiovasc Surg 68:263

Eigenplasmapherese und intraoperative Autotransfusion (IAT) - Ein Weg zur Operation ohne fremdes Blut?

M. von Finck, K. H. Decker, R. Schorer und W. Heller

Bei der Eigenplasmapherese spendet der Patient selbst das während der Operation benötigte Plasma. Später liefert das aus der Operationswunde anfallende Blut die zur Retransfusion notwendigen Erythrozyten. Ihre Aufbereitung und Rückgabe, die sogenannte Autotransfusion, kommt wirkungsmäßig in Kombination mit dem zuvor gewonnenen eigenen Plasma patienteneigenem Frischblut gleich.

In der Regel übersteigt die nach einer Blutspende nötige Erholungsphase des Patienten die Haltbarkeitsdauer einer Konserve. Mit der neuesten Generation der Autotransfusionsgeräte ist der Gewinn vollwertiger Erythrozyten aus dem bei der Operation anfallenden Blut möglich. Die Erythrozytenre- oder Autotransfusion wird in Tübingen mit dem Cell-Saver durchgeführt, das verworfene Plasma mit fremdem oder Eigen-FFP ersetzt. Die Erythrozyten werden nur während des Absaugvorgangs traumatisiert, wobei die Zerstörungsrate ca. 20 bis 30% beträgt. Die verbleibenden Erythrozyten haben, wenn sie gewaschen wieder der Blutbahn zugeführt werden, nach unseren bisherigen Ergebnissen normale Überlebenszeiten und lassen sich mit den in der Blutbahn verbliebenen vergleichen.

Das Eigen-FFP gewinnen wir mit der Haemonetics V 50 oder PEX. In single-needle-Technik wird das Plasma während zwei ambulanter Sitzungen gewonnen. Die Abstände sollten ca. 14 Tage betragen. Auf diese Weise können pro Sitzung 700 bis 900 ml Plasma gewonnen werden, die dann, tiefgefroren, bis zu einem Jahr für die Operation zur Verfügung stehen. Während der Abnahme substituieren wir den Volumenverlust durch Elektrolytlösungen.

Unsere Untersuchungen sollten zeigen, daß die mit der Eigenplasmapherese kombinierte intraoperative Autotransfusion einer herkömmlichen Transfusion und Therapie mit Fremdplasma gleichwertig ist. Im Vergleich stellte sich heraus, daß die intraoperativen Blutverluste sowie Nachblutungen und Komplikationen erheblich reduziert werden. Abbildung 1 zeigt die Auswertung aller seit 1982 in Tübingen durchgeführten Hüftimplantationen. Es zeigte sich, daß seit Einführung der Autotransfusion die Zahl der Patienten, die während ihres Aufenthaltes kein Fremdblut benötigten, von 23% auf 41% anstieg und sich seit der Kombination mit Eigenplasma weiter auf 61% erhöhte.

Die konventionell behandelten Patienten benötigten durchschnittlich 1,05 l Fremdblut, die nur autotransfundierten Patienten erhielten durchschnittlich 0,65 l, die mit Autofransfusion und Eigenplasma behandelten Patienten brauchten im Schnitt 0,3 l.

Diese offensichtliche Einsparung war Anlaß, die mit Eigen-FFP substituierten Patienten der Gruppe gegenüberzustellen, die Fremd-FFP erhielt, beide Gruppen wurden zugleich autotransfundiert.

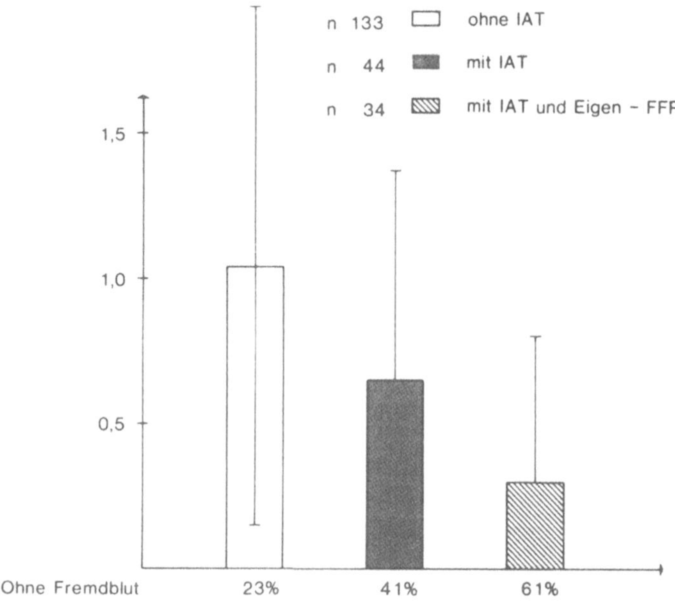

Abb. 1. Durchschnittliche intra- und postoperative Fremdblutgabe bei HTP

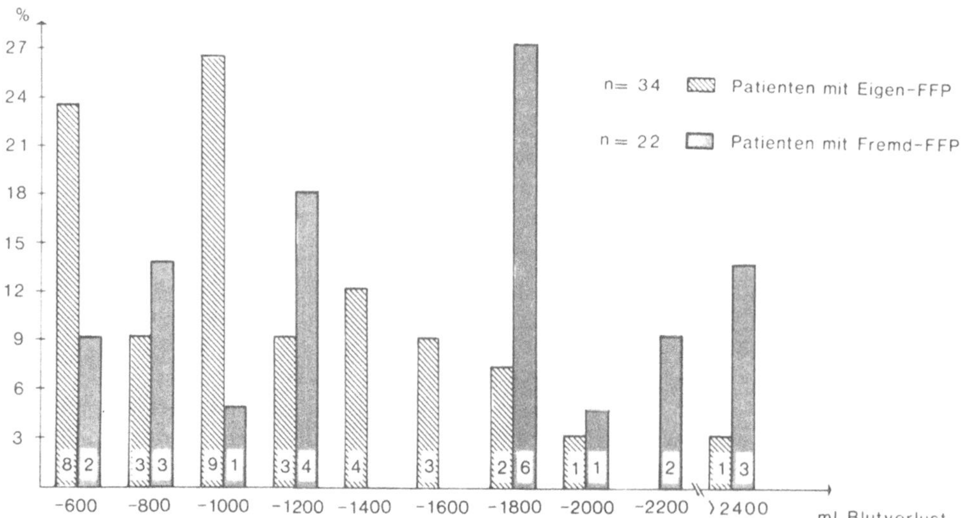

Abb. 2. Intraoperativer Blutverlust

Signifikante Unterschiede gibt es beim intraoperativen Blutverlust (Abb. 2). Errechnet man den Durchschnitt, so ist dieser bei Eigen-FFP-Gabe um 50% geringer. In beiden Fällen wurde das Eigen- bzw. Fremd-FFP vom Operationsbeginn an gegeben in der Annahme, so die Gerinnungsfaktoren auf einem optimalen Stand halten zu können. Nicht signifikant, aber immer noch niedriger ist der postoperative Blutverlust

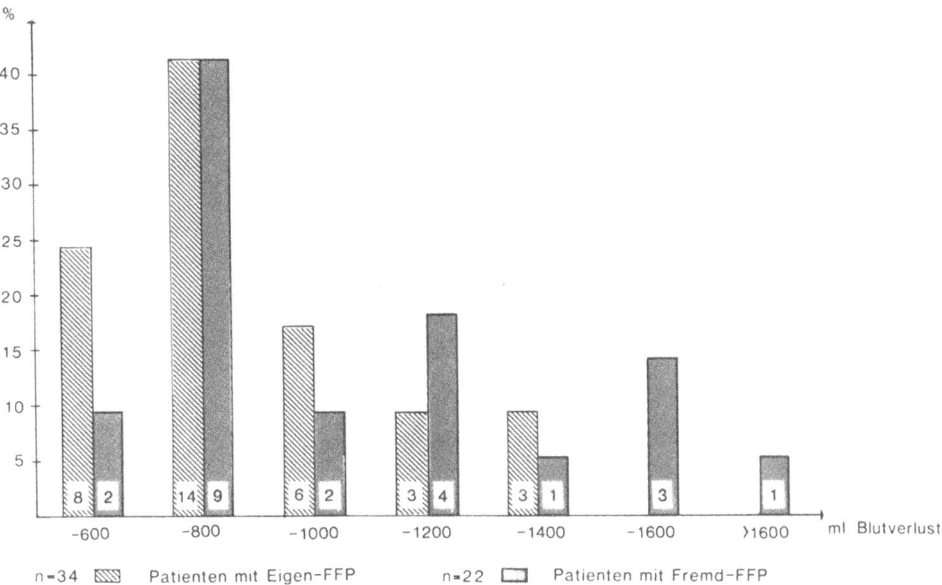

Abb. 3. Postoperativer Blutverlust

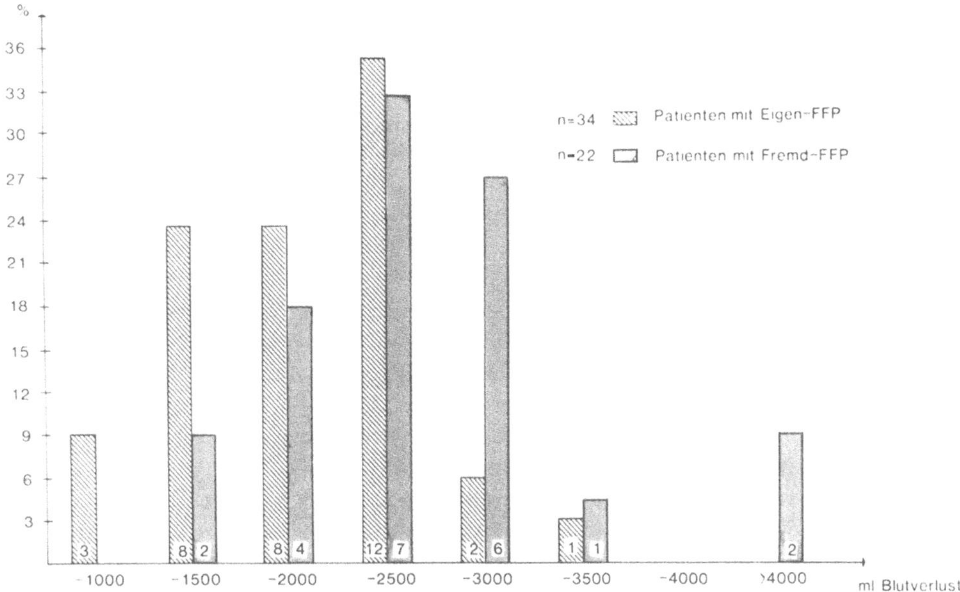

Abb. 4. Summe intra- und postoperativer Blutverluste

(Abb. 3). Er liegt bei 20%. In der Graphik ist eine Linksverschiebung erkennbar. Bei der Aufsummierung von intra- und postoperativem Blutverlust (Abb. 4) ist eine deutliche Linksverschiebung zu den geringeren Gesamtblutverlusten bei Eigen-FFP zu se-

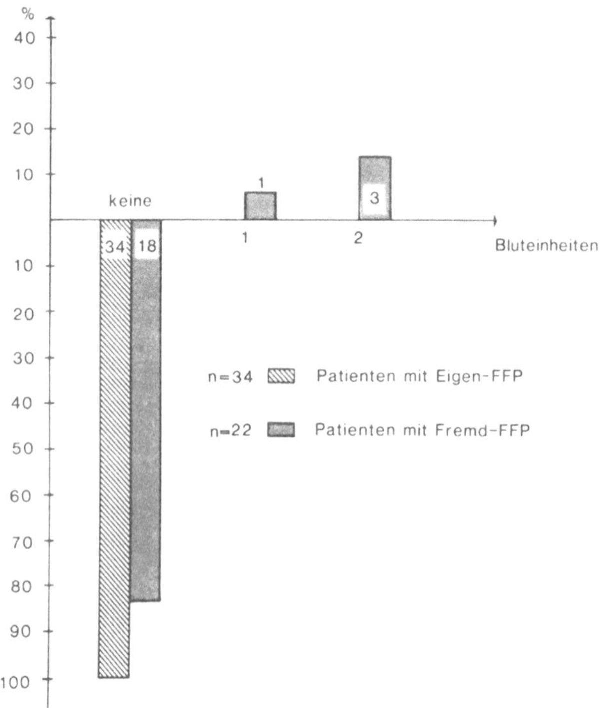

Abb. 5. Intraoperative Fremdblutgabe

hen. Die maximalen Blutverluste bis über 4,5 l sind nicht mehr vorgekommen. Bei Verwendung von Eigen-FFP war intraoperativ keine Blutgabe mehr erforderlich (Abb. 5).

Um den Ursachen für den geringeren intra- und postoperativen Blutverlust nachzugehen, wurden die Gerinnungsfaktoren II, V, VII, VIII, IX, X, XII, und XIII in einem anderen Kollektiv untersucht. Nur bei Faktor VII gibt es eine Differenz von 15 bis 20%. Bei Faktor XIII (Abb. 6) ist ein Abfall zu vermuten, der sich aber nur an der Signifikanzgrenze bewegt.

Die plasmatischen Faktoren Praekallikrein, Kallikrein, alpha-1-Antitrypsin, alpha-2-Makroglobulin, AT III und Antiplasmin sowie Plasminogen demonstrieren nur, daß die Gerinnung nicht gestört ist. Eine Erklärung für die Beobachtung des geringeren Blutverlustes gibt es vorerst nicht.

Beruhigend ist die relativ hohe AT III Konzentration, welche die Wirksamkeit der Thromboseprophylaxe mit Heparin erfolgreich erscheinen läßt. Es zeichnet sich ab, daß die Thrombosehäufigkeit im Eigen-FFP-Kollektiv geringer ist. Unser Kollektiv ist für endgültige Aussagen allerdings noch zu klein.

Zusammengefaßt bedeutet dies, daß bei geplanten Operationen, wie sie die Hüftprothesenimplantation darstellt, auf dieses Verfahren nicht verzichtet werden sollte, da es mindestens kostenneutral ist und Infektionsrisiken wie Hepatitis und AIDS deutlich vermindern hilft.

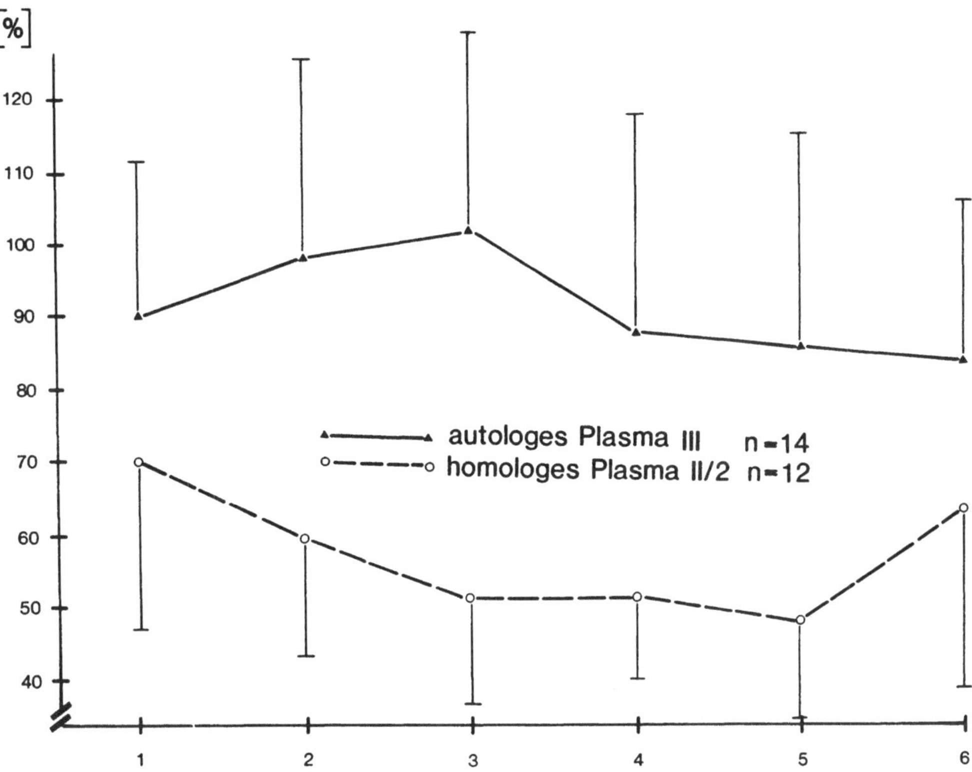

Abb. 6. Faktor XIII-Fibrinstabilisierender Faktor.
1 präoperativ; *2* vor FFP-Gabe; *3* vor Retransfusion, nach FFP-Gabe; *4* nach Retransfusion; *5* Operationsende; *6* 24 h nach Operation

Qualitative Untersuchungen des autotransfundierten Drainageblutes nach herzchirurgischen Operationen

W. Dietrich, P. Späth, E. Göb, A. Barankay, M. Jochum, G. Heinemann, E. Gams und J. A. Richter

Einleitung

Die postoperative Retransfusion des über die Thoraxdrainagen verlorenen Blutes ist in der Herzchirurgie eine nur in wenigen Zentren praktizierte Methode, die jedoch Fremdbluteinsparungen bis zu 50% ermöglichen soll [4]. Wir selbst fanden in einer prospektiven Untersuchung mit dieser Methode eine Reduktion homologer Bluttransfusionen um ebenfalls 50% [3]. Jede Bluttransfusion - ob homolog oder autolog - verfolgt im wesentlichen drei Ziele:

1. Substitution von Volumen,
2. Erhöhung der Sauerstofftransportkapazität durch Anheben des Hämoglobingehaltes, und
3. Verbesserung der Gerinnungsfähigkeit.

An diesen Kriterien muß auch das retransfundierte Eigenblut gemessen werden.

Ziel unserer Studie war es, die Qualität des postoperativ retransfundierten Drainageblutes zu untersuchen, insbesondere im Hinblick darauf, ob die Transfusion dieses Blutes meßbare und klinisch relevante Gerinnungsveränderungen hervorrufen kann.

Methode

Wir untersuchten insgesamt 27 Patienten, die mit Hilfe der Herz-Lungenmaschine operiert wurden. Bei 19 Patienten wurde eine aortokoronare Venenbypassoperation, bei 8 Patienten ein Klappenersatz durchgeführt. In den ersten 6 postoperativen Stunden wurde den Patienten das über die Thoraxdrainagen verlorene Eigenblut intermittierend, je nach anfallender Blutmenge bzw. Volumenbedarf, retransfundiert. Als Drainageauffanggefäß diente das Kardiotomiereservoir der Herz-Lungenmaschine [7]. Das Drainageblut wurde den Patienten ohne Zusatz von Antikoagulanzien über einen 40 μ-Mikrofilter retransfundiert.

Blutproben wurden den Patienten zu folgenden Zeitpunkten entnommen:

1. vor der 1. Retransfusion,
2. 30 min nach Beendigung der 1. Retransfusion, die im Mittel 111 min postoperativ erfolgte,

3. 6 h postoperativ,
4. 30 min nach Beendigung der letzten Retransfusion, die 6 h postoperativ durchgeführt wurde.

Im Patientenblut sowie in den Proben aus dem Drainageblut der 1. Retransfusion und der Retransfusion 6 h postoperativ wurden folgende Parameter bestimmt: Fibrinogen, Fibrinogen-Fibrinspaltprodukte, Faktor V, Antithrombin III, Plasminogen, Hämoglobin, Hämatokrit, Plasma-Hb, Plasma-Kalium. Die Thromboplastinzeit (TPZ), die partielle Thromboplastinzeit (PTT) sowie die Thombinzeit (TZ) wurden als globale Gerinnungstests jeweils vor und nach Retransfusion im Patientenblut durchgeführt. Die statistische Auswertung der Ergebnisse erfolgte mit dem Student-t-Test für ungepaarte Stichproben. Dabei dienten die Werte vor der 1. Retransfusion als Kontrollwerte. Die Mittelwerte ± SD werden angegeben.

Ergebnisse

Insgesamt wurden bei den 27 Patienten 56 Retransfusionen durchgeführt. Der mittlere Hämoglobingehalt der 1. Retransfusion betrug 81±27 g/l, der Hämatokrit 25±7%. Die Werte der letzten Retransfusion 6 h postoperativ betrugen 82±33 g/l bzw. 23±8%. Die mittlere Menge der 1. Retransfusion lag bei 224±83 ml, die der Retransfusion 6 h postoperativ bei 168±124 ml. Das Minimum einer Retransfusion betrug 50 ml, das Maximum 520 ml. Die größte insgesamt retransfundierte Menge bei einem Patienten waren 1260 ml. Die gemessenen Laborparameter sind der Tabelle 1 zu entnehmen. Da sich statistisch signifikante Unterschiede weder für die Patientenwerte vor und nach der ersten bzw. der letzten Retransfusion noch in den beiden Drainagewerten fanden, sind in der Tabelle 1 die gemittelten Werte der Labordaten vor bzw. nach beiden Retransfusionen sowie aus beiden Retransfusionen angegeben.

Da die Fibrinogen-Fibrinspaltprodukte mit einer semiquantitativen Methode bestimmt wurden, war die statistische Auswertung dieser Ergebnisse nur über eine Kodierung der Meßwerte möglich. Im Retransfusat fand sich eine maximale Erhöhung der Fibrinogen-Fibrinspaltprodukte, die im Patientenblut nach Retransfusion statistisch signifikant zum Wert vor der Retransfusion ($p<0,05$) anstiegen.

Tabelle 1. Im Patientenblut bestimmte Laborparameter vor und nach Retransfusion von Drainageblut sowie die im Drainageblut gemessenen Werte. x±SD, * $p<0,05$, ** $p<0,01$ vs. vor Retransfusion

Zeitpunkt	Fibrinogen [g/l]	Plasminogen [%]	AT III [%]	Plasma Hb [g/l]	K^+ [mMol/l]
Pat. vor Retransfusion	2,07±0,6	77,1±11,2	66,6±8,7	0,58±0,4	4,58±0,5
Drainage	0,3 ±0,5**	61,4±14,2**	35,1±9,2**	3,36±1,2**	5,19±0,6**
Pat. nach Retransfusion	2,16±0,5	80,4±10,8	66,5±8,0	0,4 ±0,2	4,6 ±0,4

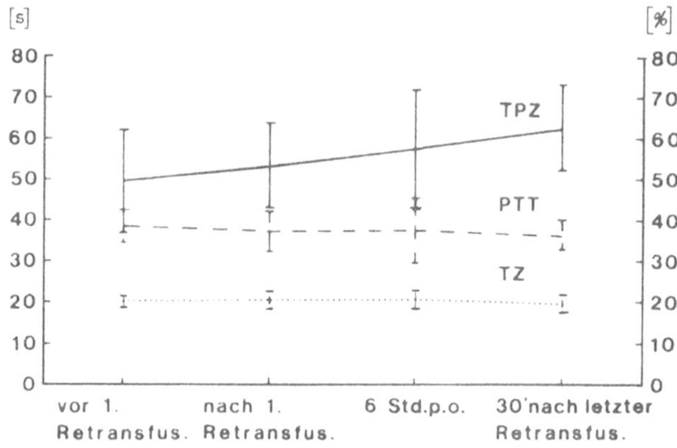

Abb. 1. Werte der globalen Gerinnungstests im Patientenblut, gemessen vor und nach der 1. Retransfusion, die 111 ± 59 min postoperativ durchgeführt wurden, bzw. vor und nach der letzten Retransfusion 6 h postoperativ. Gegenüber dem Ausgangswert vor der 1. Retransfusion fanden sich keine statistisch signifikanten Veränderungen

Abbildung 1 zeigt die Ergebnisse der globalen Gerinnungstests. Da das Drainageblut ungerinnbar ist, wurden diese Tests nur bei Patientenblut durchgeführt. Es fanden sich nach Retransfusion des Drainageblutes keine signifikanten Änderungen gegenüber dem Kontrollwert.

Wir fanden keine Komplikationen, die der beschriebenen Autotransfusionsmethode zur Last gelegt werden konnten.

Diskussion

In der Literatur werden über die Qualität des retransfundierten Blutes sehr unterschiedliche Angaben gemacht: Einige Autoren betrachten dieses Blut als homologen Blutkonserven gleichwertig [7], während andere wegen der schlechten Qualität dieses Blutes der Retransfusion skeptisch gegenüberstehen [1, 2].

Durch die mechanische Belastung der Perikard- und Pleurabewegung kommt es zu einer starken Hämolyse des Drainageblutes. Das ist - wohl auch in Verbindung mit seröser Exsudation - der Grund für den im Verhältnis zum Patientenblut sehr niedrigen Hämoglobingehalt. Dabei wird das Blut praktisch vollständig defibriniert. Die erhöhten Fibrinogen-Fibrinspaltprodukte sowie die deutliche erniedrigte Aktivität von Plasminogen deuten auf eine Aktivierung des fibrinolytischen Systems hin. Diese Aktivierung ist aber weniger ausgeprägt als die der Gerinnung. Außer einer statistisch signifikanten Erhöhung der Fibrinogen-Fibrinspaltprodukte nach Retransfusion dieses durchgeronnenen Blutes fanden wir im Patientenblut aber keine nennenswerte Beeinflussung der Gerinnungsparameter. Weder die Aktivitäten der Gerinnungsfaktoren noch die Tests der Globalgerinnung zeigten eine signifikante Beeinflussung der Hämostase durch die Retransfusion. Die auch von anderen Autoren beschriebenen [5, 6] hohen Plasmahämoglobinspiegel legen eine mögliche Belastung des RES nahe.

Auf Grund unserer Untersuchung kommen wir zu dem Ergebnis, daß die Qualität des retransfundierten Drainageblutes hinsichtlich der Gerinnungsfaktoren und der sauerstofftransportierenen Blutbestandteile homologen Blutkonserven keinesfalls gleichwertig ist.

Messen wir die Qualität des Drainageblutes an den anfänglich genannten drei Kriterien, so läßt sich zusammenfassend feststellen:

1. Der Volumeneffekt des retransfundierten Blutes bewirkt die Fremdbluteinsparung durch Drainageblutretransfusion.
2. Eine sofortige nennenswerte Anhebung von Hämoglobin und Hämatokrit ist durch die Drainageretransfusion nicht zu erwarten, da der Hämoglobingehalt des Retransfusates deutlich unter dem des Patienten liegt.
3. Die Faktoren der Gerinnung bzw. Fibrinolyse sind aktiviert bzw. verbraucht, doch hat dies in den von uns retransfundierten Größenordnungen - 400-500 ml über 6 h - keinen nennenswerten Einfluß auf Veränderungen der Hämostase. Bei größeren Retransfusionen, also Mengen größer als 1200 ml, kann aber mit einer Aktivierung des Gerinnungssystems der Patienten gerechnet werden.

Literatur

1. Bennett JG (1982) Autotransfusion of drained mediastinal blood. Thorac Cardiovasc Surgeon 30:28
2. Carter RF, Mac Ardle B, Morritt GM (1981) Autologous transfusion of mediastinal drainage blood. Anaesthesia 36:54
3. Dietrich W, Göb E, Mitto HP, Barankay A, Richter JA (1985) Reduktion homologer Bluttransfusionen durch postoperative Drainageblutretransfusion. Thorac Cardiovasc. Surgeon 33:93
4. Schaff HV, Hauer JM, Bell WR, Gardner TJ, Donahoe JS, Gott VL, Brawley RK (1978) Autotransfusion of shed mediastinal blood after cardiac surgery. A prospective study. J Thorac Cardiovasc Surg 75:632
5. Symbas PN (1978) Extraoperative autotransfusion from hematothorax. Surgery 84:722
6. Weniger J, Blechschmidt J (1984) Hämoglobinurie nach Transfusion von autologem mediastinalem Drainageblut. Kardiotechnik 7:25
7. Weniger J, Shanahan R (1982) Reduction of bank blood requirements in cardiac surgery. Thorac Cardiovasc Surgeon 30:142

II.3 Humorale Faktoren: Gerinnung und Abwehr

Antithrombin III und/oder Heparin bei DIC im Schock?

B. Blauhut, H. Vinazzer, H. Kramar, H. Bergmann und S. Necek

Durch die Aktivierung der Gerinnung am Ort der Verletzung entstehen große Mengen von Gerinnungsenzymen, um eine rasche Fibrinbildung zu erzielen. Um eine Propagierung des Gerinnungsvorganges über die Verletzungsstelle hinaus zu verhindern, ist eine Inaktivierung dieser Enzyme erforderlich. Den Inhibitoren (Abb. 1) kommt dabei eine besondere Bedeutung zu. Im Gerinnungssystem stellt Antithrombin III (AT III), auch Heparin-Cofaktor genannt, einen der wichtigsten Inhibitoren dar. AT III inaktiviert bekannterweise die aktiven Serinproteasen IXa, Xa, XIa, Plasmin und Thrombin nicht sofort, sondern in einer gewissen Latenzzeit, wobei die Zugabe von Heparin die Geschwindigkeit der Inaktivierung 1000fach beschleunigen kann. Die maximal mögliche Menge der zu inaktivierenden Gerinnungsenzyme wird jedoch von der vorhandenen AT III-Aktivität bestimmt. Ein weiteres Antithrombin, inaktiviert der Heparin-Cofaktor II, Thrombin nur in Anwesenheit von Heparin. Durch aktiviertes Protein C werden die Komplexe der Faktoren V und VIII, durch den C_1-Esterase-Inhibitor vorwiegend die Enzyme XIIa und Kallikrein gehemmt.

Bei der Verbrauchskoagulopathie als Folge einer disseminierten intravasalen Gerinnung im Rahmen eines Schocks unterschiedlicher Genese kommt es gewöhnlich zu einer AT III-Verminderung, damit zur Thrombosebereitschaft und zu einer Abschwächung des Heparineffektes.

Zwecks Abklärung einer gezielten Gerinnungstherapie, besonders im Hinblick auf das multiple Organversagen, wurde folgender *Fragestellung* nachgegangen:

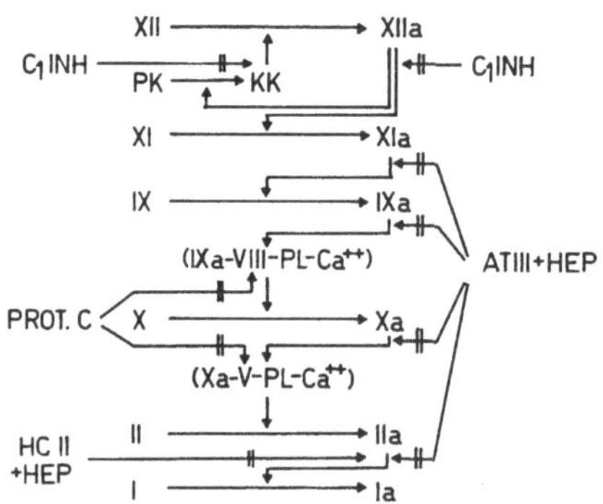

Abb. 1. Inhibitoren aktiver Gerinnungsenzyme: C_1-INH: C_1-Esterase-Inhibitor, AT III + HEP: Antithrombin III und Heparin, PROT.C: Aktiviertes Protein C, HC II + HEP: Heparin-Cofaktor II und Heparin

1. Soll eine disseminierte intravasale Gerinnung mit AT III und/oder Heparin behandelt werden?
2. Läßt der AT III-Wert eine therapeutische Differentialindikation, Dosierungsangaben und Dosierungsintervalle zu?

Material und Methodik

Im Rahmen einer klinisch experimentellen Studie wurden 51 Patienten im Schock mit Verbrauchskoagulopathie randomisiert drei Gruppen zugeteilt. Die erste Gruppe erhielt Antithrombin III *(AT III)*: n = 17 [Dosis: (100 - AT III Istwert %) · kg KG, Repetition: Dosis: 100 - „t/2"-Wert % · kg KG, Zeit: ⅔ der „t/2"-Zeit) (bzgl. „t/2" s.u.)]. Die zweite Gruppe erhielt Heparin *(HEP)*: n = 17 (Dosis: 40 E/kg KG als Bolus, anschließend 4 E/kg/h) und die dritte eine Kombination beider Substanzen *(AT III + HEP)*: n = 17 (Dosis: AT III: wie oben beschrieben, HEP: 20 E/kg KG als Bolus, dann 2 E/kg/h). Die Substitutionstherapie wurde beendet, wenn die AT III-Aktivität ≥80%, die Thrombozytenzahl ≥150 T/l und/oder das Fibrinogen ≥200 mg/dl, also den unteren Normbereich, erreicht hatten. In der Erholungsphase erfolgte die Weiterführung der initialen Thromboseprophylaxe mit subkutan verabreichtem niedrig dosiertem Heparin (2 · 5000 E DHE-Heparin bis 70 kg).

Die verwendeten AT III-Konzentrate entstammten einer Charge (Die Fa. Immuno, Wien, hat uns in dankenswerter Weise die Konzentrate zur Verfügung gestellt). Der lyophilisierte Inhalt zweier Originalflaschen wurde auf die AT III-Aktivität, die AT III-Konzentration, den Heparingehalt und das Gesamteiweiß untersucht und es wurden Elektrophoresen durchgeführt (Tabelle 1). Die Konzentrate enthielten annähernd die auf dem Etikett deklarierte 500 E AT III-Aktivität. Die AT III-Konzentration lag bei Verdünnung des Konzentrates auf 1 E/ml bei 30 mg/dl, was der Aktivität eines Normalplasmas entspricht. Die Elektrophorese erbrachte eine Mischung von Albuminen und Globulinen, die vom Hersteller eine bessere Stabilität des Präparates garantieren soll.

Die 51 Intensivpatienten erfüllten die Auswahlkriterien Schock und Gerinnungsstörung; sie entstammen den Krankheitsgruppen Polytrauma, hämorrhagischer, septi-

Tabelle 1. Testergebnisse von AT III-Konzentraten (500 E AT III lyophilisiert, mit 20 ml Aqua dest. aufzulösen, Fa. Immuno/Wien)

Flasche Nr.	AT III-Aktivität [E/Fl.]	AT III-Konzentration [mg/Fl.]	Heparin [E/Fl.]	Gesamteiweiß [mg/Fl.]
1	454	153	17,0	648
2	479	145	18,5	692

Elektrophorese

Flasche	Prae-Albumin	Albumin	Alpha-1-Globulin	Alpha-2-Globulin	Beta-Globulin
1	4%	70%	4%	18%	4%
2	-	73%	4%	18%	5%

scher oder kardiogener Schock, diffuse Peritonitis, endo- oder exogene Intoxikation und Verbrennungen über 30% der Körperoberfläche. Gleichzeitig mußte eine labormäßig erfaßbare Gerinnungsstörung vorliegen. Die Laborparameter AT III-Aktivität, AT III-Konzentration, Heparinspiegel, Quick, aPTT, Fibrinogen, Thrombinkoagulasezeit, Thrombinzeit, Äthanoltest, Thrombozytenzahl und C_1-Esterase-Inhibitor wurden vor, 30 min, 4 h sowie zum Zeitpunkt der ⅔-Zeit der t/2-Zeit nach Therapiebeginn am 1. Tag, dann 2 × täglich bzw. nach Verhalten der AT III-Aktivität bestimmt [1, 2, 3, 4]. Eine AT III-Aktivität unter 70% und 3 weitere pathologisch veränderte Gerinnungsparameter waren von seiten der Gerinnungsstörung die Aufnahmekriterien in dieser Studie, eine primäre Hyperfibrinolyse oder eine schon begonnene Heparintherapie Ausschlußkriterien.

Die *Schweregrade einer Gerinnungsstörung* (Abb. 2) im Rahmen eines Schocks, unabhängig von der Ursache, wurden 1980 von Popow-Cenic et al. [9] anhand eines praktikablen diagnostischen Panels definiert. In der Phase I, dem beginnenden Schock, kommt es zur Hyperkoagulabilität. In der Phase II, dem progredienten Schock, besteht immer noch eine Hyperkoagulabilität, doch ist bereits ein Verbrauch nachweisbar. Die Phase III, der fortgeschrittene Schock, zeigt neben der Hypokoagulabilität eine Hyperfibrinolyse. In der Phase IV, dem irreversiblen Schock, besteht das Vollbild der Verbrauchskoagulopathie. Hervorzuheben in Phase I sind eine verkürzte aktivierte PTT, eine hohe Fibrinogenkonzentration und eine verkürzte Thrombinzeit. In der Phase II kann die aktivierte PTT noch immer verkürzt sein, gleichzeitig ist ein Abfall der Thrombozytenzahl und des AT III nachweisbar, der Äthanoltest, der die Bildung von Fibrinmonomerkomplexen anzeigt, ist häufig positiv. Die Hyperfibrinolyse in der Phase III bewirkt eine Verlängerung der Thrombinkoagulasezeit, gleichzeitig sind die aktivierte PTT und die Thrombinzeit verlängert und der Quick-Wert, das Fibrinogen und das AT III vermindert, der Äthanoltest ist negativ. Die Phase IV zeichnet sich durch eine hochgradige Verminderung von Thrombozyten, Fibrinogen und AT III aus, die aktivierte PTT ist stark verlängert, der Quick-Wert stark erniedrigt. Daneben kann noch eine Hyperfibrinolyse bestehen, so daß alle Tests hochgradig pathologisch verändert sind.

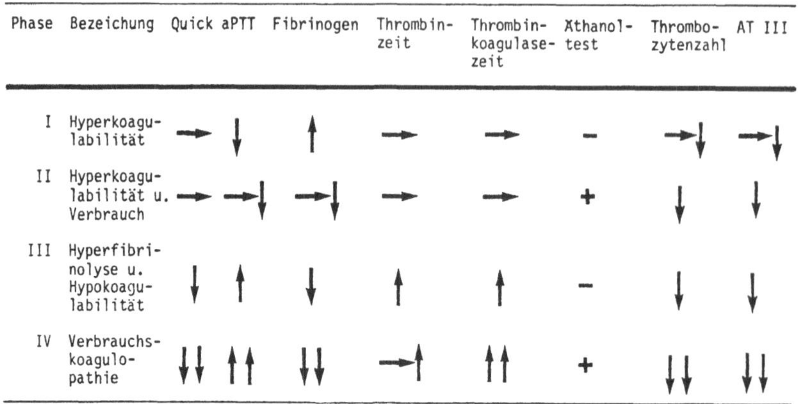

Phase	Bezeichung	Quick	aPTT	Fibrinogen	Thrombinzeit	Thrombinkoagulasezeit	Äthanoltest	Thrombozytenzahl	AT III
I	Hyperkoagulabilität	→	↓	↑	→	→	-	→↓	→↓
II	Hyperkoagulabilität u. Verbrauch	→	→↓	→↓	→	→	+	↓	↓
III	Hyperfibrinolyse u. Hypokoagulabilität	↓	↑	↓	↑	↑	-	↓	↓
IV	Verbrauchskoagulopathie	↓↓	↑↑	↓↓	→↑	↑↑	+	↓↓	↓↓

Abb. 2. Zusammenhänge zwischen Gerinnungsbefunden und phasenhaftem Schockverlauf (nach [9])

Zur Überprüfung einer Gleichwertigkeit der Zusammensetzung der 3 Therapiegruppen wurden Ursachen und Phasen [9] des Schocks innerhalb dieser Gruppen einander gegenübergestellt (Tabelle 2). Es fanden sich dabei annähernd vergleichbare Werte.

Ergebnisse

Die AT III-*Ausgangsaktivität* (Tabelle 3) betrug in allen Therapiegruppen und allen Schockphasen global 52,6±9,7%. In den Phasen II und III fanden sich keine signifikanten Differenzen zwischen den Gruppen. Bei den Patienten der Phase IV war eine gegenüber den anderen Phasen signifikant niedrigere AT III-Aktivität (alle Therapiegruppen: 35,4±8,5%) zu beobachten.

Die AT III-*Ausgangskonzentration* betrug global 64,1±12,6%. Die Konzentration der Phase IV (Gruppenglobalwert 43,4±10,2%) war deutlich niedriger als in den anderen Phasen. Zwischen Aktivität und Konzentration zeigten sich allenthalben signifikante Differenzen.

Tabelle 2. Vergleich von Schock-Ursachen und Schock-Phasen (nach [9]) in den 3 Therapiegruppen

	HEP	AT III	AT III+HEP
Ursachen			
Sepsis	6	4	6
Trauma	10	11	8
Coma hepaticum	1	2	3
Phasen			
II	7	7	7
III	8	8	7
IV	2	2	3

Tabelle 3. AT III-Ausgangswerte, nach Therapiegruppen und Schockphasen aufgeschlüsselt

Schockphasen	HEP	Therapiegruppen AT III	AT III+HEP	Summe der Therapiegruppen
Aktivität, %				
II	56,7±11,8	53,0±16,1	61,3±12,1	57,9± 8,3
III	54,0± 8,0	53,9±10,7	53,4±12,4	53,0± 7,6
IV	42,5± 3,5	19,5±10,6	41,3±10,5	35,4± 8,5
Konzentration, %				
II	64,8± 6,8	72,3±21,8	63,0±13,1	69,5± 8,6
III	62,1± 5,4	63,1±14,6	61,5±13,3	65,5± 9,3
IV	50,0± 8,5	28,0±18,4	49,3± 8,5	43,4±10,2
Schockphasen $\sum II-IV$				
Aktivität, %	53,8±10,0	51,0±17,0	54,2±13,7	52,6± 9,7
Konzentration, %	61,8± 7,5	63,4±21,2	60,1±13,4	64,1±12,6
p (Akt./Konz.)<	0,005	0,02	0,02	

Die AT III-*Recovery* (Tabelle 4), errechnet aus der injizierten AT III-Menge, dem Plasmavolumen und dem AT III-Anstieg 30 min nach Infusionsbeginn, betrug für die Aktivität rund 50%, für die Konzentration 75%. Signifikanzen zwischen den Gruppen AT III und AT III + HEP waren nicht nachweisbar.

Die AT III-*Verschwinderate* (Tabelle 5) wurde aus dem Vergleich zwischen dem 30-Minuten-Wert und dem 4-, 8-, 12- bzw. 24-Stunden-Wert errechnet. Bei der halben Verschwinderate handelt es sich nicht um die wahre Halbwertszeit des substituierten AT III, da es bei der akuten DIC keinen steady state zwischen substituiertem und Verbrauch von endogenem AT III gibt, sondern um die Halbierung der Differenz Ausgangswert - 30-Minuten-Wert nach Substitution. Verglichen mit der normalen Halbwertszeit des AT III von 60 h war die so berechnete Verschwinderate des substituierten AT III beachtlich beschleunigt. Die Konzentrationswerte zeigten ein langsameres Verschwinden als die Aktivität, diese Differenz war infolge der großen Streuung jedoch nur in der Gruppe AT III + HEP signifikant.

24 h nach Therapiebeginn (Abb. 3) betrug die AT III-Aktivität in den substituierten Gruppen rund 100%. Dies entsprach dem Ziel unseres Versuchsplanes. Kein Anstieg fand sich in der Heparingruppe. Die AT III-Konzentration betrug in beiden Substitutionsgruppen um 150%. Die Konzentrationswerte lagen durchwegs signifikant höher als die Aktivität.

Die Aktivität des nicht substituierten C_1-Esterase-Inhibitors (Tabelle 6) war in allen Gruppen initial vermindert. Zwischen Phase IV und den anderen Phasen ließen sich signifikante Differenzen nachweisen. Obwohl dieses Protein nicht substituiert wurde, zeigte sich in allen Gruppen eine relativ rasche Normalisierungszeit. In den beiden AT III-Gruppen (AT III, AT III + HEP) war sie signifikant kürzer als in der HEP-Gruppe. Vergleicht man die Normalisierungszeit in den verschiedenen Schockphasen, so wird die Abhängigkeit vom Schweregrad des Schocks besonders deutlich.

Die *Thrombozytenzahl* (Tabelle 7) zeigte 48 h nach Therapiebeginn in den beiden Heparingruppen (HEP und AT III + HEP) einen signifikanten Abfall, der bei HEP allein noch deutlicher ausgeprägt war. In der AT III-Gruppe zeigte sich keine Änderung.

Tabelle 4. AT III Recovery 30 min nach Substitution: AT III Zufuhr mit und ohne Heparin, Vergleich Aktivität und Konzentration

	AT III	AT III + HEP	p	Σ
Aktivität %	53,7 ± 15,8	51,7 ± 16,5	n.s.	52,7 ± 16,1
Konzentration %	77,1 ± 18,2	76,5 ± 21,9	n.s.	76,8 ± 20,0
p (Akt./Konz.) <	0,001	0,005		0,001

Tabelle 5. AT III-Verschwinderate („t/2"): AT III mit und ohne Heparin, Vergleich Aktivität und Konzentration

	AT III	AT III + HEP	p
„t/2" Aktivität, h	8,1 ± 7,3	6,7 ± 1,8	n.s.
„t/2" Konzentration, h	11,3 ± 7,4	12,5 ± 6,2	n.s.
p (Akt./Konz.) <	n.s.	0,005	

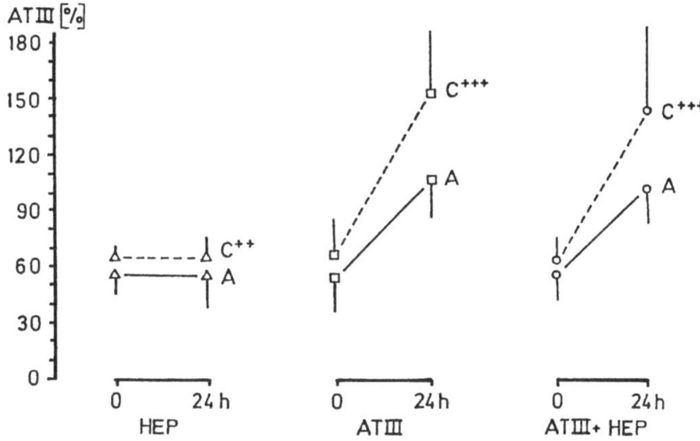

Abb. 3. Antithrombin III-Aktivität (A) und Antithrombin III-Konzentration (C) vor und 24 h nach Therapiebeginn in den drei Therapiegruppen (HEP, AT III, AT III + HEP). *A* = Aktivität in % der Aktivität des Normalplasmas; *C* = Immunologisch gemessene Konzentration von AT III (100% C = 30 mg/dl AT III Antigen).
+ + : p < 0,01, + + + : p < 0,001 (Akt./Konz.)

Tabelle 6. C_1-Esterase-Inhibitor

Ausgangs-Aktivität, %	*Phase*		*p*	
Globalwerte aller Gruppen,	II	68,8 ± 16,5	n.s. (II–III)	< 0,005 (II–IV)
aufgeschlüsselt nach Phasen	III	65,4 ± 16,0	< 0,02 (III–IV)	
	IV	51,4 ± 12,8		
Normalisierungs-Zeit, h	*Gruppe*			
Globalwerte aller Phasen,	HEP	24,0 ± 9,6	< 0,001 (HEP–AT III)	< 0,03 (HEP–AT III + HEP)
aufgeschlüsselt nach Gruppen	AT III	13,3 ± 8,5	n.s. (AT III–AT III + HEP)	
	AT III + HEP	15,7 ± 11,4		
Normalisierungs-Zeit, h	*Phase*			
Globalwerte aller Gruppen,	II	7,0 ± 6,3	< 0,005 (II–III)	< 0,001 (II–IV)
aufgeschlüsselt nach Phasen	III	16,4 ± 8,8	< 0,001 (III–IV)	
	IV	74,5 ± 42,3		

Tabelle 7. Vergleich der Thrombozytenzahl (T/l) (Ausgangswert und 48-Stunden-Wert)

Ausgangswert	137,6 ± 89,0	154,9 ± 144,8	124,7 ± 87,4
48-Stunden-Wert	89,7 ± 55,9	154,3 ± 154,5	100,2 ± 75,2
p <	0,0005	n.s.	0,02

Der notwendige *Blutersatz* (Tabelle 8) erfolgte durch Erythrozytenkonserven (= partiell deplasmatisiertes Vollblut). Es fand sich kein signifikanter Unterschied zwischen der Heparin- und der AT III-Gruppe, die kombinierte Gruppe benötigte allerdings beachtlich größere Mengen an Blut.

Auch der *Verbrauch* an AT III-Konzentraten und die *Substitutionsdauer* in Tagen (Tabelle 9) waren besonders in Anbetracht der Kosten von Interesse. Die Differenz

Tabelle 8. Größe des Blutersatzes (ml Erythrozytenkonserve), nach Therapiegruppen aufgeschlüsselt

Gruppe	ml	p	
HEP	1088 ± 1403	n.s. (HEP vs. AT III)	< 0,03 (HEP vs. AT III + HEP)
AT III	1029 ± 1001	< 0,01 (AT III vs. AT III + HEP)	
AT III + HEP	2847 ± 2094		

Tabelle 9. AT III-Konzentrat-Verbrauch und Substitutionsdauer

	AT III		AT III + HEP
Einheiten/Tag	3715 ± 2108		4164 ± 3632
Einheiten (gesamt)	7615 ± 4321		12640 ± 10678
Substitutionsdauer (Tage)	2,05 ± 2,68		2,94 ± 3,09
p		n.s.	

zwischen den beiden AT III-Gruppen (mit und ohne Heparin)war zwar nicht signifikant, in der Kombinationsgruppe zeigte sich jedoch ein Trend zu höherem Verbrauch.

Schließlich war auch die *Dauer* der *DIC-Symptomatik* (Tabelle 10) von Bedeutung. Sie wurde als die Zeit (Stunden) vom Therapiebeginn bis zum spontanen Anstieg der AT III-Aktivität, des Fibrinogens und/oder der Thrombozyten definiert. Diese Zeit war in der Heparingruppe im Vergleich zu den beiden anderen Therapiegruppen mit AT III signifikant länger, zwischen der AT III und der kombinierten AT III + HEP Gruppe fand sich jedoch kein signifikanter Unterschied.

Schlußendlich wurden, nach Gruppen geordnet, auch die Todesursachen mit Angabe der jeweiligen Schockphase (II–IV) zusammengestellt (Tabelle 11). Signifikante Differenzen zwischen den Therapiegruppen ließen sich nicht nachweisen.

Tabelle 10. Dauer der DIC-Symptomatik in Stunden (aufgeschlüsselt nach Gruppen, s. Text)

Gruppe	Stunden	p	
HEP	110,6 ± 48,4	< 0,0001 (HEP vs. AT III)	< 0,001 (HEP vs. AT III + HEP)
AT III	42,0 ± 28,2	n.s. (AT III vs. AT III + HEP)	
AT III + HEP	57,1 ± 31,9		

Tabelle 11. Todesursachen (12† /51) mit Angabe der Schockphasen (II–IV), nach Gruppen geordnet

	HEP	AT III	AT III + HEP
Trauma	1 (II)	1 (III)	2 (III, IV)
Sepsis	3 (III)	2 (III, IV)	2 (III)
Coma hepaticum	–	–	1 (IV)

Diskussion

Die verminderte *Recovery* und ein schnelles *Verschwinden* der *AT III-Aktivität* (damit auch eine weitere Aktivierung der Gerinnung) wurde bei der akuten Verbrauchskoagulopathie von uns schon früher beobachtet [2]. Als Ursache dafür nahmen wir entweder eine Blockierung der AT III-Aktivität und/oder einen Verlust von AT III-Molekülen über die Gefäßwand an. Die aus unseren Ergebnissen sichtbar werdenden Differenzen zwischen AT III-Aktivität und Konzentration nach Substitution ($\Delta C > \Delta A$) spricht nunmehr für die Blockade durch Serinproteasen, die unter der Norm liegenden Werte für Recovery und Verschwinderate auch bei der AT III-Konzentration lassen darüber hinaus aber auch einen Abtransport von an Serinproteasen gebundendem AT III über das RHS bzw. durch die Gefäßwand vermuten.

Der Abfall des *C_1-Esterase-Inhibitors* (Inaktivierung von Faktor XIIa und Kallikrein [12]) kann zu einem verlängerten Verweilen dieser Faktoren und damit zur Prolongierung der Aktivierung von Gerinnung und Fibrinolyse führen. Die nachgewiesene Relation zwischen der Größe des Abfalls des C_1-Inhibitors und der Schwere der DIC (Tabelle 6, Phase IV) war dabei ebenso wie das schnellere Wiedererscheinen des C_1-Inhibitors unter AT III-Substitution (Tabelle 6: Gruppen AT III und AT III + HEP vs. HEP) von besonderem Interesse.

Ein *Thrombozytenabfall* als Konsequenz einer Heparintherapie infolge Zunahme der Plättchenaggregation ist bekannt [8]. In beiden Heparingruppen, aber nicht in der AT III-Gruppe, konnten wir diesen Effekt bestätigen.

Blutungskomplikationen fanden sich nicht bei HEP und bei AT III, wohl aber in der kombinierten AT III + HEP-Gruppe (trotz sehr niedriger Heparindosierung), besonders bei Patienten mit schwerem Schock und Polytrauma. Erklärt werden kann dies durch das Phänomen der verminderten Heparinwirkung bei niedriger AT III-Aktivität [1, 7] und durch den vollen Heparineffekt auf die Gerinnung bei Normalisierung der AT III-Aktivität durch Substitution [5, 6, 10, 11].

Der *Verbrauch* an AT III wurde durch zusätzliche Gabe von Heparin (Gruppe AT III + HEP), vermutlich infolge vermehrter Verluste bei verstärkter Blutung, trendmäßig erhöht. Schließlich fanden wir auch eine Verkürzung der *Dauer der DIC-Symptomatik,* wenn AT III substituiert wurde [3, 13].

Zusammenfassung

Die Normalisierung des Gerinnungssystems bei Vorliegen einer DIC stellt zwar nur *einen* Aspekt in der Behandlung eines schweren Schockgeschehens dar, die Ergebnisse des in unserer Studie angestellten Vergleiches zwischen AT III und Heparin sowie einer Kombination beider Substanzen sind jedoch imstande, klare Aussagen dazu zu machen, welcher Behandlungsweg im Einzelfall, abhängig auch von der Schockphase und den dieser eigenen Gerinnungsbefunden, gewählt werden sollte (Tabelle 12):

1. AT III ist bei alleiniger Gabe im Vergleich zu Heparin imstande, die Dauer der DIC deutlich zu verkürzen, den C_1-Esterase-Inhibitor rascher zu normalisieren und die Thrombozytenzahl unbeeinflußt zu lassen. Eine gute Kontrolle dieser Substanz über die die DIC bestimmenden Pathomechanismen läßt sich daraus ableiten, bei AT III-Werten unter 80% Aktivität ist daher eine AT III-Substitution quantitativ angezeigt.

Tabelle 12. Therapie der diffusen intravaskulären Gerinnung

Phase	Heparin	AT III	Faktoren	Thrombozyten	Trasylol
I	++	–	–	–	–
II	(+)	+	–	–	–
III	–	+	(+)	+	++
IV	–	++	+	+	(+)

2. Eine Kombination von AT III und Heparin verkürzt zwar ebenfalls die Dauer der Gerinnungsstörung, führt aber auch in der von uns verwendeten geringen Dosierung von Heparin zu einer beträchtlich vermehrten Blutungsneigung, die durch den zunehmenden Heparineffekt bei AT III-Normalisierung erklärt werden kann, und ist daher abzulehnen.
3. Die alleinige orthodoxe Heparingabe schließlich zeigt nachteilige Effekte wie Thrombozytenabfall und keine Verkürzungstendenz beim Verbrauch und läßt nur bei AT III-Aktivitäten über 80% (inzipienter Schock, prophylaktische Gabe) einen positiven Einfluß auf eine sich anbahnende DIC erwarten.

Literatur

1. Blauhut B, Necek S, Kramar H, Vinazzer H, Bergmann H (1980) Activity of antithrombin III and effect of heparin on coagulation in shock. Thromb Res 19:775–782
2. Blauhut B, Necek S, Vinazzer H, Bergmann H (1982) Substitution therapy with antithrombin III in shock and DIC. Thromb Res 27:271–278
3. Blauhut B, Necek S, Vinazzer H, Bergmann H (1982) Substitution von Antithrombin III bei Schockpatienten. Anaesthesist 31:349–352
4. Blauhut B, Kramar H, Vinazzer H, Bergmann H (1985) Substitution of antithrombin III in shock and DIC: A randomized study. Thromb Res 39:81–89
5. Hellgren M, Javelin L, Hägnevik K, Blombäck M (1984) Antithrombin III concentrate as adjuvant in DIC treatment. A pilot study in 9 severely ill patients. Thromb Res 35:459–466
6. Laursen B, Mortensen JZ, Frost L, Hansen KB (1981) Disseminated intravascular coagulation in hepatic failure treated with antithrombin III. Thromb Res 22:701–704
7. Lechner K, Thaler E, Niessner H, Nowotny Ch, Partsch H (1977) Antithrombin III-Mangel und Thromboseneigung. Wien Klin Wschr 89:215–222
8. McLean MR, Hause LL (1981) Heparin-induced aggregation of normal human platelets. Abstract Thrombos Haemostas 46:570
9. Popow-Cenic S, Etzel F, Egli H (1980) Die Behandlung der thrombohämorrhagischen Diathese aus der Sicht der Gerinnungsphysiologie und der Intensivmedizin. In: Vinazzer H (ed) Transactions of the First Danube-Symposium on Thrombosis and Haemostasis, Medicus-Verlag, Berlin, S 272–287
10. Potron G, Leroux B, Droulle C, Santerne B, Poynard A (1983) Efficiency of antithrombin treatment in newborn infants with respiratory distress syndrome. Abstract Thrombos Haemostas 50:48
11. Schipper HG, Kahle LH, Jenkins CSP, Ten Cate JW (1978) Antithrombin III transfusion in disseminated intravascular coagulation. Lancet II:854–856
12. Trumpi-Kalshoven MM (1978) The relevance of C_1-inhibitor in the inhibition of fibrinolytic activity of plasmin. In: Davidson JF, Rowan RM, Samama MM, Desnoyers PC (eds): Progress in chemical fibrinolysis and thrombolysis. Raven Press, New York, Vol 3, pp 257–267
13. Vinazzer H, Bergmann H, Blauhut B (1984) Zur klinischen Bedeutung von Antithrombin III. Wien Med Wschr 134:279–283

Eine kontrollierte Therapiestudie mit gereinigtem Fibronectin bei schweren abdominellen Infektionen

P. Lundsgaard-Hansen, E. Rubli, J. E. Doran, E. Papp
und J. J. Morgenthaler

Die nachfolgende Darlegung ist als Konzentrat zweier anderweitiger, ausführlicher Publikationen unseres Arbeitskreises zu verstehen [2, 3], die auch umfassende Hinweise auf die Originalliteratur enthalten.

Die *Grundlagen* unserer kontrollierten, prospektiven Therapiestudie [3] mit gereinigtem, biologisch aktivem Fibronectin (Fn) bei Patienten mit schweren abdominalen Infektionen (SAI) bildeten experimentelle Studien und klinische Beobachtungen. Experimentell war die Clearance-Funktion des retikuloendothelialen Systems (RES) als wichtiger Bestandteil der nichtimmunspezifischen Abwehr seit langem bekannt. Nach Saba [2] würde die sogenannte „RES-Blockade" auf einer Verarmung an einem zirkulierenden, mit dem Fn identischen Opsonin beruhen. Eine akute, posttraumatische Verarmung an Fn ging im Rattenversuch tatsächlich mit einer RES-Depression einher, die sich mittels Fn-Zufuhr beheben ließ. Klinisch wiederholt belegt ist die Konzentrationsabnahme des Fn bei disseminierter intravasaler Gerinnung, multiplem Organversagen, Sepsis und größeren Traumen. Therapeutische Erfolge, aber auch Mißerfolge, nach Infusion von Fn-haltigem Kryopräzipitat sind als kasuistische Mitteilungen im Schrifttum verzeichnet. Im ganzen ist das Gebiet jedoch wesentlich komplexer und widersprüchlicher, als vielfach angenommen wird; wir verweisen diesbezüglich auf [2].

In unserer Studie [3] suchten wir eine Antwort auf die *Fragen*, ob gereinigtes Fn bei SAI einen Einfluß habe auf:

1. Dauer des Aufenthaltes auf der Intensivpflegestation (IPS) oder im Spital insgesamt,
2. Mortalität einer SAI,
3. verschiedene von uns gemessene quantitative Parameter.

An dieser Stelle bringen wir Mittelwerte $\bar{x} \pm$ SEM und betrachten als statistisch signifikant alle Befunde mit einer Zufallswahrscheinlichkeit von weniger als 5%. Als Symbole verwenden wir * = $p<0{,}05$; ** = $p<0{,}01$; *** = $p<0{,}001$.

Gemäß unserem von der ethischen Kommission unserer Fakultät genehmigten *Studienprotokoll* untersuchten wir Patienten im Alter von $\geq$ 16 Jahren, die mit einer SAI der Intensivstation zugewiesen wurden. In der Reihenfolge ihres Eintrittes teilten wir sie alternierend zwei Gruppen zu, die wir als „– Fn" und „+ Fn" bezeichneten. Die Gruppe – Fn erhielt nach individuellem Bedarf die bei uns (E. R.) etablierte „konventionelle" Intensivtherapie. Die Gruppe + Fn erhielt an den IPS-Tagen 1–5 zusätzlich je 0,8 g gereinigtes Fn, in 40 ml Aq. dest. gelöst und während 60 min infundiert, und zwar unabhängig von den gemessenen Konzentrationen an Plasma-Fn. Das immunreaktive Fn in μg/ml Plasma wurde täglich, die übrigen Parameter [3] an den Tagen 1 (Eintritt auf die IPS = Aufnahme in die Studie), 3, 5, 7, 9 und 11 gemessen. Als „überlebend" bezeichneten wir die Kranken, die nach Hause entlassen wurden, als „gestorben" jene Patienten, die nach Einweisung auf die IPS während eines ununterbrochenen Spitalaufenthaltes verstarben. Wir erfaßten diesbezüglich sämtliche Kranke.

Primär nahmen wir in die Gruppen −Fn und +Fn je 36 Patienten auf. Ausgeschlossen wegen Exitus ohne Beziehung zur SAI wurden in den beiden Gruppen 2 bzw. 3 Kranke, deren Charakteristika andernorts spezifiziert sind [3]. Für die Auswertungen standen uns somit in der Gruppe −Fn 34 und in der Gruppe +Fn 33 Patienten zur Verfügung.

Die *Vergleichbarkeit* beider Gruppen bei Aufnahme in die Studie prüften wir anhand einer Reihe qualitativer und quantitativer Merkmale. Signifikant mit der Mortalität assoziiert, aber in den Gruppen −Fn und +Fn gleich ($p > 0{,}05$) vertreten, waren die nachstehenden *qualitativen Merkmale* (mit den Signifikanzen vermerkt): Krankheitsdauer vor Einweisung auf die IPS *, Überweisung von einem anderen Krankenhaus **, postoperative SAI * (als Gegenstück zu einer primären Organperforation) sowie ein Versagen von Atmung ***, Kreislauf ***, Leber * und Niere **, wie bei [3] definiert. Ebenfalls in beiden Therapiegruppen gleich vertreten ($p > 0{,}05$), aber mit Beziehung zur Mortalität waren am Aufnahmetag in die Studie höhere Werte der *quantitativen Merkmale:* Bedarf an 5%igem Albumin ** sowie an Dopamin ***, desgleichen die Serumkonzentrationen von Bilirubin * und Kreatinin **. Von den Laborparametern zeigte die Gruppe der schließlich Verstorbenen dagegen im Mittel tiefere Werte

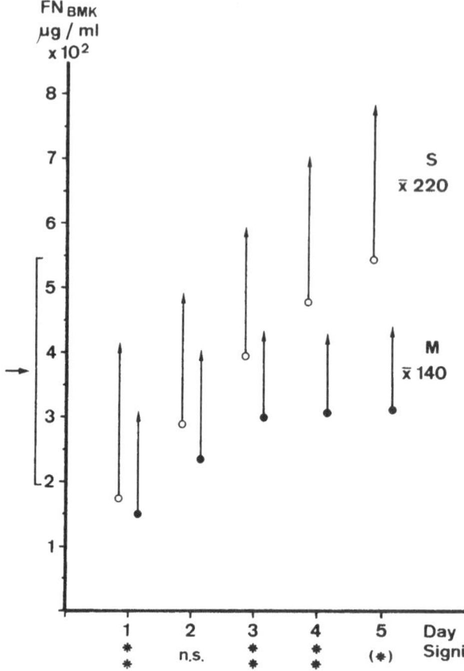

Abb. 1. Differenz der Plasmakonzentrationen in μg/ml von immunreaktivem Fibronectin (Fn) vor - 15 min nach Infusion von jeweils 0,8 g Fn in 40 ml Volumen innerhalb 60 min; Tag 1-5 des Aufenthaltes auf der Intensivpflegestation. S = Überlebende (Survivors), M = Verstorbene (Mortalities). x̄ = Mittelwert Tag 1-5 für die Gruppen S bzw. M. Signifikanzen der Unterschiede dieser Gruppen: n.s. = $p > 0{,}10$; (*) = $0{,}10 > p > 0{,}05$; ** = $p < 0{,}01$

als die Überlebenden bezüglich Fn *, funktionelles Antithrombin III ** (Heparin-Cofaktor-Aktivität), C4 *, C3 **, C3b-Inhibitor * und Transferrin *** (exakte Angaben bei [3]).

Bei den Empfängern von gereinigtem Fn bestimmten wir immunologisch die Fn-Konzentration im Plasma vor sowie 15 min nach der Infusion und ermittelten die in der Abb. 1 gezeigten, durchschnittlichen *Konzentrationsdifferenzen* bei den Überlebenden und den Gestorbenen.

Wie ersichtlich, waren die Konzentrationszunahmen zwischen den beiden Patientengruppen mehrheitlich signifikant verschieden. Nimmt man bei diesen Kranken ein durchschnittliches Plasmavolumen von 3000 ml an, so läßt sich 15 min nach Infusionsende bei den Überlebenden ein mittleres intravasales „recovery" von 82%, bei den Gestorbenen ein solches von 52% der verabreichten Dosis schätzen. Dieses Ergebnis ähnelt in bemerkenswerter Weise jenem von Blauhut et al. [1], die bei Verabreichung von AT III-Konzentraten an Patienten ohne bzw. mit DIC 30 min nach der Infusion 83% bzw. 47% fanden. Daraus, wie aus dem Verhalten weiterer, von uns gemessener Serumproteine [3] läßt sich vermuten, daß die Patienten, welche ad exitum kamen, während den ersten 5 Tagen auf der IPS „konsumptiver" waren als jene, die schließlich überlebten. Nebenwirkungen der Fn-Zufuhr sahen wir keine.

Zwischen den Gruppen $-$Fn und $+$Fn fanden sich bezüglich *Aufenthaltsdauer auf der IPS* bzw. *insgesamt im Spital* keine Unterschiede ($0{,}8 > p > 0{,}7$ bzw. $0{,}4 > p > 0{,}3$). Die *Mortalität* betrug im Endeffekt insgesamt 22/67 = 33%; in der Gruppe $-$Fn war sie 13/34 = 38% und in der Gruppe $+$Fn 9/33 = 27%. Der Unterschied von 11% ist aber mit $p = 0{,}24$ (Fisher's exact test) nicht signifikant.

Berücksichtigt man zusätzlich den Zeitpunkt der Todesfälle in beiden Therapiegruppen im Sinne einer *zeitlich kumulierten Mortalitätskurve,* wie sie z.B. bei der Prüfung neuer onkologischer Chemotherapieformen untersucht wird, so ergibt sich allerdings mit $0{,}10 > p > 0{,}05$ eine Tendenz zu einem längeren Überleben der Fn-Empfänger in unserer Studie [3].

Die Messung der immunreaktiven Fn-Konzentrationen im Plasma unserer Patienten am Tag 1 (Einweisung auf die IPS = Aufnahme in die Studie), Tag 5 (Ende der Fn-Zufuhr) und Tag 11 (Ende der eigentlichen Untersuchungsphase) ergab die Abb. 2 mit

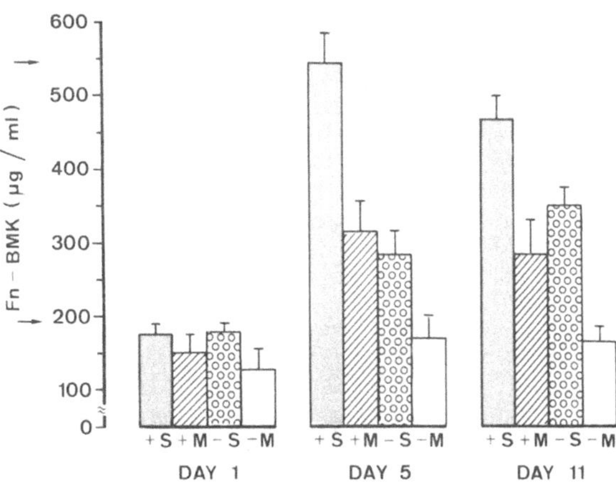

Abb. 2. Konzentrationen von Plasma-Fn in µg/ml, einschließlich des Normbereiches, an den Studientagen 1,5 und 11 bei den überlebenden Empfängern (+S), den verstorbenen Empfängern (+M), den überlebenden Nicht-Empfängern (−S) und den verstorbenen Nicht-Empfängern (−M) von 5·0,8 g gereinigtem Fn. (Erläuterungen s. Text)

der Unterteilung der Kranken in 4 Gruppen: + Fn/Überleben (Survival), + Fn/Gestorben (Mortality), – Fn/Überleben und – Fn/Gestorben.

Bei Aufname in die Studie waren die Durchschnitte für Fn in allen 4 Gruppen subnormal. Die mit „ – M" bezeichnete Gruppe, d.h. die verstorbenen Nicht-Empfänger von Fn, bleibt während der ganzen Untersuchungsdauer abnorm tief. Nach den Unterschieden der Konzentrationsdifferenzen gemäß Abb. 1 überrascht es nicht, daß die Überlebenden Empfänger von Fn (+ S) in der Abb. 2 am 5. und am 11. Tag die höchsten Spiegel erreichen. Bemerkenswert ist die Mittellage und vor allem der nirgends signifikante Unterschied zwischen den Gruppen + M und – S, d.h. den verstorbenen Empfängern und den überlebenden Nicht-Empfängern von Fn. Aktive Wiederherstellung und spontaner Wiederanstieg der Fn-Konzentration zu einem annähernd identischen Mittelwert im Normbereich waren also in unserem Krankengut mit diametral entgegengesetzten Verläufen assoziiert. Anders ausgedrückt, scheint ein Fn-Wert im Normbereich an sich für Tod oder Leben belanglos zu sein.

Als Beispiele für das Verhalten weiterer untersuchter Plasmaproteine seien in den Abb. 3 und 4 die Zeitprofile von funktionellem AT III sowie immunologisch gemessenem Transferrin dargestellt.

AT III kann, wie Fn, an intravasalen Verbrauchsprozessen teilnehmen, aber auch bei einer gehemmten Eiweißsynthese der Leber erniedrigt sein; Transferrin ist ein empfindlicher Indikator für das letztgenannte Phänomen (Literatur bei [2, 3]). Die Abbildungen zeigen auf der Ordinate auch die unteren Grenzen der Normbereiche (→). Von ausschlaggebender Bedeutung für die zeitlichen Aktivitäts- bzw. Konzentrationsprofile waren bei unseren Patienten - wie bei anderen Autoren [2, 3] - offensichtlich der klinische Verlauf im Sinne von Tod oder Überleben, während eine Wirkung der

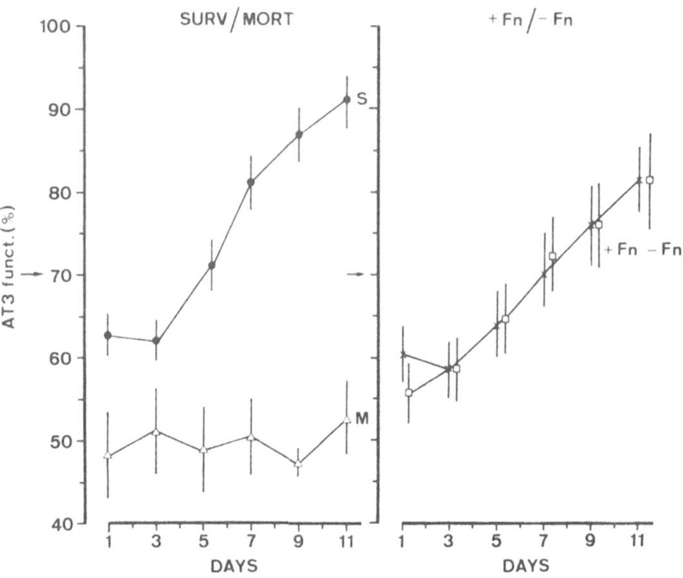

Abb. 3. Zeitprofil von funktionellem (Heparin-Cofaktor-Aktivität) Antithrombin III in % der Norm (untere Grenze des Normbereiches = 70%) während der 11tägigen Studiendauer. Unterteilung der Patienten nach Tod/Überleben (M vs. S, links) bzw. nach + / – Gabe von Fn (rechts)

Fn-Zufuhr nicht erkennbar war. Das gleichsinnige Verhalten weiterer Parameter wie auch die mit $p < 0,05$ stärkere Reaktion der „Akutphasen-Proteine" alpha-1-Antitrypsin, C4, C3b-INH und β-1-H ist an anderer Stelle im Einzelnen dargelegt [3]. Insgesamt ergab sich, und zwar größtenteils mit $p < 0,001$, ein nahezu vollständiges Korrelationsmuster im Sinne eines allgemeinen „Verarmungs- und Erholungssyndroms" der untersuchten Plasmaproteine bei unseren SAI-Patienten. Im Gegensatz zu den Vorstellungen von Saba (siehe bei [2]) ist somit die alleinige Betrachtung des Plasma-Fn keineswegs ausreichend.

Fassen wir die von uns beobachteten *Wirkungen von gereinigtem Fibronectin als Ergänzung einer herkömmlichen, sachgerechten Intensivtherapie schwerer abdominaler Infekte* zusammen, so hat dessen Zufuhr die Aufenthaltsdauer der Patienten auf der IPS wie im Spital insgesamt nicht verkürzt ($p > 0,3$). Die schlußendliche Mortalität war mit 27% (9/33) gegenüber 38% (13/34) zwar niedriger, für unsere 67 Kranken ergab sich aber $p = 0,24$. Mit $0,10 > p > 0,05$ fand sich eine Tendenz zum längeren Überleben der Fn-Empfänger. Ob die mit $p < 0,05$ verzeichnete stärkere Reaktion einiger „Akutphasen-Proteine" klinisch bedeutsam ist, läßt sich aufgrund unserer Ergebnisse nicht beurteilen.

Falls sie real ist, wäre eine 10%ige Reduktion der Mortalität schwerer abdomineller Infekte mittels Fn-Zufuhr sicherlich erstrebenswert. Mit dem Verfahren der „power analysis" läßt sich errechnen [3], daß man, um eine solche Differenz mit 85%iger Chance auf dem Signifikanzniveau von $p < 0,05$ zu erfassen, ceteris paribus *je* 450 Empfänger und Nicht-Empfänger von gereinigtem Fibronectin für eine kontrollierte, prospektive Studie benötigte. Demnach wäre ein „multicenter trial" unumgänglich, um den therapeutischen Wert von gereinigtem Fn innerhalb einer vernünftigen Zeitspanne zu beurteilen. Im heutigen Zeitpunkt ist er ungenügend belegt, um eine Empfehlung des Einsatzes von Fibronectin in der Intensivtherapie zu rechtfertigen.

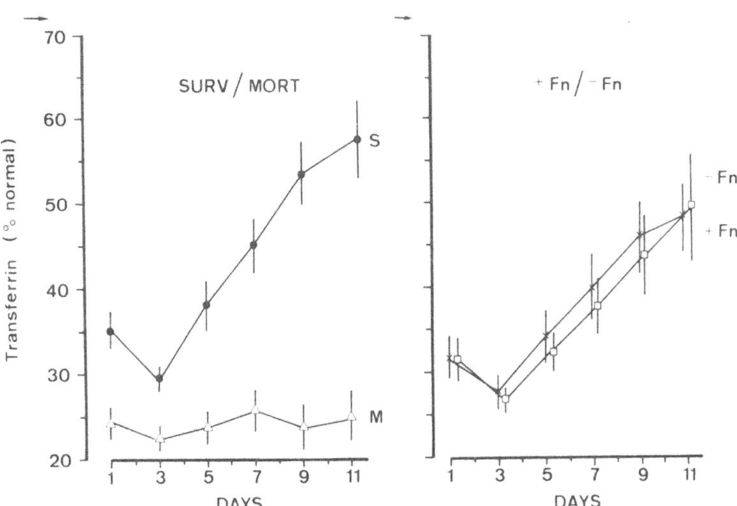

Abb. 4. Zeitprofil des mittels Lasernephelometrie bestimmten Transferrins in % der Norm. Markiert ist das untere Ende des Normbereichs, der während der Studiendauer von keiner Patientengruppe erreicht wird. Darstellung und prinzipieller Befund im übrigen wie in Abb. 3

Literatur

1. Blauhut B, Necek S, Vinazzer H, Bergmann H (1982) Substitution therapy with antithrombin III concentrate in shock and DIC. Thromb Res 27:271-278
2. Doran JE, Lundsgaard-Hansen P, Rubli E (im Druck) Plasma fibronectin: relevance for anesthesiology and intensive care. Intensive Care Med
3. Lundsgaard-Hansen P, Doran JE, Rubli E, Papp E, Morgenthaler JJ, Späth P (1985) Purified fibronectin administration to patients with severe abdominal infections: a controlled clinical trial. Ann Surg 202:745-759

Der Einfluß von synthetischem sowie homologem Plasmaersatzstoff auf zelluläre und humorale Blutbestandteile

F. Lackner, R. Khosropour, W. Graninger und E. Hlozanek

Einleitung

Die Frage der Beeinflussung des Abwehrsystems in der perioperativen Periode gewinnt zunehmend an Bedeutung [4]. Vor allem bei massiven chirurgischen Eingriffen ist die immunologische Situation im Hinblick auf postoperative infektiöse Komplikationen sowie die mögliche Propagation eines malignen Geschehens von außerordentlicher Wichtigkeit [7].

Die Hämodilution ist ein Verfahren, welches bei chirurgischen Eingriffen, die mit großem Blutverlust einhergehen, verwendet wird und speziell bei gefäßchirurgischen Eingriffen wegen der günstigen rheologischen Wirkung synthetischer Kolloide sowie der Einsparung von Fremdbluttransfusion gerne angewandt wird [9]. Unter dem Einfluß verschiedener Ersatzlösungen konnte einerseits für die korpuskulären Elemente des Blutes gezeigt werden, daß hinsichtlich der Lymphozytentransformation hier keine massive Beeinflussung festzustellen ist [5]. Jedoch scheinen synthetische Kolloide durchaus das mononukleär-phagozytierende System blockieren zu können [13, 15]. In letzter Zeit gewinnt auf dem humoralen Sektor eine Reihe von Serumproteinen hier vor allem prädiktive Bedeutung [6]. Sie werden sowohl mit Entstehung des ARDS, aber auch mit der Entwicklung von postoperativen septischen Komplikationen in Zusammenhang gebracht [2].

Ziel der vorliegenden Studie ist es zu klären, ob bei der Beeinflussung dieser infektionsbezogenen Serumeiweißstoffe sich ein Unterschied zwischen homologen Plasmaersatzstoffen und synthetischen kolloidalen Lösungen ergibt.

Krankengut und Methodik

Insgesamt 18 Patienten im Alter von 39 bis 64 Jahren wurde mindestens 24 h vor der Operation 15 ml/kg KG Blut abgenommen und zufallsmäßig entweder durch eine 5% Serumproteinlösung (SK) Biseko (Fa. Biotest Frankfurt/Main) oder durch 6% Hydroxyäthylstärke 450000 (HÄS) Plasmasteril (Fa. Fresenius Bad Homburg) in gleicher Menge ersetzt. Folgende Parameter wurden vor, 0,5, 4 und 24 h später bestimmt: Zahl der Erythrozyten, Leukozyten, Lymphozyten, Thrombozyten. Die humoralen Parameter waren: Gesamteiweiß (GE), Serumalbumin (SA) und Serumglobulin (SG); die niedermolekularen Proteine Antithrombin III (AT III) und Immunglobulin M (IgM) sowie die hochmolekularen Eiweißstoffe Immunglobulin G (IgG) und Plasmafibronectin (PFN).

Die Bestimmungen erfolgten unter Zuhilfenahme von Standardmethoden der klinischen Chemie. Die Immunoglobuline wurden nephelometrisch, das Fibronectin immunoturbidimetrisch und AT III mittels chromogenem Substrat gemessen.

Die statistische Berechnung erfolgte unter Benützung des Wilcoxontestes bei einem Signifikanzniveau von $p \leq 0{,}05$.

Ergebnisse

Bei den korpuskulären Blutbestandteilen kam es eine halbe Stunde nach Ende der Hämodilution zu einem Abfall, welcher nur bei Leukozyten und Lymphozyten nicht eindeutig signifikant war (Tabelle 1).

Die Eiweißfraktionen fielen nach Hämodilution bei dem Patientenkollektiv, welches den synthetischen Blutersatzstoff erhielten, signifikant ab. Wurden Serumkonserven gegeben, so war kein sicherbarer Abfall festzustellen (Tabelle 2).

Bei den infektionsbezogenen Proteinen war jeweils bei Gabe des synthetischen Plasmaersatzstoffes ein signifikanter Abfall außer bei AT III festzustellen, während dies bei Gabe von homologem Plasmaersatzstoff nur für IgM galt (Tabelle 3).

Tabelle 1. Zelluläre Parameter bei Hämodilution mit Serumkonserve (SK) und Hydroxyäthylstärke (HÄS) (x ± SD)

		VOR	0,5	4	24 h post dilutionem
Ery	SK	5,2 ± 0,4	4,2 ± 0,3[a]	4,2 ± 0,4	4,3 ± 0,4
T/l	HÄS	4,8 ± 0,4	3,7 ± 0,3[a]	4,0 ± 0,5	4,0 ± 0,3
Leuko	SK	8,0 ± 1,8	7,7 ± 1,9	10,0 ± 2,3	9,2 ± 2,1
G/l	HÄS	7,4 ± 1,7	5,9 ± 1,0	6,5 ± 1,1	6,2 ± 1,0
Lympho	SK	2,4 ± 0,7	1,6 ± 0,4[a]	2,4 ± 0,7	2,5 ± 0,8
G/l	HÄS	1,9 ± 0,4	1,3 ± 0,2	2,1 ± 0,3	2,0 ± 0,5
Thrombo	SK	234 ± 46	194 ± 45[a]	206 ± 45	229 ± 48
G/l	HÄS	279 ± 92	204 ± 47[a]	219 ± 47	223 ± 53

[a] signifikant vom Vorwert verschieden ($p \leq 0{,}05$)

Tabelle 2. Eiweißfraktionen bei Hämodilution mit Serumkonserve (SK) und Hydroxyäthylstärke (HÄS) (x ± SD)

		VOR	0,5	4	24 h post dilutionem
Gesamteiweiß	SK	6,8 ± 0,4	6,4 ± 0,5	6,4 ± 0,3	6,7 ± 0,4
G/dl	HÄS	6,5 ± 0,6	4,8 ± 0,5[a]	5,2 ± 0,4	5,7 ± 0,4
Albumin	SK	4,0 ± 0,2	3,8 ± 0,1	3,9 ± 0,1	4,0 ± 0,2
G/dl	HÄS	3,9 ± 0,3	2,9 ± 0,2[a]	3,2 ± 0,1	3,5 ± 0,2
Globulin	SK	2,8 ± 0,3	2,6 ± 0,3	2,5 ± 0,2	2,7 ± 0,3
G/dl	HÄS	2,6 ± 0,4	1,9 ± 0,3[a]	2,0 ± 0,2	2,2 ± 0,3

[a] signifikant vom Vorwert verschieden ($p \leq 0{,}05$)

Tabelle 3. Infektionsbezogene Proteine bei Hämodilution mit Serumkonserve (SK) und Hydroxyäthylstärke (HÄS) (x ± SD)

		VOR	0,5	4	24 h post dilutionem
AT III	SK	119 ± 17	101 ± 16	113 ± 25	127 ± 41
% d. Norm	HÄS	107 ± 24	77 ± 20[a]	74 ± 31	103 ± 35
IgM	SK	191 ± 139	160 ± 107[a]	157 ± 100	166 ± 112
mg/dl	HÄS	127 ± 54	87 ± 44[a]	86 ± 41	84 ± 43
IgG	SK	967 ± 168	940 ± 104	945 ± 141	977 ± 181
mg/dl	HÄS	1136 ± 369	812 ± 293[a]	838 ± 281	864 ± 305
PFN	SK	345 ± 83	301 ± 80	286 ± 100	343 ± 77
mg/dl	HÄS	402 ± 80	262 ± 64[a]	264 ± 54	284 ± 54

[a] signifikant vom Vorwert verschieden ($p \leq 0{,}05$)

Unterschiede zwischen den Behandlungsgruppen konnten nur bei Gesamteiweiß und Albumin gefunden werden. Hier, sowie auch bei IgG und Leuko, war bei allen postdilutionellen Werten in dem Kollektiv, welches Serumkonserven erhielt, ein signifikant geringerer Abfall zu verzeichnen.

Generell ist bei allen Parametern gegen den 24-Stunden-Wert zu ein leichter Wiederanstieg festzustellen, welcher jedoch statistisch nicht gesichert werden konnte.

Diskussion

Versucht man, die Qualität verschiedener Blutersatzlösungen zu charakterisieren, so ist stets die Frage, ob beobachtete Änderungen der zellulären und humoralen Elemente nur auf eine reine Dilution oder vielleicht sogar auf eine spezifische Beeinflussung der entsprechenden Ersatzlösung zurückgeführt werden können [8, 14]. Berücksichtigt man die Tatsache, daß die Serumproteinlösung eine wesentlich längere Verweildauer im Blut aufweist als Hydroxyäthylstärke, so müßte man nach 24 h erwarten, daß jene Patienten, welche die synthetische Lösung bekamen, einen stärkeren Hämatokritanstieg zeigen. Die Resultate dieser Studie bestätigen diese Beobachtung jedoch nicht. Hinsichtlich der Leukozyten ist nur ein geringer Abfall festzustellen, im weiteren zeigt sich jedoch kein charakteristischer Verlauf. Die Leukozyten selbst dienen aber nur in Extremfällen als sehr grober Anhaltspunkt für die Immunkompetenz. Ein wesentlich besseres Kriterium stellt die absolute *Anzahl* der Lymphozyten dar, wobei die untere Grenze im klinisch relevanten Bereich mit 1500 angegeben wird [3, 16]: Es gibt unmittelbar nach der Dilution einen Abfall in diesen Bereich, bereits nach 24 h ist jedoch diese Grenze wieder klar überschritten. Wesentlicher ist die Lymphozyten*funktion*; wir konnten in einer früheren Studie zeigen, daß es keine Beeinträchtigung der T-Lymphozyten durch Verwendung von synthetischen Plasmaersatzstoffen gibt [5].

Thrombozyten und Antithrombin III sind Gerinnungsparameter, welche beim Zustandekommen besonders der disseminierten intravaskulären Koagulation eine große Rolle spielen und sozusagen Indikatorsubstanzen darstellen. Beide Parameter kehren schon nach 24 h zum Ausgangswert zurück und weisen, was die Gabe der verschiedenen Blutersatzlösungen anlangt, keinen Unterschied auf.

Bei Albumin und Globulin spiegelt sich die Zufuhr dieser Proteine durch Verwendung der Serumkonserve wider, während sich bei der Gabe von synthetischem Plasmaersatzstoff eine Abnahme zeigt. Der gute Antieg beim Albumin in der Gruppe mit synthetischem Plasmaexpander ist wahrscheinlich als Einstrom aus dem Extrazellulärraum in die Blutbahn zu interpretieren, wobei ein gewisser ex vakuo-Effekt hinsichtlich des Albumins gegenüber dem substitutierten Patientenkollektiv bestehen dürfte. Es ist darauf hinzuweisen, daß der onkotische Druck in der Gruppe mit synthetischen Plasmaexpandern selbstverständlich erhalten bleibt und sich unsere Abfallsbeobachtungen lediglich auf Albumin und Globulin beziehen. Wie weit dies für Bindung von Medikamenten an diese Eiweißkörper von Bedeutung ist, kann derzeit nicht gesagt werden, da nicht bekannt ist, ob nicht eine Bindung ähnlichen Ausmaßes auch an die kolloidalen Substanzen synthetischen Ursprunges erfolgt.

Bezüglich der „infection related proteins“ ist zu sagen, daß der Abfall bei Verwendung von synthetischem Plasmaersatzstoff zwar statistisch signifikant ausfällt, jedoch kritische Werte nicht unterschreitet. So wurden Plasmafibronectin sowie die Immunglobuline als Indikatorsubstanzen beim Zustandekommen infektiöser Komplikationen beschrieben [10, 11]. Hinsichtlich des Gehaltes der verwendeten Plasmaproteinlösung wäre noch zu bemerken, daß diese für sich in Anspruch nimmt, neben Albumin und Globulin IgG, IgM und AT III zu enthalten. Plasmafibronectin ist jedoch nur mehr in ganz geringen Mengen darin zu finden. Plasmafibronectin, das als Opsonin der Funktion des Retikuloendothelialsystems wichtigen Vorschub leistet, ist daher sowohl als Indikatorsubstanz als auch als Therapeutikum von Bedeutung [1]. Wird es im Rahmen der Hämodilution nicht massiv und anhaltend abgesenkt, wie dies aus den Resultaten der Studie hervorgeht, so ist auch für diesbezügliche Risikofälle postoperativ keine nachteilige Beeinflussung zu erwarten.

Insgesamt kann daher festgestellt werden, daß in bezug auf die untersuchten Parameter der zellulären und humoralen Abwehr die Verwendung von synthetischem Plasmaersatzstoff keine wesentlich nachteiligere Auswirkung als die Gabe von körpereigenem Blutersatz hat. Sollte es sich jedoch um einen immunologischen Risikofall besonderer Art handeln, so wäre die Verwendung von Serumkonserven, aber noch besser von fresh frozen plasma, sicher der beste Garant dafür, daß die beschriebenen Abwehrgrößen möglichst wenig beeinträchtigt werden.

Zusammenfassung

Zur Klärung der Frage, ob synthetische Plasmaersatzstoffe abwehrbezogene Blutbestandteile nachteiliger beeinflussen als körpereigene, wurde bei 18 Patienten im Alter von 39 bis 64 Jahren präoperativ etwa 20% des strömenden Blutes entweder durch Serumproteinlösung 5% oder durch 6%ige Hydroxyäthylstärke 450000 ersetzt. Nach einer halben Stunde, nach 4 sowie nach 24 Stunden wurden vor Durchführung des gefäßchirurgischen Eingriffs Erythrozyten, Leukozyten, Lymphozyten und Thrombozyten sowie die Eiweißfraktionen inklusive Immunglobulin G und M, Antithrombin III und Plasmafibronectin bestimmt.

Nach der Hämodilution kam es in beiden Behandlungsgruppen zum signifikanten Abfall fast aller Parameter, wobei sich deutliche Unterschiede zwischen den Gruppen nur bei Albumin und Globulin entsprechend der Zufuhr in der Gruppe der mit Serumproteinlösung substituierten Patienten ergab. Da die Werte bereits nach 24 h wieder in Normalisierung begriffen waren und durch das Ausmaß der Verdünnung nicht in klinisch relevante Grenzbereiche führen, wird geschlossen, daß synthetische Plasmaersatzstoffe, welche oft wegen ihrer rheologischen Wirkung eingesetzt werden, aus diesem Gesichtswinkel ebenso wie körpereigene verwendet werden können.

Literatur

1. Chadwick SJD, Mowbray JF, Dudley MAF (1984) Plasmafibronectine and complement in surgical patients. Br J Surg 71:718–720
2. Colley CM, Fleck A, Goode AW, Muller BR, Myers MA (1983) Early time course of the acute phase protein response in man. J Clin Path 36:203–207
3. Dumm EL, Moore EF, Jones T (1981) Nutritional support of the critically ill patient. Surg Gyn Obstr 153:45–48
4. Fischer CL, Gill C, Forrester MG, Nakamura R (1976) Quantitation of "acute-phase protein" postoperatively. Am J Clin Path 66:840–846
5. Khosropour R, Cerni C, Lackner F, Watzek C, Amesberger C (1983) Lymphozyte transformation and isovolemic hemodilution with hydroxyethylstarch 450000. Infusionstherapie 10:100–102
6. Kushner I (1982) The phenomenon of the acute phase response. Ann N Acad Sc 39–48
7. Lanser ME, Saba TM (1981) Opsonic fibronectin deficiency and sepsis. Ann Surg 195:340–354
8. Lenz G, Junger H, Lissner R, Werle H, Schmidt W (1982) The effect of human albumin solution and human serum protein solution on reticuloendothelial function. Europ Congr Anaesth, London Abstract 615
9. Messner KF, Jesch F (1978) Volumenersatz und Hämodilution durch Hydroxyäthylstärke. Infusionstherapie 5:169–177
10. Richards WO, Scovill WA, Shin B (1983) Opsonic fibronectin deficiency in patients with intraabdominal infection. Surgery 94:210–217
11. Rubli E, Büssard S, Frei E, Lundsgaard-Hansen P (1983) Plasmafibronection and associated variables in surgical intensive care patients. Ann Surg 197:310–317
12. Ruoslathi E, Engvall E, Hayman EG (1981) Fibronectin current concepts of its structure and functions. Coll Res 1:95–128
13. Saba TM (1972) Effect of surgical trauma on the clearance and localisation of blood borne particulate matter. Surgery 71:675–85
14. Saba TM, DiLuzio NR (1969) Reticuloendothelial blockade and recovery as a function of opsonic activity. Am J Physiol 216:197–205
15. Schildt B, Bouveng R, Sollenberg M (1975) Plasmasubstitute induced impairement of the reticuloendothelial system functions. Acta Clin Scand 141:7–13
16. Wolowicka L, Jurczyk W, Bartkowiak H (1985) Vorläufige Untersuchung des humoralen und zellulären Immunsystems bei mehrfachverletzten Patienten. Anästh Intensivmed 26:169–173

Aktivität von Gerinnungsfaktoren und Antithrombin III bei Rechtsherzinsuffizienz

W. Schregel und H. Straub

Bei dekompensierter Rechtsherzinsuffizienz ist nicht nur mit hämodynamischen Problemen zu rechnen, sondern es wurde auch über Leberfunktionsstörungen mit verlängertem Arzneimittelabbau, verminderte Plasma-Spiegel von Proteinen, pathologische Quick-Werte sowie eine erhöhte Thrombose- und Embolierate berichtet [2, 4, 5]. Als Ursache für letzteres wird üblicherweise die Strömungsverlangsamung des Blutes angenommen.

Antithrombin III ist in letzter Zeit in den Mittelpunkt des Interesses gerückt, da eine Verminderung unter 80% des Normalwertes mit einer erhöhten Rate thromboembolischer Komplikationen einhergeht. Antithrombin III ist von Bedeutung bei der Vermittlung der gerinnungshemmenden Wirkung von Heparin, bei disseminierter intravasaler Gerinnung, als Beurteilungsparameter einer suffizienten Synthesefunktion der Leber und neuerdings wurde auch über einer erhöhte Verschlußrate von Mikroanastomosen nach langdauernden Replantations-Operationen berichtet [1, 3], bei denen sich ein AT III-Abfall findet.

Wir fanden bei 17 Patienten mit hydropisch dekompensierter Herzinsuffizienz eine starke Verminderung von Antithrombin III [5], (Abb. 1). Es ergaben sich statistisch signifikante Korrelationen zum Druck im rechten und linken Vorhof, zum röntgenologischen Herzvolumen, zur Bromsulphaleinausscheidung, zur γ-GT und zum Bilirubin, das heißt zu wichtigen hämodynamischen, röntgenologischen und laborchemischen Kriterien einer kardialen Insuffizienz.

Wir haben aus unseren Untersuchungen gefolgert, daß, je schwerer eine Herzinsuffizienz ist, um so eher und ausgeprägter mit einem verminderten Antithrombin III-

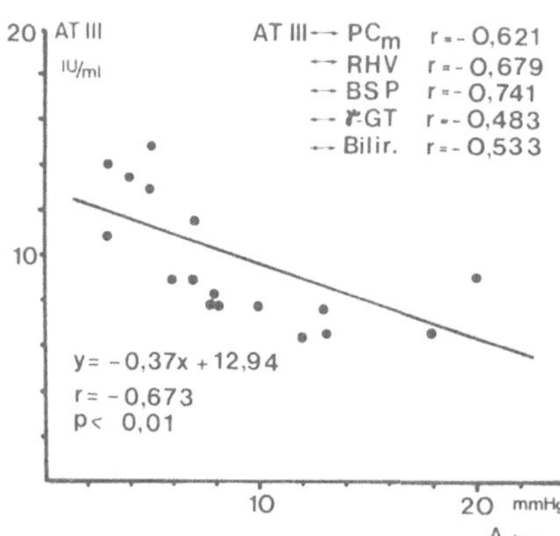

Abb. 1. Korrelationen von AT III zu Kriterien der Herzinsuffizienz

Spiegel zu rechnen ist. Die Beantwortung der Frage, ob der verminderte AT III-Spiegel auch zur Erklärung der erhöhten Thromboembolierate bei Herzinsuffizienz herangezogen werden darf, mußte seinerzeit letztendlich offen bleiben, da über das Verhalten der Gerinnungsfaktoren bei Herzinsuffizienz bislang nur recht lückenhafte Untersuchungen vorliegen.

Material und Methodik

Dementsprechend haben wir diese Untersuchung bei 30 Patienten mit der klinischen Diagnose „hydropisch dekompensierte Rechtsherzinsuffizienz" vorgenommen, um Aufschluß zu gewinnen über das Verhältnis von Antithrombin III zu charakteristischen Gerinnungsfaktoren. In 12 Fällen lag eine isolierte Rechtsherzinsuffizienz vor, in 18 Fällen eine globale Herzinsuffizienz. Es wurden untersucht: Einschwemmkatheter, die Leberwerte Bilirubim, γ-GT, SGOT, SGPT, AP, LDH und Cholinesterase, Antithrombin III sowie die Faktoren I, II, V, VII, VIII und X.

Ergebnisse

Wir fanden eine Erhöhung der γ-GT und des Bilirubins sowie einer Verminderung der Cholinesterase an die Untergrenze der Norm (Abb. 2). Die Faktoren I und II waren im wesentlichen unverändert, die Aktivität des Faktors VIII war auf 200% gesteigert und die Aktivitäten der Faktoren V, VII und X waren gering vermindert, jedoch nicht so ausgeprägt wie das AT III, das auf 67% des Normalwerts reduziert war und somit im deutlich pathologischen Bereich lag (Abb. 3). Es fanden sich signifikante Korrelationen von Antithrombin III gegenüber Bilirubin und Cholinesterase.

Diskussion

Antithrombin III als wichtigster Inhibitor der Blutgerinnung ist stärker vermindert als einige Gerinnungsfaktoren, während weitere Gerinnungsfaktoren unverändert oder sogar in ihrer Aktivität erhöht sind. Wir glauben deshalb, daß der verminderte Antithrombin III-Spiegel durchaus als zusätzliche Erklärung der Thrombophilie bei dekompensierter Herzinsuffizienz herangezogen werden kann. Die Ursachen der AT III-Verminderung sind letztendlich unklar; eine verminderte Syntheserate kommt genauso

	$\bar{x}$	SD	
Bilirubin	1,9	o,9	mg/dl
γGT	6o,9	42,2	U/l
SGOT	16,5	1o,o	U/l
SGPT	19,8	11,5	U/l
Cholinesterase	2211,5	762,4	U/l
LDH	24o,1	68,7	U/l
alk.Phosphatase	17o,1	76,0	U/l

Abb. 2. Leberwerte (n = 30, hydropisch dekompensierte Herzinsuffizienz)

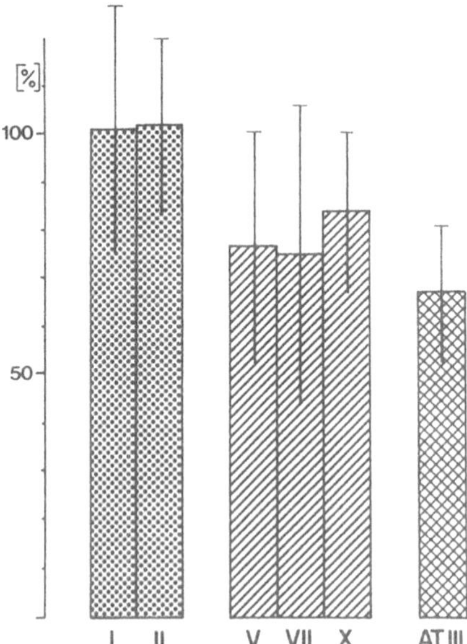

Abb. 3. Faktoren I, II, V, VII, X, und AT III (n = 30, hydropisch dekompensierte Herzinsuffizienz)

in Betracht wie ein Verlust über Darm und Niere, da Antithrombin III ein niedriges Molekulargewicht von 65000 Dalton hat und ein derartiger Proteinverlust bei Herzinsuffizienz beschrieben wird. Genauso ist eine Plasmaverdünnung denkbar. Zudem haben wir den Eindruck gewonnen, daß der AT III-Spiegel auch ein signifikanter Parameter für die Rekompensation einer Herzinsuffizienz ist.

Dem Befund einer erniedrigten AT III-Aktivität bei dekompensierter Rechtsherzinsuffizienz kommt erhöhte praktische Bedeutung zu, wenn diese Patienten operiert werden müssen, deren perioperatives Risiko sowieso stark erhöht ist. Insbesondere wenn extrakorporale Systeme benutzt werden müssen, bei denen eine nicht optimale Antikoagulation katastrophale Folgen haben kann, sollte eine Substitution erwogen werden, wenn der AT III-Spiegel niedrig ist.

Literatur

1. Dietrich W, Schroll A, Göb E, Barankay A, Richter JA (1984) Antithrombin III-Substitution zur Optimierung der Heparinwirkung während extrakorporaler Zirkulation in der Herzchirurgie. Anästhesist 33:422
2. Mercks J, Beck OA, Hochrein H (1983) Komplikationen und Letalität der hydropischen kardialen Dekompensation. Intensivmedizin 20:155
3. Partecke BD, Fischer C, Buck-Gramcko D (1985) Antithrombin III - ein wichtiger Faktor bei langdauernden mikrovaskulären Operationen. Handchirurgie 17:81
4. Roger PH, Sherry S (1976) Current status of antithrombotic therapy in cardiovascular disease. Prog Cardiovasc Dis 19:235
5. Schregel W, Straub H, Kuntz HD, Ulmer WT (1983) Leberfunktion und Antithrombin III-Aktivität bei Herzinsuffizienz. Anästhesist 32 Suppl 190

III Sicherheit in der Anästhesie

Leitung: F. W. Ahnefeld und P. Frey

Sicherheit in der Anästhesie

F. W. Ahnefeld

Das Thema des Workshops „Sicherheit in der Anästhesie" kann unter unterschiedlichen Aspekten gesehen und abgehandelt werden. Wir haben gemeinsam mit den Referenten versucht, aktuelle Fragen und Probleme auszuwählen. Die Auswahl ist subjektiv und kann keinen Anspruch auf Vollständigkeit erheben. Andere, gleichwichtige Schwerpunkte, die die Sicherheit unserer Arbeit betreffen, bleiben unberücksichtigt.

Ich möchte einleitend den Versuch unternehmen, den Hintergrund darzustellen, vor dem wir alle Probleme, die die Sicherheit betreffen, sehen müssen. Zum einen kann es die absolute Sicherheit auch in der Anästhesie nie geben. Selbst wenn wir eine noch aufwendigere Technik bezahlen könnten, so wird es uns nie gelingen, auch die biologische Sicherheit der vitalen Funktionen zu erreichen, mögen die heute noch nicht vorhersehbaren Fortschritte der Medizin noch so groß sein. Zum anderen wird die Sicherheit, bezogen auf den Patienten, von unzähligen Faktoren bestimmt. Der Anästhesist, der die größtmögliche Sicherheit garantieren soll, ist dabei nicht nur von der Technik, hier dem Konstrukteur und Hersteller, abhängig, sondern in gleicher Weise vom technischen Service seines Bereiches, von der Qualifikation des technischen und Pflegepersonals, von strukturellen und organisatorischen Vorgaben seines Arbeitsbereiches, von der Bereitstellung finanzieller Mittel, einer dem Bedarf entsprechenden personellen Besetzung, von der Auswahl der Anästhesieverfahren, nicht zu vergessen vom Operateur und den Risiken des Patienten, schließlich und entscheidend von seinen Kenntnissen und Fähigkeiten. Mit seinem persönlichen Können steht er am Ende einer Kettenfunktion. Nur ein schwaches Glied dieser Kette, das Übersehen von Korrekturmöglichkeiten, aber auch die Erkenntnis, daß, aus welchen Gründen auch immer, als notwendig erkannte Korrekturen nicht möglich sind, gefährden die Sicherheit. Nicht in jedem Fall kommt es zu einer Katastrophe, zu einer bleibenden Schädigung des Patienten oder gar zum tödlichen Zwischenfall, aber der Sicherheitsbereich, in dem wir uns bewegen oder aufgrund der Vorgaben bewegen können, wird schmaler, teilweise ausgleichbar durch das persönliche Können, das Risiko jedoch bleibt für jeden von uns hoch. Wir sollten deswegen weder eine technische Perfektion anstreben, noch uns einer sinnvollen technischen Entwicklung verschließen. Wir sollten nicht zu Rückversicherern werden, trotzdem bemüht sein, das eigene Risiko durch Beachtung aller sicherheitsbeeinflussenden Größen klein zu halten. Nicht selten wird von Politikern, aber auch Journalisten darauf hingewiesen, daß die Sicherheit im Flugbetrieb weitgehend gewährleistet sei und eine solche Entwicklung beispielhaft auch für medizinisch-technische Geräte, überhaupt den medizinischen Bereich Gültigkeit haben muß. Diejenigen, die diese Forderung aufstellen, müßten sich nur über die daraus resultierenden Konsequenzen im klaren sein. Würden wir heute für die Medizin ähnliche Forderungen erheben und gleiche Voraussetzungen fordern, käme der operative Betrieb in kürzester Zeit zum Erliegen. Kein Flug ohne technische Kontrolle, ohne aufwendige Wartung, ohne exakt festgelegten Ersatz bestimmter Bauelemente, ohne Wettermeldung, ohne Leit- und Prüfsysteme, ohne qualifiziert ausgebildete Piloten, auch nicht ohne Kopiloten usw.

Was bedeutet das? Keine Narkose ohne optimalen technischen Service, Aussonderung aller alten Geräte, keine Narkose ohne entsprechend differenzierte Voruntersuchung des Patienten, ausschließlicher Einsatz von Fachärzten, keine Maßnahmen ohne Leit- und Prüfsysteme etc. Aber selbst wenn dies alles möglich, bezahlbar wäre, würden Zwischenfälle nicht vermeidbar sein, so wie es auch in der Luftfahrt zu Flugzeugabstürzen kommt. Vergessen wird bei dem Vergleich, daß es in der Anästhesie nicht nur um die technisch konstruktive Sicherheit geht, die man durch doppelt oder dreifach ausgelegte Prüf- und Funktionssysteme verbessern könnte, sondern daß es insbesondere bei Start und Landung auch auf das Können des Piloten ankommt, daß aber diese Vorgänge weitgehend zu berechnen, zu standardisieren und damit exakt zu überprüfen sind. Exakt regeln lassen sich also technische Vorgänge, nicht jedoch biologische. Ich kann sie bestenfalls überprüfen, aber auch durch den Einsatz der EDV nicht oder nur unzureichend deuten. Das Erreichen eines systolischen Blutdrucks von 100 mm Hg ist bei einem Schockpatienten mit einem bis dahin nicht meßbaren Blutdruck ein Erfolg. Ein plötzlicher Abfall von 150 auf 100 mm Hg kann dagegen eine bedrohliche Situation ankündigen. Weder die Plausibilitätskontrolle der biologischen Werte noch der Austausch vitaler Bauelemente beim Patienten ist gelöst.

Neben vielen anderen gibt es noch einen weiteren wesentlichen Unterschied. Verlangen wir unter den juristischen Zwängen eine dem Stand der Technik entsprechende Ausstattung und eine dem Bedarf angepaßte personelle Besetzung, verursachen wir angeblich eine Kostenexplosion und arbeiten unwirtschaftlich. Der Fluggast dagegen zahlt die vorgegebene Sicherheit, oder er muß sich eines anderen Transportmittels bedienen.

Der Glaube, daß Sicherheit in der Technik auch Sicherheit für den Patienten bedeutet, fand in der Bundesrepublik seinen Niederschlag in einem neuen Gerätesicherheitsgesetz und einer Medizingeräteverordnung. Lange bevor der Gesetzgeber unter politischen Zwängen handelte, hat die Deutsche Gesellschaft für Anästhesiologie und Intensivmedizin durch Empfehlungen ein Bekenntnis für die Notwendigkeit der Sicherheit medizinisch-technischer Geräte abgelegt. Das, was uns jetzt der Staat auferlegt hat, sichert die Juristen ab, die diese Verordnung erarbeiteten, belastet uns mit unsinnigen administrativen Aufgaben und droht Strafen für Unterlassungen an, die sich aus personellen, finanziellen und auch technischen Gründen zwangsläufig ergeben. Die Zeit, die wir dringend für den Patienten benötigen, wird weiter eingeschränkt, wir werden aber gleichzeitig ebenfalls rechtlich bedroht, falls wir die für die Aufklärung erforderliche Zeit nicht finden. Das ist der Beitrag des Staates zu einer Sicherheit, die so im eigenen Interesse, besonders im Interesse des Patienten, nicht zu erreichen ist.

Bevor man Gesetze oder Verordnungen erläßt, müßte man sich die Mühe machen, eine Ursachenanalyse zu betreiben und erst daraus dann sinnvolle Schlußfolgerungen ziehen. In der Weltliteratur sind nur wenige sorgfältig zusammengestellte Statistiken zu finden, die verbindliche Rückschlüsse darauf erlauben, wo überhaupt die Korrekturen zur Verbesserung der Sicherheit ansetzen müßten.

Nur in 0,8–8% ließen sich die registrierten Zwischenfälle auf das eingesetzte Gerät selbst beziehen, gleichgültig ob es sich um Fehler des konstruktiven Konzepts, Fabrikationsfehler, eine Alterung oder ein Bauteilversagen handelte. Bei ca. 15% ergab sich die Fehlerquelle aus der Geräteumgebung, d.h. die für den Betrieb erforderlichen Installationen entsprachen nicht den Erfordernissen. In weiteren ca. 15% war die mangelnde Instandhaltung für den Zwischenfall verantwortlich. Die Auflagen des Herstellers wurden nicht beachtet, es fehlten Wartungsverträge, nicht qualifiziertes Personal führte die Instandhaltungsarbeiten durch. In vielen Fällen fand aber auch die Aussonderung eines dem Stand der Technik nicht mehr entsprechenden Gerätes nicht zeitgerecht statt. In ca. 60% resultierten die Fehler aus der falschen Handhabung des Gerätes. Mangelnde Kenntisse der Anwender ergaben sich aus einer unzureichenden Einweisung des Bedienungspersonals, einer fehlenden Fortbildung, oder aber der Grund lag in der physischen bzw. psychischen Überforderung. In diesen erschreckend hohen Anteil gehen aber auch ganz spezielle Probleme ein, die bisher nicht in ausreichender Weise analysiert wurden. Es handelt sich zusammengefaßt um Probleme der Anwendungstechnik. Eine fehlerhafte Anwendung kann alleine daraus resultieren, daß der Hersteller zu wenige Informationen über die Art des Einsatzes und die Kombinationen mit anderen Geräten besitzt, obwohl sich dafür zwingende medizinische Notwendigkeiten ergeben. In diesen hohen Prozentsatz geht aber auch die Tatsache ein, daß an den meisten im Einsatz befindlichen medizinischen Geräten ein der Anwendungstechnik entsprechendes ergonomisches Prinzip fehlt, d.h. Bedienungs- und Überwachungselemente sind weder den Erfordernissen entsprechend angeordnet, noch von der Kennzeichnung und/oder Bedienung so ausgelegt, daß Fehlbedienungen oder versehentliche Einstellungen weitgehend unmöglich sind.

Betrachten wir diese Zusammenhänge, dann ergeben sich daraus die notwendigen Korrekturen, die aber von dem bei uns gültigen Gerätesicherheitsgesetz respektive der Verordnung nur zu einem kleinen Teil erfaßt werden. Eine dem Stand der Technik entsprechende Ausstattung ist in vielen Bereichen nicht möglich. Der technische Service innerhalb der Kliniken ist unzureichend und kann wegen fehlender Geldmittel nicht realisiert werden, die personelle Überforderung, gerade in der Anästhesiologie und Intensivmedizin, bedarf keiner Begründung. Stellenpläne beziehen sich auf Anhaltszahlen, die der Medizingeschichte, nicht dem Ist-Zustand entsprechen. Die auf dem Markt befindlichen Geräte mögen dem heutigen technischen Standard entsprechen. Die Industrie hat es jedoch bisher versäumt, einen Arbeitsplatz anzubieten, der ergonomischen Gesichtspunkten entspricht. Wir arbeiten trotz aller Weiterentwicklung auch heute noch in einem Versuchslabor, in dem ein jeweils neu zu etablierendes Gerät dort untergebracht wird, wo zufällig noch Platz ist, nicht aber wo es von der Funktion her hingehört. Die Industrie produziert darüber hinaus häufig nicht das, was wir brauchen, sondern das, was technisch machbar ist. Wir haben vielleicht versäumt, klar zu formulieren, was wir wollen und was wir tatsächlich benötigen. Darin wird, wollen wir gemeinsan die Sicherheit verbessern, dies ganz besonders in bezug auf die technische Ausstattung ein Schwerpunkt unserer zukünftigen Arbeiten liegen müssen.

Ohne hier auf weitere Einzelheiten der uns im Augenblick bedrückenden Situation einzugehen, die sich aus der neuen Medizingeräteverordnung ergibt, möchte ich jedoch mit allem Nachdruck feststellen, daß sich die Probleme der Sicherheit in der Anästhesie ganz bestimmt nicht nur durch die Verbesserung der Technik lösen lassen; d.h. wir erkennen seit langem die Notwendigkeit einer verbesserten Schulung des Personals, wir finden aber nur in begrenztem Umfange die dafür notwendige Zeit, außerdem mangelt es an systematisch vorbereitetem Ausbildungsmaterial. Um diese Aufgabe zu lösen, werden wir Gemeinschaftsproduktionen vorsehen müssen. Wir werden aber auch den Herstellern zu verdeutlichen haben, daß wir diese Aufgabe nur dann erfüllen können, wenn sich die Hersteller an dieser Aufgabe beteiligen, z. B. auch Simulatoren als Voraussetzung für eine erfolgreiche Schulung bereitstellen.

Ganz besonders dankbar bin ich Herrn Rügheimer, daß er uns das von ihm inaugurierte Konzept einer Weiter- und Fortbildung im Sinne einer Propädeutik für den Anästhesisten vorträgt. Auch diese Maßnahme stellt für uns alle eine weitere Belastung dar, sie kostet Zeit, dennoch werden wir Möglichkeiten finden müssen, um ein solches Projekt zu realisieren.

In den weiteren Referaten wollen wir spezielle Probleme aufgreifen, analysieren und daraus Empfehlungen ableiten, die wiederum alle mit unterschiedlichen Ansatzpunkten der Sicherheit dienen.

Wie ich eingangs betonte, bleiben weite Bereiche, die wir ebenfalls der Sicherheit in der Anästhesie zuzuordnen haben, in diesem Workshop unerwähnt. Die Sicherheit ist an erster Stelle von den Kenntnissen und Fähigkeiten des Anästhesisten abhängig. Zwischenfälle unterschiedlichster Art werden aber auch vom organisatorischen Ablauf, von der Auswahl der Methoden und vielen anderen Faktoren beeinflußt. Ein ständiger Erfahrungsaustausch, die kritische Auseinandersetzung mit der uns heute zur Verfügung stehenden oder angebotenen Technik, aber auch der möglichen Verfahren und Methoden sind Grundvoraussetzungen, um Mögliches vom Machbaren und Nützliches von Überflüssigem abzutrennen. Forderungen sind schnell erstellt, die Realisierung ist jedoch heute nur noch in begrenztem Umfange möglich. Diese Tatsache möchte ich zum Abschluß meiner einleitenden Worte auch den Gutachtern ins Stammbuch schreiben! Die Schlinge, die uns die Verordnungen und die Rechtsprechung um den Hals gelegt haben, ist eng genug, wir sollten daher behutsam mit unrealistischen Forderungen umgehen, nicht nur die eigenen Maßstäbe anlegen, sondern sorgfältig prüfen, ob solche Maßstäbe zu verallgemeinern sind. Nur dann und unter diesen Voraussetzungen werden wir diese zusätzliche Aufgabe erfüllen, vor allem als notwendig erkannte Forderungen realisieren können. Die Verunsicherung, die wir selbst durch übertriebene Forderungen schaffen können, ist ebenfalls als Bedrohung der angestrebten Sicherheit aufzufassen.

Literatur

1. Ahnefeld FW (1979) Die Sicherheit medizinisch-technischer Geräte und Anlagen. Anästh Intensivmed 20:294
2. Cooper JB, Newbower RS, Long CD, McPeek B (1978) Preventable anesthesia mishaps: A study of human factors. Anesthesiology 49:399
3. DGAI-Empfehlungen zur Sicherheit medizinisch-technischer Geräte (1979) Anästh Intensivmed 20:296
4. Empfehlungen der DGAI zur Sicherheit medizinisch-technischer Geräte beim Einsatz in der Anästhesiologie (1979) Anästh Intensivmed 20:303
5. Empfehlungen der DGAI zur Sicherheit medizinisch-technischer Geräte beim Einsatz in der Anästhesiologie - hier: Inhalationsnarkosegeräte (1979) Anästh Intensivmed 20:307
6. Empfehlungen zur Sicherheit medizinisch-technischer Geräte der Deutschen Gesellschaft für Anästhesiologie und Intensivmedizin - hier: Beatmungsgeräte (1980) Anästh Intensivmed 21:340
7. Tschirren B (1976) Der Narkosezwischenfall, 2. Auflage. Huber, Bern Stuttgart
8. Wyant GM (1979) Mechanical misadventures in anaesthesia. University Press, Toronto

Sicherheit durch Instandhaltung (Gerätepflegezentrum)

J. Kilian

Nachdem die Zahl und die Komplexität der in der Medizin - nicht nur in der Anästhesie - eingesetzten Geräte stetig zunimmt, wachsen auch die Gefahren, die sich für die Patienten aus Gerätemängeln und Fehlbedienungen ergeben können. Grundlagen für die Sicherheit bei der Anwendung eines medizinisch-technischen Gerätes sind sein bestimmungsgemäßer Einsatz, gewährleistet durch medizinisches Fachwissen, ein zusätzliches, für jeden Gerätetyp unterschiedliches Spezialwissen, das den ordnungsgemäßen Umgang mit diesem Gerät sicherstellt, und eine regelmäßige Kontrolle der Geräte auf Intaktheit aller ihrer Funktionen [9, 11].

Die Erfahrungen der letzten Jahre haben gezeigt, daß diese Aufgaben nurmehr zu bewältigen sind, wenn eine Institution im Krankenhaus existiert, die die anfallenden technischen Probleme erkennt und zu lösen imstande ist. Es genügt heute der Haustechniker in Form eines Elektrikers oder Installateurs im Krankenhaus nicht mehr. Ähnlich der allgemein anerkannten Haustechnik zur Versorgung der Klimaanlagen, der Aufzüge, der elektrischen Installation usw. muß zumindest jedes größere Krankenhaus (etwa 600 Betten) eine eigene Medizintechnik aufbauen und unterhalten [5]. Bisher standen wir als Anwender mit unseren Forderungen hinsichtlich apparativer, personeller und räumlicher Ausstattung der Medizintechnik eher allein; dies hat sich seit Anfang dieses Jahres, zumindest in Deutschland, grundlegend geändert. Mit dem Erlaß der Verordnung über die Sicherheit medizinisch technischer Geräte vom 14. Januar 1984 [10] ist nun Pflicht, daß der Betreiber, also der Krankenhausträger, alle Voraussetzungen für eine sichere Anwendung medizinisch-technischer Geräte zu schaffen hat. Dazu gehören unter anderem die laut Gebrauchsanweisung erforderlichen „Instandhaltungsmaßnahmen für die Gewährleistung der Betriebs- und Funktionssicherheit" eines medizinisch-technischen Gerätes. Betreiber und Anwender müssen durch entsprechende organisatorische Vorgaben dafür sorgen, daß Fehler soweit wie möglich reduziert werden bzw. ihr Auftreten rechtzeitig erkannt wird. Vorbedingung hierfür ist die Einrichtung einer entsprechenden Einheit im Krankenhaus, zu deren wesentlichsten Aufgaben es gehören wird, durch laufende Kontrolle und Routineaufarbeitung die technische, hygienische und medizinische Sicherheit der Geräte zu gewährleisten oder zu erhöhen.

Die technische Sicherheit bedeutet in diesem Zusammenhang die komplikationsfreie Anwendung einer definierten Methode und die einwandfreie Funktion eines Gerätes von der technischen Konzeption her. Sie muß einmal erreicht werden durch die Berücksichtigung bestimmter konstruktiver Merkmale, zum anderen jedoch auch durch eine regelmäßige Wartung und eine laufende Funktionsüberprüfung.

Die hygienische Sicherheit bedeutet die gefahrlose oder zumindest risikoarme Mehrfach- oder Wiederverwendung eines Gerätes bei verschiedenen Patienten und die technisch einwandfreie Realisierung dieser Forderung. Die Erfahrung zeigt, daß die hygienische Aufbereitung der Geräte durch die technische Weiterentwicklung unproblematischer geworden ist. Als Beispiel sei die Autoklavierbarkeit der Beatmungsteile neuer Narkose- und Beatmungsgeräte genannt.

Die medizinische Sicherheit schließlich muß erreicht werden durch die sichere Applikation eingestellter Größen und die sofortige und rechtzeitige Alarmierung bei auftretenden Abweichungen von den geforderten Leistungsgrenzen durch die laufende Kontrolle der Gerätefunktion und durch eine ausreichende Schulung des Personals in der Bedienung der Geräte.

An der Notwendigkeit einer Institution, die diese verschiedenen Formen der Sicherheit gewährleisten kann, besteht kein Zweifel. Von seiten der Anwender wurde schon seit vielen Jahren darauf hingewiesen, daß ein sicherer Einsatz medizinisch-technischer Geräte nur gewährleistet sein kann, wenn die Geräte kontinuierlich hinsichtlich ihrer Funktionssicherheit überwacht und Fehler erkannt und qualifiziert beseitigt werden [1, 2]. Wir werden hier von den Herstellern der Geräte unterstützt, die ein natürliches Interesse daran haben, daß ihre Geräte durch Wartungsverträge regelmäßig überprüft und instandgehalten werden. Probleme in der Realität waren und sind jedoch in vielen Fällen das Fehlen notwendiger Gelder für Personalstellen, Ausrüstung, aber auch zum Abschluß von Wartungsverträgen.

Aufgaben eines Gerätepflegezentrums

Die *allgemeinen Aufgaben* bestehen in der Sicherung der Organisation (kein Gerät darf „vergessen" werden), der Verwaltung des Geräteparks, in der Mitwirkung bei der Übernahme der Geräte und beim Abschluß von Wartungsverträgen sowie bei der Beratung vor Einkauf eines Gerätes. An *speziellen Aufgaben* ist schwerpunktmäßig die Sicherung des Instandhaltungssystems zu nennen. Hierzu gehört die kontinuierliche Überprüfung aller eingesetzten Geräte, die Beseitigung von Störfällen vor Ort, die Bevorratung von Einzelteilen, eine Fehleranalyse und schließlich die Mitwirkung bei der Unterrichtung von Ärzten und Pflegepersonal.

Bei der Frage der Instandhaltung (Pflege, Wartung, Instandsetzung) medizinisch-technischer Geräte muß jede Klinik für sich entscheiden, welche Aufgaben sie in eigener Regie durchführen und welche sie an andere Institutionen außerhalb des Krankenhauses vergeben will [4].

Bei der *Gerätepflege* wird es sich in jedem Fall um „hauseigene" Aufgaben handeln. Sie hat in regelmäßigen Abständen oder nach jedem Einsatz eines Gerätes zu erfolgen. Zweck ist die Feststellung und Sicherung des Sollzustandes durch Anwendung hygienischer Maßnahmen und durch Austausch von Verschleißteilen. Eine abschließende Funktionskontrolle ist obligat und muß dokumentiert werden.

Die *Wartung der Geräte* erfolgt in von den Herstellern empfohlenen Intervallen, die – falls diese Arbeit nicht im eigenen Bereich erfolgen kann oder soll – in Wartungsverträgen festgelegt und im Sinne eines Fremdservice durchzuführen ist. Hierbei geht es um die Überprüfung des Istzustandes und die Sicherung des Sollzustandes durch vorbeugende Maßnahmen, die im einzelnen Inhalt des Vertrags sein sollten.

Die *Aufgaben der Instandsetzung*, die bei Funktionsausfall oder vermuteten Funktionsstörungen zu erfüllen sind, sollten - von häufigen Fehlern bzw. Bagatellschäden abgesehen - in jedem Falle beim Hersteller oder entsprechend autorisierten Institutionen liegen. Angestrebt werden muß, daß die krankenhauseigene Medizintechnik den Funktionsausfall durch Feststellung des beschädigten Bauelements und seine Entfernung beseitigt und nicht das ganze Gerät, sondern nur das betroffene Bauelement zur Reparatur bzw. zum Austausch gibt.

Fremd- und Eigenservice

In Absprache mit dem Hersteller können bei gut funktionierenden klinikeigenen Gerätepflegezentren mit den notwendigen personellen und apparativen Voraussetzungen bestimmte Aufgaben der Wartung durchaus auch in diesen Zentren erfolgen. Unsere Erfahrungen sprechen dafür, die Pflege und die damit verbundene Instandhaltung als Eigenleistung der Klinik vorzusehen, Wartung und Instandsetzung dagegen als Fremdleistung erbringen zu lassen. Selbst in großen Kliniken kann das für die Wartung und Instandsetzung benötigte qualifizierte Personal kaum bereitgestellt werden. Alleine die dafür notwendige Ausstattung mit Geräten und die aufwendige Vorratshaltung an Ersatzteilen werden neben den genannten Nachteilen sicher keine Einsparungen ermöglichen. Selbstverständlich wird der Übergang fließend sein.

Organisatorisch ist die zentrale Rolle des Gerätepflegezentrums bei allen drei Formen der Instandhaltung dadurch zu gewährleisten, daß sämtliche Geräte durch das Gerätepflegezentrum erfaßt werden und Aufträge über Instandhaltung oder Instandsetzung nur durch diese Institutionen herausgegeben werden dürfen.

Bei der Planung eines Gerätepflegezentrums hinsichtlich räumlicher, apparativer und personeller Ausstattung müssen die anfallenden Aufgaben berücksichtigt werden, so z. B. die Art und Anzahl der täglich aufzubereitenden Geräte, Art und Umfang des Zubehörs (Ersatzteillager) sowie die Pflegeintervalle. Unsere Erfahrungen haben gezeigt, daß etwa ein Drittel der Arbeitszeit für Tätigkeiten vor Ort eingeplant werden muß, um Funktionskontrollen auch während des Betriebs eines Gerätes oder vor seinem Einsatz durchzuführen. Zu berücksichtigen ist aber auch die zusätzliche Arbeitsbelastung, die für diesen Bereich aus den gesetzlichen Aufgaben resultiert. Hier wird die anfangs genannte Verordnung über die Sicherheit medizinisch-technischer Geräte eine immense Zunahme des Dokumentationsaufwandes mit sich bringen. Lassen Sie mich dies am Beispiel des sogenannten Gerätebuches demonstrieren, das für eine Vielzahl der im Bereich der Anästhesie eingesetzten medizinisch technischen Geräte gefordert wird (siehe Tabelle 1). In Zukunft muß das Gerätebuch nun über folgende Punkte Auskunft geben:

1. Zeitpunkt der Funktionsprüfung vor der erstmaligen Inbetriebnahme des Gerätes;
2. Zeitpunkt der Einweisungen sowie die Namen der eingewiesenen Personen;
3. Zeitpunkt der Durchführung von vorgeschriebenen sicherheitstechnischen Kontrollen und von Instandhaltungsmaßnahmen (Pflege, Wartung, Instandsetzung) sowie der Name der Person oder die Firma, die die Maßnahme durchgeführt hat;
4. Zeitpunkt, Art und Folgen von Funktionsstörungen und wiederholter gleichartiger Bedienungsfehler.

Tabelle 1. Medizinisch-technische Geräte, für die ein Gerätebuch zu führen ist

1. Elektro- und Phonokardiographen, intrakardial
2. Blutdruckmesser, intrakardial
3. Blutflußmesser, magnetisch
4. Defibrillatoren
5. Geräte zur Stimulation von Nerven und Muskeln für Diagnose und Therapie
6. Geräte zur Elektrokrampfbehandlung
7. Hochfrequenz-Chirurgiegeräte
8. Impulsgeräte zur Lithotripsie
9. Photo- und Laserkoagulatoren
10. Hochdruck-Injektionsspritzen
11. Kryochirurgiegeräte (Heizteil)
12. Infusionspumpen
13. Infusionsspritzenpumpen
14. Perfusionspumpen
15. Beatmungsgeräte (nicht manuell)
16. Inhalations-Narkosegeräte
17. Inkubatoren, stationär und transportabel
18. Druckkammern für hyperbare Therapie
19. Dialysegeräte
20. Hypothermiegeräte (Steuerung)
21. Herz-Lungen-Maschine
22. Laser-Chirurgie-Geräte
23. Blutfiltrationsgeräte
24. Externe Herzschrittmacher
25. Kernspintomographen

Es ist unschwer einzusehen, daß die Erfüllung dieser Auflagen einen enormen administrativen Aufwand bedeuten wird. Das Führen eines solchen Gerätebuches erfordert darüber hinaus in der Regel einen qualifizierten Sachverstand, um eine sachgerechte Dokumentation und sinnvolle Auswertung sicherzustellen [6].

An dieser Stelle muß darauf hingewiesen werden, daß wir die Notwendigkeit eines Gerätebuches immer anerkannt haben. Das Gerätebuch ermöglicht eine genaue Charakterisierung eines medizinisch-technischen Gerätes und informiert über seine Zusammensetzung und über die durchgeführte Pflege, Wartung und Instandsetzung. Im Grunde genommen gibt es den „Lebenslauf" des Gerätes wieder (Tabelle 2).

Als zweite organisatorische Klippe erweist sich die Bestimmung, daß alle Anwender vor Einsatz eines Gerätes eingewiesen worden sein müssen und dies auch zu dokumentieren ist. Die damit verbundenen Probleme betreffen organisatorische, administrative und didaktische Fragen, die keinesfalls von den Mitarbeitern des Gerätepflegezentrums alleine gelöst werden können. Krankenhausverwaltungen, leitende Ärzte und Pflegebereichsleitung werden Wege finden müssen, um die Zeit hierfür zur Verfügung zu stellen, jedoch auch Personal, das die notwendigen Einweisungen geben kann. Dies muß dokumentiert und laufend auf Vollständigkeit überprüft werden. Eine neue Institution, die Gerätebeauftragten, wird zu schaffen sein, geeignete Arbeitsunterlagen müssen zur Verfügung gestellt werden und der Zeit- und Raumbedarf muß kalkuliert werden. Schließlich bleibt abzuklären, welche Personengruppe in welche Schwerpunkte einzuweisen ist. Medizinische Lernziele betreffen vor allem Ärzte und teilweise Pfleger, Fragen der hygienischen Aufbereitung den Pflegebereich und das Gerätepfle-

Tabelle 2. Aufbau eines Gerätebuches (modifiziert nach einem Vorschlag des Verbandes der Deutschen Feinmechanischen und Optischen Industrie e. V.)

Gerätebuch
nach Medizingeräteverordnung
MedGV
für medizinisch-technische Geräte
der Gruppe 1

1. Gerätestammdaten

Geräte-Typ: ______
Geräte-Nr.: ______
Hersteller: ______
Baujahr: ______
Artikel-Nr.: ______
Krankenhaus: ______
Betriebsort: ______

2. Übergabeprotokoll

Funktionsprüfung durchgeführt am
Einweisung durchgeführt am
Folgende Personen wurden eingewiesen:

Name
1. ______
2. ______
3. ______
4. ______
5. ______
6. ______
7. ______
8. ______
9. ______
10. ______

Übergabe erfolgte am ______

______ ______
Klinik Hersteller/Vertreiber

3. Durchgeführte sicherheitstechnische Kontrollen und Instandsetzungsmaßnahmen

Datum	Maßnahme	Name bzw. Firma	Unterschrift

4. Funktionsstörungen und gleichartige Bedienungsfehler

Zeitpunkt	Art	Folgen	Unterschrift

5. Bauartzulassung

______

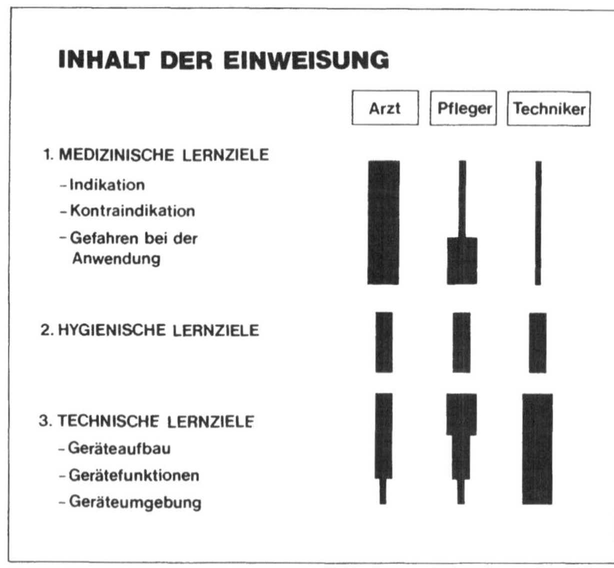

Abb. 1. Einweisungsschwerpunkte zur sicheren Anwendung von medizinischen Geräten

gezentrum, und technische Fragen werden differenziert nach den Aufgaben der einzelnen Gruppen zu beantworten sein. Über die Organisation der Einweisung sind erste Vorschläge publiziert worden, auf die hier nur hingewiesen sei [3, 7, 8], (s. auch Abb. 1).

Als letzte Aufgabe des Gerätepflegezentrums muß schließlich noch die Nachrüstung aller Geräte genannt werden. Betreiber und Anwender müssen abklären bzw. überprüfen lassen, inwieweit die eingesetzten Geräte noch dem Stand der Technik entsprechen, ob sie nachgerüstet oder ausgesondert werden müssen. Dies kann im Rahmen des Wartungsdienstes geschehen, wobei der Umfang der sicherheitstechnischen Ausstattung der Geräte durch Richtlinien festgelegt werden muß.

Zusammenfassung

Ein Eckpfeiler der Sicherheit in der Anwendung medizinisch-technischer Geräte ist die kontinuierliche Überprüfung ihrer einwandfreien Funktion und die Instandhaltung durch Pflege und Wartung. Voraussetzung hierfür ist die Etablierung eines Gerätepflegezentrums, um die organistorischen, administrativen und personellen Anforderungen, die damit verbunden sind, erfüllen zu können.

Literatur

1. Ahnefeld FW, Bock KH, Dick W, Kilian J, Karrer A (1976) Das Anästhesie-Geräte-Pflegezentrum – eine Voraussetzung zur methodischen Geräteaufbereitung in der Anästhesie und Intensivmedizin. Anaesthesist 25:294
2. Ahnefeld FW, Kilian J, Friesdorf W (1981) Sicherheit und Instandhaltung medizinisch-technischer Geräte. Anästh Intensivmed 22:291

3. Friesdorf W, Ahnefeld FW, Kilian J (1984) Organisation der Geräteübernahme und der Einweisung. Anästh Intensivmed 25:331
4. Gossen H (1984) Möglichkeiten und Grenzen der Eigen- und Fremdinstandhaltung medizinisch-technischer Geräte. Anästh Intensivmed 25:336
5. Keck G (1982) Sicherheit und Instandhaltung medizinisch-technischer Geräte aus der Sicht der Krankenhausverwaltung. Krankenhaus 2/1982:63
6. Kilian J, Ahnefeld FW, Lotz P, Friesdorf W (1985) Verordnung über die Sicherheit medizinisch-technischer Geräte. Anästh Intensivmed 26
7. Kothe G (1985) Die Verordnung über die Sicherheit medizinisch-technischer Geräte (MedGV) aus der Sicht des Herstellers. F & W 4/85
8. Obermayer A (1984) Vorschläge zur Erstausbildung an medizintechnischen Geräten. Anästh Intensivmed 25:327
9. Opderbecke HW, Weißauer W (1982) Sicherheit und Instandhaltung medizinisch-technischer Geräte - rechtliche Konsequenzen. Krankenhaus 2/1982:59
10. Verordnung über die Sicherheit medizinisch-technischer Geräte. Melsungen: Bibliomed 1985
11. Weißauer W (1976) Haftung des Anästhesisten für Gerätefehler. Anästh Inform 17:619

Sicherheit der Gerätefunktionen

H. Frankenberger

Einleitung

Eine Systemanalyse zur Sicherheit bei der Narkose war ein Schwerpunktthema des Anästhesiekongresses 1974 in Erlangen. Systembestimmende Faktoren wie Technik und Geräte wurden analysiert mit dem Ziel, Möglichkeiten und Grenzen zur Vermeidung von Risiken an Narkose- und Beatmungsgeräten überschaubarer zu machen. Eine wesentliche Feststellung war, daß auch bei technischer Perfektion nicht ohne Risiko gearbeitet werden kann; das Risiko, das aus technischen Anlagen resultiert, sollte jedoch überschaubar, relativ leicht erlernbar und damit kalkulierbar sein. [1].

Zum derzeitigen Stand der Sicherheit medizinisch-technischer Geräte, zur Sicherheit der Gerätefunktionen, ist festzuhalten, daß die enge Verbindung von medizinischem und technologischem Fortschritt im Laufe der letzten Jahre dazu geführt hat, daß die Behandlung von Patienten leistungsfähiger und sicherer geworden ist. Beispielsweise ist die Durchführung von Anästhesien ohne den Einsatz von Narkose- und Beatmungsgeräten heute nicht mehr vorstellbar - ebensowenig wie ohne den Einsatz von Geräten zur Überwachung vitaler Parameter während einer Operation. Die Unterstützung der Medizin durch die Technik ist zu einer allgemeinen Routine zum Wohle des Patienten und zur Verringerung des Behandlungsrisikos geworden. Der Einsatz von Technik kann aber grundsätzlich ein endliches Risiko nicht ausschließen, da es sich um ein Mensch-Technik-Umweltsystem handelt, eine Systemkombination, die nicht unter allen Bedingungen fehlerfrei arbeiten kann. Im Rahmen der Diskussionen zu dem Thema „Sicherheit der Gerätefunktionen“ sollte man sich dieses Tatbestandes stets bewußt sein.

Sicherheit ist ein Begriff, der im Zusammenhang mit der Anwendung von Technik gesehen werden kann und dabei immer mit dem Begriff Risiko verbunden ist. Sicherheitstechnische Festlegungen erfolgen mit dem Ziel, Risiken zu minimieren und Schadwirkungen bei der Nutzung der Technik so klein wie möglich zu halten [2, 3]. Dies gilt auch für medizinisch-technische Geräte, die in der systemorientierten Kombination Mensch-Technik-Umwelt (Abb. 1) zu betrachten sind. Voraussetzung für eine Minimierung von Risiken ist, daß jedes Element eines Systems zu definierende Mindestanforderungen erfüllt und daß die Elemente aufeinander abgestimmt zusammenwirken. Die Spezifikation für das Element „Umwelt“ läßt sich mit der Forderung nach sicherer Installation und Energieversorgung überschreiben, die Spezifikation für das Element „Mensch“ mit der Forderung nach sicherer Anwendung. Die Spezifikation für das Element „Technik“ basiert auf der Forderung nach sicheren Geräten in der Betriebsphase, der Phase, in der der Anwender das Gerät in der klinischen Routine

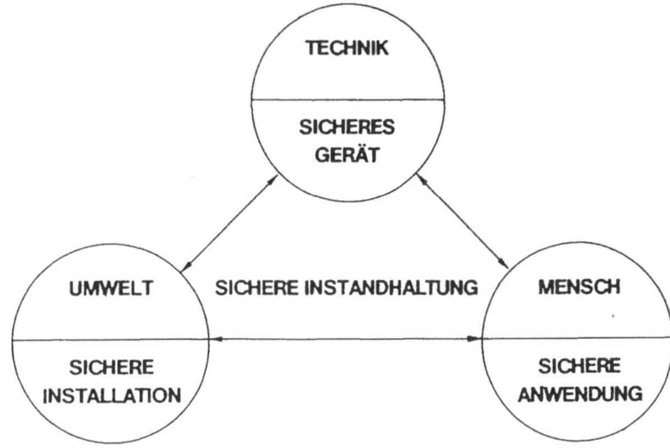

Abb. 1. Kombination Mensch-Technik-Umwelt

einsetzt. Die Ausführungen in diesem Beitrag konzentrieren sich auf das Element „Technik" - in diesem Fall ein medizinisch-technisches Gerät mit lebenserhaltender Funktion. Besonderes Augenmerk wird dabei auf das Subsystem gelegt, das sich mit der Sicherheit der Gerätefunktionen befaßt. Aufgezeigt werden Maßnahmen, die in den einzelnen Lebensphasen eines medizinisch-technischen Produktes zu ergreifen sind - angefangen von der ersten Idee zu dem Produkt bis zu der Phase des klinischen Routineeinsatzes beim Anwender - um den Anteil des Elementes „Technik" zur Minimierung des Risikos beim Zusammenwirken der genannten drei Elemente zu beschreiben.

Sicherheit medizinisch-technischer Geräte

Folgt man diesen Überlegungen, so läßt sich der Begriff „Sicherheit" nicht als absolute Größe definieren, sondern als „zumutbares Risiko" [4] (Abb. 2), das nicht überschritten werden soll. Veranschaulicht werden kann dies in einer „Risikogeraden". „Sicherheit" und „Gefährlichkeit" sind die Bezeichnungen für die Endpunkte einer Begriffsskala, innerhalb der die technisch realisierbaren Zustände liegen. Diese Definition des Begriffs Sicherheit macht auch deutlich, daß durchaus verschiedene Grade von Sicherheit möglich sind.

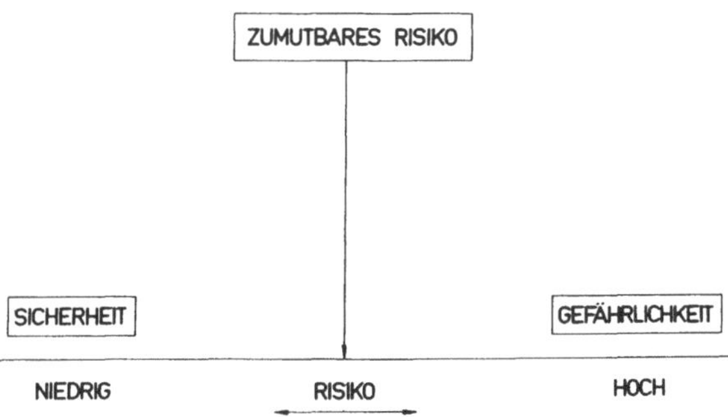

Abb. 2. Sicherheit als zumutbares Risiko

Ein Hersteller medizinisch-technischer Geräte - speziell von Anästhesiegeräten - hat mit Hilfe eines geeigneten Qualitätssicherungssystems sicherzustellen, daß die Geräte und Gerätefunktionen dem Sicherheitsniveau entsprechen, das durch Gesetze, Verordnungen, Normen und Empfehlungen festgelegt ist [5].

Durch Änderung von Gesetzen oder Erlaß von Verordnungen kann das Sicherheitsniveau verändert werden. In der Bundesrepublik Deutschland werden diesbezüglich ab dem 01. 01. 1986 neue gesetzliche Bestimmungen gültig sein, die auf die Sicherheit medizinisch-technischer Geräte einen großen Einfluß haben werden. In das 1979 novellierte Gerätesicherheitsgesetz [6] wurden besondere Vorschriften für medizinisch-technische Geräte dahingehend aufgenommen, daß das Arbeitsministerium durch Rechtsverordnung bestimmen kann, daß medizinisch-technische Geräte zum Zweck des Gefahrenschutzes bestimmten Anforderungen entsprechen müssen. Diese Verordnung über die Sicherheit medizinisch-technischer Geräte (MedGV) wurde am 14. 01. 1985 im Bundesgesetzblatt veröffentlicht [7] und wird zum 01. 01. 1986 in Kraft treten. Sie gilt für medizinisch-technische Geräte einschließlich Laborgeräte und Gerätekombinationen, die dazu bestimmt sind, in der Heilkunde bei der Untersuchung oder Behandlung von Menschen verwendet zu werden. In der Medizingeräteverordnung werden zwei unterschiedliche Vorschriftenwerke zusammengeführt:

- Vorschriften, die sich an den Hersteller oder Einführer medizinisch-technischer Geräte wenden, wenn er diese in den Verkehr bringt oder ausstellt, und
- Vorschriften, die den Betreiber oder Anwender verpflichten, wenn er medizinisch-technische Geräte errichtet oder betreibt.

Um die Sicherheitsanforderungen zu erfüllen, die in Gesetzen, Verordnungen, Normen und Empfehlungen festgelegt sind, müssen Sicherheitsmaßnahmen in jeder Lebensphase eines medizinisch-technischen Produktes realisiert werden; dies ist eine Voraussetzung, um einen Beitrag zur Risikominimierung zu leisten. In Abb. 3 sind die Lebensphasen eines medizinisch-technischen Produktes dargestellt, die in diesem Zusammenhang betrachtet werden müssen:

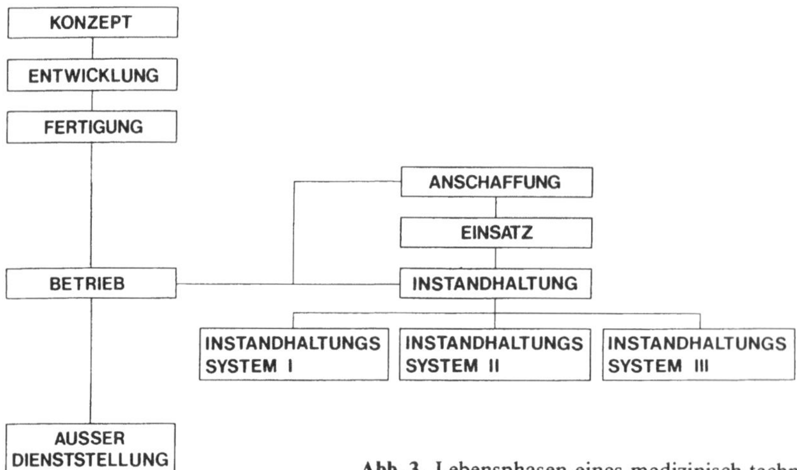

Abb. 3. Lebensphasen eines medizinisch-technischen Produktes

- Konzeptphase,
- Entwicklungsphase,
- Fertigungsphase,
- Betriebsphase beim Anwender.

In der Konzept-, Entwicklungs- und Fertigungsphase werden sicherheitstechnische Maßnahmen in das Produkt unmittelbar oder mittelbar integriert, in der Betriebsphase läßt sich das angesprochene Risiko durch Anwendung von drei unterschiedlichen Instandhaltungsmaßnahmen minimieren. Im folgenden werden einige der Maßnahmen angesprochen, die zur Sicherheit der Gerätefunktionen von einem Hersteller von Anästhesiegeräten in den Phasen der Konzeption, Entwicklung, Fertigung und in der Betriebsphase beim Anwender und Betreiber einzuhalten sind.

Grundfunktionen eines Anästhesiegerätes

Zur Durchführung einer Inhalationsanästhesie werden dem Patienten über ein Anästhesiegerätesystem Gasgemische verabreicht, die mit Inhalationsanästhetika angereichert sind [8]. Folgende Medien sind dabei von Bedeutung: Sauerstoff, Lachgas zusammen mit einem der Inhalationsanästhetika Halothan, Enfluran oder Isofluran. Die Dosierung dieser Substanzen hat dabei so zu erfolgen, daß bei der Durchführung von chirurgischen Eingriffen Schmerzfreiheit, Ausschalten des Bewußtseins und Relaxierung des Patienten sichergestellt werden.

Aus technischer Sicht sind verschiedenartige Gerätesysteme möglich, um diese Forderungen zu erfüllen - in jedem Fall sind aber die folgenden Basisfunktionen an jedem Narkosegerät wiederzufinden (Abb. 4):

- *Gasversorgung und Gasdosierung:* Bei der Dosierung der dem Patienten zu verabreichenden Gase ist dabei die Randbedingung einzuhalten, daß der inspiratorisch verabreichte Sauerstoff eine gewisse Konzentration nicht unterschreiten darf.
- *Narkosemitteldosierung:* Zur Dosierung einer physikalisch definierbaren Menge dampfförmigen Inhalationsanästhetikums ist es erforderlich, eine einstellbare Konzentrationsmenge eines Inhalationsanästhetikums dem Atemsystem des Patienten zur Verfügung zu stellen. Zu beachten ist dabei die Randbedingung, daß das zur Anwendung kommende Inhalationsanästhetikum eine festgelegte Konzentration nicht überschreiten darf.

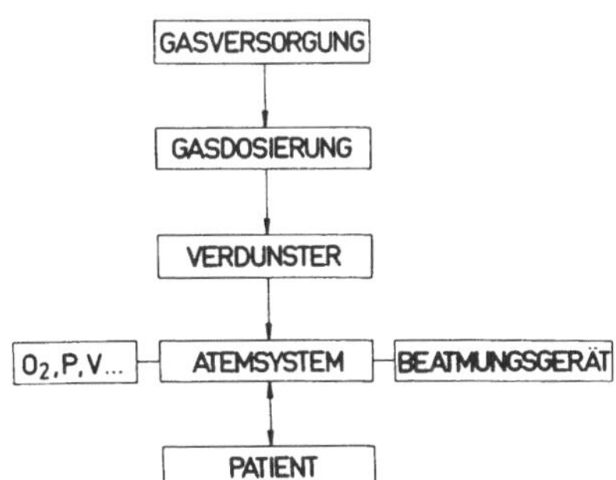

Abb. 4. Funktionskomponenten-Anästhesiesystem

- *Atemsystem im Zusammenspiel mit einem Beatmungsgerät oder einer Handbeatmung:* Das Atemsystem ist als der Teil der Anästhesiegerätesystems anzusehen, der die Schnittstelle zum Patienten darstellt und somit eine Möglichkeit zur Überwachung von lebenswichtigen Funktionen bietet, unmittelbar bevor die mit Inhalationsanästhetika angereicherten Narkosegase dem Patienten zugeführt werden.

Für jede dieser Grundfunktionen eines Anästhesiegerätes sind gewissen Mindestsicherheitsanforderungen zu stellen, die wesentlich für die Patientensicherheit sind. Klinische Anforderungen, wie z. B. das Vermeiden einer Hypoxie, können durch in das Gerät eingebaute Sicherheitskomponenten oder entsprechende Alarme vermieden bzw. gewarnt werden. Genannt seien hier einige auch in der DIN 13252 „Inhalationsnarkosegeräte - Sicherheitstechnische Anforderungen und Prüfung“ [9] angesprochene Sicherheitskomponenten:

- Lachgassperre;
- Sauerstoffmangelalarm;
- Diskonnektionsalarm;
- Sauerstoffmeßgerät mit unterer Warngrenze.

Die klinischen Anforderungen an den sicheren Betrieb von Inhalationsanästhesiegeräten sind in internationalen Normen, einer Empfehlung der DGAI [10] und in der Norm DIN 13252 „Inhalationsnarkosegeräte - Sicherheitstechnische Anforderungen und Prüfung“ festgehalten.

Konzeptphase

Bevor mit der Entwicklung eines medizinisch-technischen Produktes begonnen wird, muß das Entwicklungsziel in einer Produktspezifikation festgelegt werden. Zu definieren ist, für welche Problemstellungen ein Produkt benötigt wird, in welcher Umgebung dieses Produkt zum Einsatz kommen wird. Ein Anästhesiegerät zum Einsatz im Rettungswagen ist anderen Beanspruchungen ausgesetzt als ein Anästhesiegerät, das stationär in einem OP eingesetzt wird. Neben den technischen Spezifikationen sind die Anforderungen des Nutzers an Ergonomie und Integration in den klinikinternen Arbeitsablauf festzuschreiben. Ebenso sind die Anforderungen zu berücksichtigen, die in Gesetzen, Verordnungen, Normen und Empfehlungen festgelegt sind.

Wesentlich sind in diesem Zusammenhang die Sicherheitsanforderungen, die in der IEC Norm 601-1: Sicherheit elektro-medizinischer Geräte - Allgemeine Anforderungen [11] und in der Norm 13252: Inhalationsnarkosegeräte - Sicherheitstechnische Anforderungen und Prüfung [9] festgelegt sind.

In der IEC 601-1 sind z. B. folgende Grundsätze für die Sicherheit von Patient, Anwender und der Umgebung niedergeschrieben, die in der nachstehenden Reihenfolge angewandt werden sollten (Abb. 5):

- *Unmittelbare Sicherheitstechnik:* Das Gerät ist so konstruiert, daß alle Mittel eingebaut sind, die eine Gefährdung ausschließen.

- UNMITTELBARE SICHERHEITSTECHNIK (U)
- MITTELBARE SICHERHEITSTECHNIK (M)
- HINWEISENDE SICHERHEITSTECHNIK (H)

Abb. 5. Grundsätze für die Sicherheit

- *Mittelbare Sicherheitstechnik:* Ist unmittelbare Sicherheit nicht durchführbar, sind besondere äußere sicherheitstechnische Mittel anzuwenden.
- *Hinweisende Sicherheitstechnik:* Wenn auch bedingte Sicherheit nicht zu den beabsichtigten Ergebnissen führt, sind die Bedingungen anzugeben, unter denen ein sicherer Betrieb möglich ist. Zur hinweisenden Sicherheit können Angaben über Transport, Aufstellung, Montage, Anschluß und Inbetriebnahme gehören sowie die Beachtung bestimmter Regeln bei Anwendung, Austausch und Wartung.

Unmittelbare Sicherheit liegt dann vor, wenn ein technisches Erzeugnis so gestaltet ist, daß keine Gefahren vorhanden sind. Da sich dies praktisch nie erreichen läßt, sind besondere mittelbare sicherheitstechnische Maßnahmen zu treffen, die die Gefahren zwangsläufig reduzieren. Sind auch damit nicht alle Gefahren zu vermeiden, müssen Hinweise gegeben werden, unter welchen Bedingungen ein Gerät zu verwenden ist.

Sicherheitsanforderungen für Anästhesiegeräte sind z.B. in der genannten Norm DIN 13252 festgelegt. Diese Anforderungen für die technische Sicherheit von Inhalationsnarkosegeräten basieren auf gerätetechnischen Ursachen, die bei einem Patienten z.B. Hypoxie oder Hyperoxie, alveolaren Kollaps, Barotrauma, eine zu flache oder zu tiefe Inhalationsnarkose, Hypokapnie oder Hyperkapnie hervorrufen können. Um diese Wirkungen zu vermeiden, werden in der Norm Komponenten zur Vermeidung der Ursache und zu ihrer Überwachung angegeben. Abbildung 6 zeigt gerätetechnische Ursachen, die zu einer Hypoxie führen können, und einige Komponenten zur Überwachung und Vermeidung der Ursache. Klassifiziert man diese Komponenten nach den in Abb. 5 angesprochenen Kriterien

- unmittelbare Sicherheitstechnik (U),
- mittelbare Sicherheitstechnik (M),
- hinweisende Sicherheitstechnik (H),

Wirkung	Ursache	Komponenten zur Überwachung und Vermeidung der Ursache	Sicherheitsanforderung nach DIN IEC 601/1
Hypoxie	O_2-Mangel; Gasdosierung; falsches Gas	N_2O - Sperre	U
		Steckkupplungen gasartspezifisch	U
		O_2-Messung mit unterem Grenzwert	M
		O_2 - Mangelsignal	M
		Diskonnektionsalarmvorrichtung	M
		Beatmung mit atmosphärischer Luft	H
		– – –	

Abb. 6. Auszug aus DIN 13252 und Sicherheitsanforderungen nach DIN IEC 601-1: Hypoxie

so ergibt sich die in der letzten Spalte aufgeführte Bewertung der Sicherheitsanforderungen. Eine Lachgassperre stellt nach dieser Definition eine unmittelbare Sicherheitskomponente dar, ein Sauerstoffmeßgerät mit Alarmgrenzen eine mittelbare Sicherheitskomponente.

Abbildung 7 gibt die Klassifizierung der Funktionskomponenten nach Sicherheitsanforderungen wieder, die zur Überwachung und Vermeidung einer zu tiefen Inhalationsnarkose in der Norm aufgeführt sind.

In der Norm wird die Benutzung kalibrierter Narkosemittelverdunster vorgeschrieben - was mit einer hinweisenden Sicherheit klassifiziert ist. In der Medizingeräteverordnung wird in § 3 Absatz 2 gefordert, daß medizinisch-technische Geräte der Gruppe 1 - darunter fallen Inhalationsnarkosegeräte - zur dosierten Anwendung von Energie oder Arzneimitteln mit einer Warneinrichtung für den Fall einer gerätebedingten Fehldosierung ausgerüstet sein müssen.

Dies bedeutet, daß Anästhesiegeräte, die mit einem Narkosemittelverdunster ausgerüstet sind, auch mit einem Warngerät für dieses Narkosemittel ausgerüstet sein müssen. Die Anforderungen dieses § 3 Absatz 2 treten zum 01. 01. 1988 in Kraft. Durch diese Festlegung wird am 01. 01. 1988 die Sicherheitsanforderung an Anästhesiegeräte erhöht - hinweisende Sicherheitstechnik wird in diesem Fall durch mittelbare Sicherheitstechnik ersetzt.

Abbildung 8 gibt die Klassifizierung für die in der DIN Norm festgelegten Komponenten zur Vermeidung und Überwachung eines Barotraumas und eines alveolaren Kollapses wieder.

Wirkung	Ursache	Komponenten zur Überwachung und Vermeidung der Ursache	Sicherheitsanforderung nach DIN IEC 601/1
Inhalations-narkose zu tief	zuviel Narkosemittel; falsches Narkose-mittel	Kalibrierter Verdunster	H
		Sicherheitsfüllvorrichtung	U
		Limitierung Maximalkonzentration	U
		Nullpunktarretierung	U
		Ein-Verdunster-Betrieb	U
		Überfüllsicherung	U

Abb. 7. Auszug aus DIN 13252 und Sicherheitsanforderungen nach DIN IEC 601-1: Inhalationsnarkose zu tief

Wirkung	Ursache	Komponenten zur Überwachung und Vermeidung der Ursache	Sicherheitsanforderung nach DIN IEC 601/1
Barotrauma	zu hoher Lungendruck	Maximaldruck-Begrenzung	U
		Beatmungsdruckmeßgerät	M
		Stenosealarmvorrichtung	M
alveolarer Kollaps	negativer Lungendruck	Beatmungsdruckmeßgerät	M

Abb. 8. Auszug aus DIN 13252 und Sicherheitsanforderungen nach DIN IEC 601-1: Barotrauma, alveolarer Kollaps

Diese in der DIN 13252 festgelegten Sicherheitsanforderungen an Anästhesiegeräte geben dem Anwender dieser Geräte die Möglichkeit, gerätebedingte Fehler, die sich während einer Anwendung am Patienten ergeben, zu erkennen. In der Konzeptphase hat der Hersteller von Anästhesiegeräten auch ein Instandhaltungskonzept festzulegen, das für die Komponenten, die mit dem Patienten in Berührung kommen, sicherstellt, daß sie sterilisiert oder desinfiziert werden können - Einwegartikel ausgenommen.

Zusätzlich müssen in der Konzeptphase auch die Umweltbedingungen, wie z. B. Temperatur, Feuchtigkeit, Druck usw., berücksichtigt werden, die für den spezifizierten Verwendungszweck zu berücksichtigen sind.

Entwicklungsphase

In der Entwicklungsphase werden die in der Konzeptphase festgelegten Spezifikationen in technische Lösungen umgesetzt, zunächst in Prototypen. Die Prototypen werden auf Einhaltung ihrer Spezifikationen getestet, auch auf Einhaltung der spezifizierten Sicherheitsbedingungen.

Die Sicherheitsanforderungen werden durch eine vollständige Fehleranalyse des Produktes überprüft. Diese Analyse wird als Störfallablaufanalyse ausgeführt, die von den möglichen Fehlern in den Einzelteilen eines Gerätes ausgeht und daraus das Verhalten des Gesamtgerätes ermittelt. Dieses Verhalten im Fehlerfall wird dann in seinen Konsequenzen beurteilt. Ebenso erfolgt eine Überprüfung des Entwicklungsprototyps auf die Einhaltung der spezifizierten Funktionen innerhalb der spezifizierten Umweltbedingungen im Rahmen eines Labortests.

Folgende Möglichkeiten werden in der Entwicklungsphase zur Sicherstellung der spezifizierten Gerätefunktionen eingesetzt. Jedes neu entwickelte Gerät wird einem Schock- und Vibrationstest unterzogen. Das Temperaturverhalten wird in Klimakammern und Heißlufträumen getestet. Zur Überprüfung, ob die vorgegebenen Geräuschgrenzen eingehalten werden, erfolgen umfangreiche akustische Messungen. Die elektromagnetische Verträglichkeit - speziell von elektronischen Geräten - wird in Helmholtz-Spulen überprüft.

Die ergonomischen Aspekte werden in aller Regel durch den Anwender beim Einsatz im OP überprüft. In einem Felderprobungstest soll in Erfahrung gebracht werden, inwieweit die Erwartungen des Anwenders mit dem zu erprobenden Gerät erfüllt werden. Nach positivem Abschluß der Testserie werden die Ergebnisse umgesetzt in Zeichnungen, Fertigungspläne, Qualitätssicherungspläne, ... Ebenso werden Unterlagen für die angesprochenen Instandhaltungssysteme erstellt.

Für Medizingeräte der Gruppe 1, also auch für Anästhesiegeräte, die im Zeitpunkt des Inkrafttretens der MedGV noch nicht hergestellt sind oder mit deren serienmäßiger Herstellung noch nicht begonnen wurde, muß die Entwicklungsphase mit einer Bauartzulassung abgeschlossen werden (Abb. 9). Der Hersteller hat diese Bauartzulassung zu beantragen. Für die Beurteilung des Gerätes hat er ein Gutachten von einer vom Arbeitsministerium speziell dafür zugelassenen Prüfstelle einzuholen. In diesem Gutachten muß bescheinigt werden, daß das Gerät den Vorschriften der Medizingeräteverordnung entspricht. In der Bauartzulassung werden für die Geräte der Gruppe 1 auch der Umfang und die Fristen wiederkehrender sicherheitstechnischer Kontrollen

2. Blutdruckmesser, intrakardial
4. Defibrillatoren
7. Hochfrequenz - Chirurgiegeräte
12. Infusionspumpen
15. Beatmungsgeräte (nicht manuell)
16. Inhalations - Narkosegeräte
23. Blutfiltrationsgeräte
25. Kernspintomographen

Abb. 9. Medizingeräteverordnung, Auszug der Gruppe 1 Geräte

festgelegt, soweit dies zum Schutz von Patienten, Beschäftigten oder Dritten erforderlich ist. Der Hersteller hat bei der Auslieferung eines jeden Gerätes der Gruppe 1 einen Abdruck dieser Bescheinigung beizufügen.

Fertigungsphase

Nach Abschluß der Bauartprüfung, jedoch vor Aufnahme der Serienfertigung eines Anästhesiegerätes, müssen die Qualitätssicherungsmaßnahmen festgelegt werden, die zur ordnungsgemäßen Herstellung erforderlich sind. Festgelegt werden müssen die Prüfpläne für die einzukaufenden Bauelemente, die in der Fertigung hergestellten Teile und Baugruppen und die Endprüfung des Gerätes. Ebenfalls müssen vor Aufnahme der Serienfertigung die Fertigungsprozesse festgelegt werden, nach denen die Einzelteile des Gerätes zu fertigen sind.

Nach der Montage des Gerätes erfolgt bei Systemen mit lebenserhaltender Funktion eine 100% Stückprüfung gemäß einer vorher festgelegten Kontroll- und Prüfvorschrift. Erst nach erfolgreichem Abschluß dieser Prüfung und Dokumentation der Werte erfolgt durch eine unabhängige Qualitätssicherungsstelle eine Freigabe des Produktes für den Verkauf und damit zur Anwendung in der Klinik.

Betriebsphase

Der Fertigungsphase schließt sich die Betriebsphase an, in der der Anwender das Gerät - einschließlich der mitgelieferten Gebrauchsanweisung - zur Lösung der ihm gestellten Aufgabe im klinischen Routinebetrieb einsetzt. Die Sicherstellung der Gerätefunktion in der gesamten Betriebsphase ist dann gewährleistet, wenn die empfohlenen Instandhaltungsmaßnahmen mit berücksichtigt werden.

Von Ahnefeld [12] wurde zur Instandhaltung medizinisch-technischer Geräte ein *dreistufiges Instandhaltungssystem* vorgeschlagen (Abb. 3).

Das Instandhaltungssystem I beschreibt die Maßnahmen der Gerätepflege nach einem klinischen Einsatz des Gerätes; Reinigung, Desinfektion, Sterilisation und Prüfung auf Betriebsbereitschaft mit dem Ziel, die hygienische Sicherheit und die Wahrung des Sollzustandes zu gewährleisten.

Die Durchführung dieser Maßnahmen sollte, um eine sicherheitstechnisch und zugleich wirtschaftlich optimale Lösung des Problems zu erreichen, in einem Gerätepflegezentrum erfolgen. Diese methodische Geräteaufbereitung, die auch Funktionskontrollen der Geräte mit einschließt, stellt ein wesentliches Glied in der Sicherheitskette medizinisch-technischer Geräte in der Betriebsphase dar und ist von dem Anwender bzw. dem Betreiber durchzuführen.

Die zu Instandhaltungssystem I durchzuführenden Maßnahmen zur Gerätepflege sind notwendig, aber nicht ausreichend, um die Betriebssicherheit des Gerätes in der Betriebsphase sicherzustellen. Sie müssen ergänzt werden durch Maßnahmen zur Gerätewartung. *Das Instandhaltungssystem II* beschreibt die Maßnahmen, die von einem Hersteller in festgelegten Zeitintervallen zur Überprüfung des Istzustandes der Gerätefunktion durchzuführen sind mit dem Ziel, den Sollzustand durch vorbeugende Maßnahmen zu gewährleisten.

Bedingt durch die Festlegungen in der Medizingeräteverordnung sind Geräte der Gruppe 1, die im Zeitpunkt des Inkrafttretens der Verordnung bereits betrieben werden und für die der Betreiber nicht den Nachweis erbringt, daß sie in der Vergangenheit den Empfehlungen des Herstellers entsprechend gewartet wurden, vom Betreiber bis zum 31. 12. 87 durch eine Prüfstelle, einen Sachverständigen oder sonstige sachverständige Personen einer auf die Betriebssicherheit und Funktionsfähigkeit beschränkten sicherheitstechnischen Prüfung unterziehen zu lassen. Dem Betreiber ist eine Bescheinigung über diese Prüfung auszustellen, in der Umfang und Fristen sicherheitstechnischer Kontrollen aufgrund der Herstellerempfehlungen über Umfang und Fristen von Inspektionen im Rahmen der Wartung festzulegen sind.

Das Instandhaltungssystem III umfaßt die Maßnahmen, die von einem Hersteller nach einem Geräteausfall ergriffen werden müssen, um den Sollzustand des Gerätes wiederherzustellen. Mehr noch als bei den Maßnahmen, die das Instandhaltungssystem II umfassen, bedingt die Instandsetzung Eingriffe in das Gerät. Speziell bei Geräten mit lebenserhaltenden Funktionen wird die Geräteinstandsetzung als Aufgabe des Herstellers anzusehen sein.

Zusammenfassung

Eine konsequente Realisierung der dargelegten sicherheitstechnischen Maßnahmen im Lebenslauf eines medizinischen Gerätes mit lebenserhaltenden Funktionen stellt die Voraussetzung zur Sicherstellung der Gerätefunktionen und damit zur Minimierung des Risikos sowohl für den Patienten als auch für den Anwender und Betreiber dar.

In jeder Phase im Lebenslauf eines medizintechnischen Gerätes sind sicherheitstechnische Maßnahmen durchzuführen – in der Konzept-, Entwicklungs- und Fertigungsphase werden diese sicherheitstechnischen Maßnahmen in das Produkt unmittelbar und mittelbar integriert und ergänzt um hinweisende sicherheitstechnische Maßnahmen. In der Betriebsphase läßt sich das angesprochene Risiko so klein wie möglich halten, wenn die in der Gebrauchsanweisung angegebenen Informationen bei der Geräteanwendung berücksichtigt werden und wenn sicherheitstechnische Maßnahmen in Form des beschriebenen dreistufigen Instandhaltungssystems durchgeführt werden.

Literatur

1. Ahnefeld FW (1974) Systemanalyse zur Sicherheit bei der Narkose und in der Intensivtherapie - Technik und Geräte. In: Rügheimer E (Hrsg) Kongreßbericht - Deutsche Gesellschaft für Anästhesie und Wiederbelebung. Perimed, Erlangen, S 592
2. Kuhlmann A (1981) Einführung in die Sicherheitswissenschaft. Vieweg und Sohn, TÜV Rheinland
3. Vorath B (1981) Grundsätzliches über sichere Systeme in Krankenhäusern. In: Hermes G (Hrsg) Sicherheit medizintechnischer Geräte im Krankenhaus. Bibliomed
4. Streu BK (1980) Sichere Geräte, sichere Installation, sichere Handhabung. In: Anna O, Hartung C, Klie H (Hrsg) Fachtagung Krankenhaustechnik, Hannover. S 61
5. Frankenberger H, Mitter N (1984) Important Principles in the Development, Manufacture and Maintenance of Anaesthesia Equipment. Biomed Technik 29, S 225
6. Jeiter W (1980) Das neue Gerätesicherheitsgesetz - Gesetz über technische Arbeitsmittel C H Beck, München
7. Verordnung über die Sicherheit medizinisch-technischer Geräte (Medizingeräteverordnung - MedGV) (1985) Bundesgesetzblatt, S 93-99
8. Frey R, Hügig W, Mayrhofer O (1971) Lehrbuch der Anästhesiologie und Wiederbelegung. Springer, Berlin Heidelberg New York
9. DIN 13252: Inhalationsnarkosegeräte - Sicherheitstechnische Anforderungen und Prüfung (1984) Beuth, Berlin
10. Empfehlungen der DGAI zur Sicherheit medizinisch-technischer Geräte beim Einsatz in der Anästhesiologie (1978) Anästh Inform 19, S 354
11. IEC-Standard 601-1, First Edition, Bureau Central de la Commission Electrotechnique International (1977) Genève, Suisse
12. Ahnefeld FW, Kilian J, Friesdorf W (1981) Sicherheit und Instandhaltung medizinisch-technischer Geräte. Anästhesiologie und Intensivmedizin 22, S 291

Sicherheit durch Weiter- und Fortbildung

E. Rügheimer

Der Sicherheitsspielraum zwischen dem, was ein Anästhesist tut und dem, was dabei passieren kann, ist glücklicherweise recht groß. Dennoch können wir mit der heutigen Situation eigentlich nicht zufrieden sein. Cooper et al. [4] berichten in ihrer Übersichtsarbeit aus dem Jahre 1984 unter anderem, daß allein in den USA jährlich etwa zwischen 2000 und 10 000 anästhesiebedingte Todesfälle zu beklagen sind. Verglichen mit den meisten Todesursachen in den USA ist die Anästhesiesterblichkeit zwar gering, doch verglichen mit der Zahl der Todesfälle im Linienflugverkehr sehr hoch. Dieser immer wieder bemühte Vergleich gewinnt noch dadurch besondere Bedeutung, daß in beiden Fällen die geschädigten Personen keine direkte Verantwortung für den entstandenen Schaden tragen bzw. sich davor schützen können. „So sind auch", wie die Autoren schreiben, „in beiden Fällen ungewöhnliche Maßnahmen gerechtfertigt, um das Risiko auf ein Minimum zu beschränken" [4]. Aber es gibt Unterschiede. Während in der Luftfahrt der Pilot ein vorgegebenes Gerät verwenden und sich akribischen Sicherheitsvorschriften unterwerfen muß, ist es in der Medizin immer noch primär der einzelne Arzt, der den Einsatz von mehr oder weniger Technik und den dazu notwendigen Umfang der Überwachung weitgehend selbst bestimmt. Nun wäre es aber ein Trugschluß zu glauben, der Anästhesist könne sich deshalb der fortschreitenden Technisierung seiner Tätigkeit entziehen. Die Technik hat inzwischen in der Diagnostik und in der Effizienzkontrolle der Therapie Möglichkeiten eröffnet, daß ein Zurück nicht realistisch wäre.

Nach Siepmann [11] unterscheiden wir beim Anästhesierisiko zwischen

- einem patientenabhängigen, sogenannten präoperativen Risiko infolge Grundkrankheit, Nebenerkrankung, Allgemeinzustand, Dringlichkeit des Eingriffs, und
- einem patientenunabhängigen Risiko, das sich aus der Möglichkeit menschlichen und technischen Versagens ergibt.

Die Hauptursachen des patientenunabhängigen Risikos, die in diesem Zusammenhang interessieren, sind in Abb. 1 zusammengestellt. Das Spektrum reicht vom Funktionsausfall einzelner Geräte über unbemerkte Diskonnektionen, Bedienungsfehler, unzureichende Kenntnisse und Fertigkeiten bis hin zu Fehlern, die auf mangelnde Konzentration zurückzuführen sind.

Cooper et al. [4] haben die restrospektiv und prospektiv analysierten Zwischenfälle nach der in Tabelle 1 gezeigten Systematik aufgeschlüsselt. Der deutlich gestiegene Anteil von Zwischenfällen auf Grund eines technisch-apparativen Versagens in der prospektiven Studie kann möglicherweise als ein Indiz für die rapide Zunahme der Technisierung in unserem Fachgebiet gedeutet werden.

Technisches Versagen durch:	Menschliches Versagen durch:
Diskonnektionen	Mangelndes Vertrautsein mit
- Beatmung	- Instrumenten und Geräten
- Infusion	- Narkoseverfahren und Medikamente
	- Operationsverfahren
Funktionsausfall von	
- Beatmungsgerät	Mangelnde Konzentration
- Laryngoskop	- unzureichende Überwachung (Patient, Geräte)
- Gaszufuhr	- Ablenkung durch andere Tätigkeit
- Kontrollsystemen	- Schlafdefizit
	- übereiltes Handeln

Abb. 1. Hauptursachen des patientenunabhängigen Anästhesierisikos [4, 11]

Tabelle 1. Anteile bestimmter Fehlerarten bei gefährlichen Anästhesiezwischenfällen [4]

	Retrospektive Berichte [%]	Prospektive Berichte [%]
Technisch-apparatives Versagen	11	19
Diskonnektionen	13	13
Menschliches Versagen	70	64
Sonstige Fehler	6	4

Während mit der Möglichkeit eines technischen Geräteversagens ein technischer Sicherheitsbegriff korrespondiert, der sich in technischen Normen niederschlägt - man versteht hier unter Sicherheit immer nur zumutbares Risiko [8] -, erfordern die Möglichkeiten des menschlichen Versagens einen umfassenderen Sicherheitsbegriff (Abb. 2). Klammern wir zunächst eine in diesem Zusammenhang sehr wichtige aber primär technische Frage aus, die immer zu bedenken ist, wenn nach Zwischenfällen von menschlichem Versagen gesprochen wird: War möglicherweise die Technik zu schlecht an den Menschen angepaßt? Versagt hat ja summarisch gesprochen jeweils das Mensch-Maschine-System. Daß der Mensch „eigentlich hätte funktionieren sollen" provoziert die Frage, ob überhaupt erwartet werden durfte, daß ein angemessen vorbereiteter Mensch in diesem System immer richtig reagieren würde. Andererseits: Wir kennen auch besonders kritische Situationen, die mehr Handlungskompetenz erfordern, als sie ein einzelner, noch so gut ausgebildeter Arzt im Zusammenwirken mit seinem pflegerischen Partner bieten kann. Überlassen wir diese ergonomischen Fragen aber der Erörterung der Probleme technischer Organisation.

technische Sicherheit	menschliche Sicherheit
- Normen (DIN, ISO)	- angemessen motivierter Anästhesist
- Vorschriften (Med. GV)	- organisiertes Mensch-Maschine-System
- Empfehlungen (DGAI)	- gründliche Ausbildung/ problembewußte Anwendung

Abb. 2. Der Sicherheitsbegriff in der Anästhesie

Das menschliche Versagen im eigentlichen Sinne kann begründet sein in einem Mangel an Kenntnissen und Fähigkeiten, die der Anästhesist durch Ausbildung in die Narkosesituation mit einbringen müßte, oder einem Mangel an Motivation bzw. Vigilanz, die er situativ aufbringen muß. Dementsprechend fordert ein umfassender Sicherheitsbegriff, daß der verantwortliche Anästhesist angemessen motiviert ist und in einem wohlorganisierten Mensch-Maschine-System durch gründliche Ausbildung erworbene Kenntnisse und Fähigkeiten problembewußt anwendet (Abb. 2).

Bevor wir uns den Möglichkeiten zur Verwirklichung dieses Sicherheitsbegriffes unter den Bedingungen der Weiterbildung zuwenden, erlauben Sie mir noch einige Bemerkungen zu Fragen der Motivation. Unter Psychologen ist es eine altbekannte Tatsache, daß komplexe Leistungen nur unter einem mittleren Erregungsniveau bzw. Motivationsgrad optimal erbracht werden [1, 2, 13]. Ein Zuwenig ist genauso ungünstig wie ein Zuviel. Diese sogenannte Yerkes-Dodson-Regel kennt wohl jeder aus eigener Erfahrung: Optimale Leistung erbringt weder der aus Langeweile Schlafende noch der vor lauter Streß Kopflose.

Was können wir daraus folgern? Kopflos wird nur der, der in einer ungewohnten und dann zu komplexen Situation die Übersicht verliert. Solche Situationen kommen in der Anästhesie vor allem unter drei Bedingungen vor:

- in Notfallsituationen, wenn die angemessenen Reaktionen ungenügend eingeübt sind;
- wenn Anfänger zu früh in zu viele verschiedene Verfahren eingewiesen werden,
- durch unvorbereitete Benutzung neuer Geräte bzw. durch den Einsatz in einem bisher unbekannten operativen Fachgebiet.

Der Abbau von Streßreaktionen erscheint geradezu einfach gegenüber der Lösung der anderen Seite der Yerkes-Dodson-Regel: Wie begegnen wir der Langeweile des alten Hasen bei der Routinenarkose? Gewiß nicht durch noch mehr Automatisierung und damit noch mehr Untätigkeit. Auch Alarmsysteme „wecken“ nur im Alarmfall. Lokführer müssen regelmäßig einen sogenannten „Totmannschalter“ drücken. Doch einen unbemerkten Todesfall auf seiten der Akteure brauchen wir im Operationssaal nicht zu befürchten. Eher können wir auch hier von der Praxis der Piloten lernen: Man versucht, die Aufmerksamkeit situativ zu lenken, indem für jede Situation das Durchgehen von Checklisten vorgeschrieben ist. Was spricht eigentlich in der Anästhesie gegen deren Anwendung, wenn diese Checklisten gleichzeitig Protokoll sind? Ohne einen routinemäßigen Check-up unserer Narkose- und Überwachungsgeräte vor dem Einsatz und ohne entsprechende Sicherheitskontrollen während des Narkosebetriebes werden wir in Zukunft nicht auskommen [3]. Argumente, solche Check-ups forderten zuviel Zeit und technisches Verständnis, kann man nicht mehr gelten lassen. Wer heute komplexe Technik anwendet, muß sich ihren Anwendungsregeln unterwerfen. Der Arzt ist hierzu durch den Anspruch des Patienten auf größtmögliche Schonung verpflichtet. Im übrigen sind Piloten größerer Maschinen auch nie allein - man kontrolliert sich gegenseitig. Analog dazu sollte es für uns selbstverständlich sein, daß ausgebildetes Anästhesiepersonal ständig mitarbeitet und den Anästhesisten beratend kontrolliert.

Wir können diesen Gedankengang also mit der Feststellung abschließen, daß menschliches Versagen durch Faktoren der Motivation und Vigilanz genauso bestimmt wird wie durch solche der Weiter- und Fortbildung.

Die besonderen Bedingungen der Weiterbildung, die per definitionem „Nebenprodukt“ beruflicher ärztlicher Tätigkeit ist [10], sind nicht ohne weiteres mit dem hier entwickelten Sicherheitsbegriff in Übereinstimmung zu bringen. Dies gilt insbesondere für den abrupten Übergang vom Studium zur vollverantwortlichen klinischen Tätigkeit, den wir als eine erste Risikoschwelle im Werdegang des Anästhesisten kennzeichnen können (Abb. 3). Lutz et al. [6] konnten dies auch dadurch belegen, daß eine Abhängigkeit des Anästhesierisikos vom Ausbildungsstand des Anästhesisten vor allem im ersten Ausbildungsjahr nachweisbar ist. Zweifellos haben alle medizinischen Fächer unter diesem Übergang zu leiden, wenn auch verschieden stark. Die gewachsenen Strukturen in der Inneren Medizin und noch mehr in der Chirurgie erscheinen hierfür besser geeignet. So durchschreitet bespielsweise der angehende Chirurg, eingebettet in die Kompetenzhierarchie, seine klinische und technische Ausbildung vom dritten Assistenten bis zum Operateur und dazu noch in einer Abstufung nach dem Schwierigkeitsgrad der Operationen.

Dieses Sicherheitsnetz gibt es für den angehenden Anästhesisten nicht. Einerseits fehlt im Methodenspektrum der Anästhesie die für die operative Medizin charakteristische, breit gefächerte Differenzierung im Schwierigkeitsgrad, andererseits zwingen uns die Stellenpläne dazu, Anfänger im Fachgebiet früh selbstverantwortlich einzusetzen. Im Grunde genommen muß man hierfür einen Großteil der Kenntnisse und Erfahrungen bereits voraussetzen, die er eigentlich erst am Ende seiner Weiterbildungszeit nachweisen muß. Um also den Sicherheitsansprüchen unseres Fachgebietes und

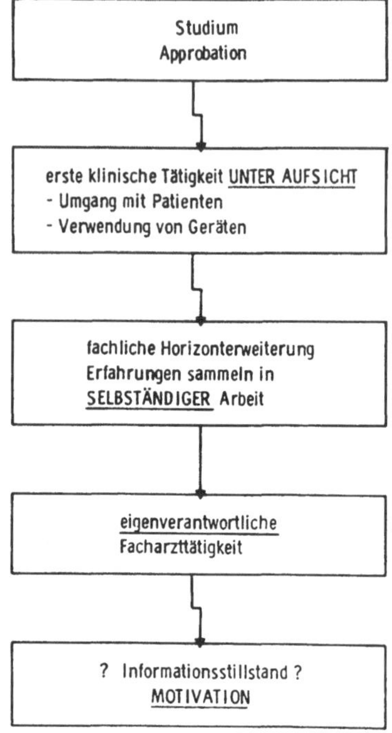

Abb. 3. Risikoschwellen in der Anästhesie

an unser Fachgebiet gerecht werden zu können, müssen wir uns um ein der Studienordnung entsprechendes Curriculum für die Weiterbildung in unserem Fach bemühen, das zunächst die unabdingbaren Voraussetzungen für den klinischen Einsatz schafft und dann einen fächerspezifisch fortschreitenden und risikoadaptierten Weiterbildungsgang ermöglicht (Abb. 4). Nun, wie soll das konkret geschehen?

Als einen ersten Schritt haben wir vor nunmehr 5 Jahren an unserem Institut ein anästhesiologisches Propädeutikum eingerichtet, das den Anfängern im Fachgebiet den Einstieg in den verantwortlichen klinischen Alltag erleichtern soll [9]. Wir haben die Teilinhalte der Weiterbildungsordnung, die für den Anfänger unabdingbar sind, in einem Lernzielkatalog expliziert und in entsprechende Kursabschnitte strukturiert (Abb. 5).

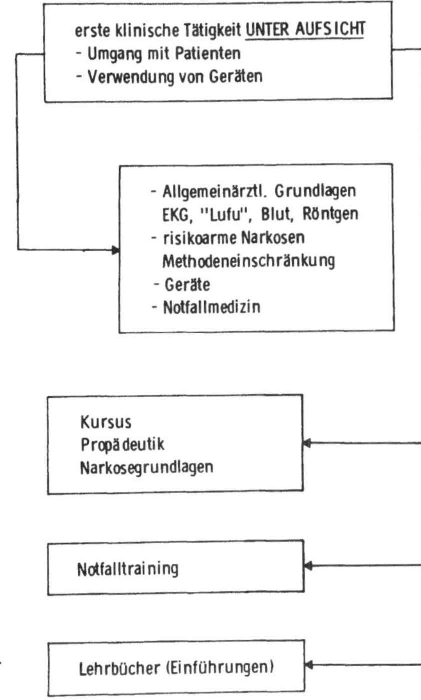

Abb. 4. Didaktische Analyse der 1. Risikoschwelle: Einstieg in die klinische Tätigkeit

- Allgemeine Kenntnisse und Fertigkeiten für die Anästhesietätigkeit
- Diagnostik und perioperative Therapie von Lungenfunktionsstörungen
- Kardiologische Diagnostik und Therapie
- Hämatologische Diagnostik und Therapie im Rahmen von Anästhesie und Operation
- Röntgendiagnostik
- Grundlagen der Medizintechnik und Gerätetraining

Abb. 5. Übersicht zu den Inhalten des Klinischen Propädeutikums Anästhesiologie Erlangen [9]

Beispielhaft soll hier der Kursabschnitt „Grundlagen der Medizintechnik und Gerätetraining" etwas näher vorgestellt werden [7]: Der Kurs umfaßt die in Abb. 6 unter „Erstausbildung an medizin-technischen Geräten" stichwortartig genannten Inhalte und setzt sich aus den didaktischen Grundbausteinen

- Besichtigungen,
- theoretischer Unterricht,
- Demonstrationen, und
- praktische Übungen zusammen.

Das Ziel des theoretischen Unterrichts ist die Vermittlung der Funktionsprinzipien, die den verschiedenen Gerätegruppen zugrunde liegen, sowie ihres physikalischen Hintergrundes. Der theoretische Teil schließt mit der Besprechung der einzelnen Geräte anhand einheitlicher Bedienungsanleitungen. Durch Demonstrationen und praktische Übungen im Labor wird der theoretische Lernstoff vertieft. Wesentliche Punkte der Demonstrationen sind die Vorführung der Beatmungsformen, der zugehörigen Einflußgrößen sowie die Simulation von Zwischenfällen und ihrer Therapie. In den praktischen Übungen sollen die angehenden Fachärzte die Scheu vor den Geräten verlieren und die notwendige Übung und Sicherheit im Umgang mit ihnen gewinnen. Neben der Vermittlung von Wissen und Fertigkeiten verfolgen wir mit unserem Ausbildungsprogramm noch ein weiteres Ziel, nämlich die Weckung eines Gefahren- und Sicherheitsbewußtseins.

In welcher Form die jeweilige Ausbildung durchzuführen ist, ergibt sich hinsichtlich der praktischen Kenntnisse und Fähigkeiten größtenteils aus der Sache selbst: Zum Teil wird hier Gruppenunterricht angemessen sein, zum Teil die Einzelausbildung bzw. das Sammeln von Erfahrungen bei der Mitarbeit mit einem erfahrenen Anästhesisten. Die Erarbeitung der theoretischen Kenntnisse haben wir bislang dem Einzelnen überlassen, der während seiner Propädeutik genügend Zeit zum selbständigen Literaturstudium finden sollte. Wir halten es auch für wesentlich, diesen kleinen Rest akademischer Freiheit vor den allgemein wuchernden Verschulungstendenzen zu schützen. Schließlich sollen ja aus primär rezeptiv tätigen Studenten Akademiker werden, die zum Selbststudium befähigt sind. Natürlich müssen wir ihnen auch dazu die Möglichkeit geben. Andererseits sollte überlegt werden, ob nicht gerade dem Anfänger mit seinen Orientierungsschwierigkeiten mit einem Blockunterricht in Seminarform mehr gedient wäre.

Erstausbildung an medizin-technischen Geräten
- physikalisch-technische Grundlagen
- Sicherheitstechnik
- medizin-technische Geräte
- Fehlersuche
- Notfalltraining

Weiterbildung an medizin-technischen Geräten

Einweisung in neu beschaffte Geräte

Wiederholungskurse über anwendungstechnische Regeln

Abb. 6. Übersicht zum Ausbildungsprogramm Medizintechnik und Gerätekunde [8]

Das konzentrierte Erarbeiten theoretischer Grundlagen und die Einübung praktischer Handgriffe vor dem ersten Einsatz im Operationssaal haben sich als effizient erwiesen. Die jungen Kollegen treten ihren Patienten nach Absolvierung des Propädeutikums mit begründeter Sicherheit gegenüber. Insbesondere das Geräte- und Zwischenfallstraining wird von den Kursteilnehmern durchweg als sehr hilfreich bewertet. Zum Kursabschnitt Medizintechnik haben wir in letzter Zeit zwei anonyme Tests durchgeführt, deren Ergebnisse in Tabelle 2 dargestellt sind. Die erste Gruppe umfaßt 8 Mitarbeiter, deren Kursteilnahme maximal 1 Jahr zurücklag. Durchschnittlich wurden 61% der Fragen richtig beantwortet. Bei den 8 Mitarbeitern der zweiten Gruppe lag die Kursteilnahme bereits zwischen 3 und 5 Jahren zurück. Das Ergebnis, durchschnittlich 71% richtige Antworten, mag zunächst überraschen. Eigentlich hätte man ja erwartet, daß der Test mit der zweiten Gruppe im Durchschnitt wesentlich schlechter ausgefallen wäre [12]. Angesichts der kleinen Zahlen ist selbstverständlich keine statistische Signifikanz zu bemühen. Aber es liegt wohl nahe, die Erklärung für unsere Ergebnisse in der häufigen Konfrontation unserer Mitarbeiter mit den verschiedensten Geräten und in den wöchentlichen Fortbildungsveranstaltungen zu suchen.

Natürlich sind nach absolvierter Propädeutik nicht alle Risiken aus der Welt geschafft. Im Gegenteil: Zwischenfälle werden auch von jungen Fortgeschrittenen verursacht, von jenen also, die sich auf Grund umfassender Ausbildung und ersten Erfahrungen sicherer fühlen als sie sind. Man kann also von einem kritischen Professionsalter sprechen, in dem weder die Angst und die Aufmerksamkeit des Anfängers noch der Instinkt des Erfahrenen für Sicherheit sorgen. Hinzu kommt, daß ausgerechnet diese Personengruppe bedingt durch den Einsatz in anderen operativen Fachgebieten mit neuen Tätigkeitsbereichen konfrontiert wird. Hier zeigt sich nach dem Übergang vom Studium zum Beruf eine zweite Risikoschwelle, die allein durch dienstplanmäßige Anordnungen nicht zu bewältigen ist (Abb. 3). Sie ist nur durch eine gezielte Einführung in folgende Punkte zu überwinden (Abb. 7):

1. Anästhesieverfahren für spezifische operative Eingriffe, und
2. die in der jeweiligen Klinik verwendete apparativ-technische Ausrüstung.

Tabelle 2. Ergebnisse von 2 Tests mit Teilnehmern des Kurses Medizintechnik und Gerätekunde (n = 8/Testgruppe)

ca. 1 Jahr nach dem Kurs		ca. 4 Jahre nach dem Kurs	
Anzahl	Korrekte Antworten (%)	Anzahl	Korrekte Antworten (%)
1	95	1	100
1	71	1	85
2	70	1	82
1	59	1	79
1	49	1	74
1	44	1	56
1	36	1	51
		1	43,5
8	Durchschnitt: 61	8	Durchschnitt: 71

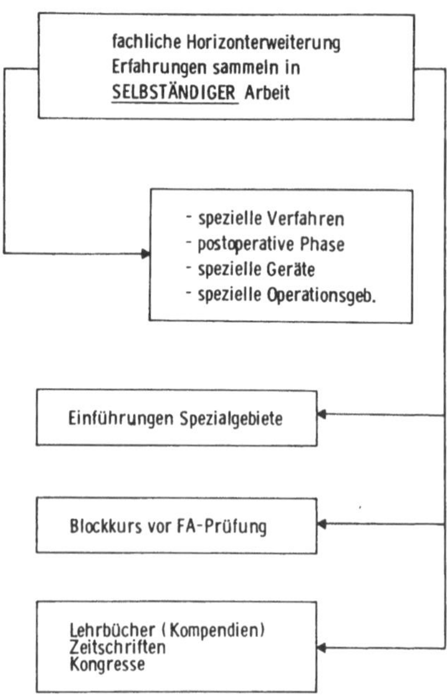

Abb. 7. Didaktische Analyse der 2. Risikoschwelle: Konfrontation mit neuen Tätigkeitsbereichen

Neben dieser Einführung unserer Kollegen in die fachanästhesiologischen Besonderheiten könnten wir der so oft beklagten Sprachlosigkeit zwischen Operateur und Anästhesist entgegen wirken, wenn wir die Operateure gelegentlich zu Referaten über ihre Probleme und Wünsche gewinnen. Zudem vermindert der Abbau sozialer Spannungen am Arbeitsplatz den Streß, lenkt die Aufmerksamkeit auf die eigentlichen Aufgaben und verhindert Fehler durch Prinzipienkämpfe.

So auf die neue Arbeitsumgebung vorbereitet, können unsere Mitarbeiter in selbständiger Arbeit Erfahrungen sammeln, die zu einer soliden fachlichen Horizonterweiterung führen. In diesem Zusammenhang eröffnet sich ein anderes entscheidendes Problem, nämlich die Frage der Vergleichbarkeit der Weiterbildungsstätten. Das fängt beim Spektrum der Eingriffe und der Risikoverteilung in der Patientenpopulation an, geht über Einrichtungen für die Funktionsdiagnostik von Lunge und Herz-Kreislauf und endet beispielsweise bei der Frage, ob eine geeignete Bibliothek vorhanden ist. Es ist auch ein Unterschied, ob Befunde nur berücksichtigt oder selbst erhoben und ausgewertet werden können. Fazit: Um längerfristig zumindest Informationsdifferenzen zu vermeiden, müssen wir entweder das Anspruchsniveau unserer Weiterbildung auf das überall Realisierbare begrenzen, was den Intentionen unseres Fachgebietes auf Qualitätsverbesserung zuwiderliefe. Oder wir müßten Blockkurse mit bestimmten klar umrissenen Kenntnissen und Fertigkeiten, die anhand der Weiterbildungsordnung zu explizieren wären, an großen Instituten anbieten.

Eine dritte Risikoschwelle ist jenseits der Facharztweiterbildung in Betracht zu ziehen (Abb. 3). Es ist der mögliche Informationsstillstand, der als Gefahr jede Berufsroutine begleitet. Nun, wir alle haben mit unserer Approbation als Ärzte eine Verpflichtung zu ständiger Fortbildung übernommen. Und es hat gerade auf dem Gebiet der ärztlichen Fortbildung in den zurückliegenden Jahren eine ganze Reihe innovati-

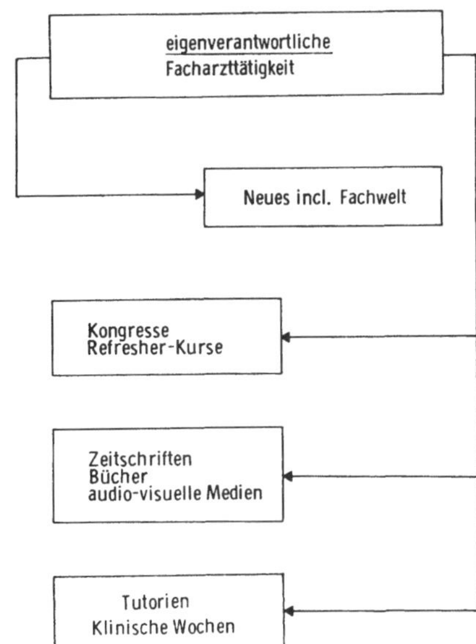

Abb. 8. Didaktische Analyse der 3. Risikoschwelle: Informationsstillstand im Routinebetrieb

ver Entwicklungen gegeben (Abb. 8): Refresher-Kurse, didaktisch hervorragend aufbereitete Bücher sowie audio-visuelle Medien ermöglichen eine Adaptation an den aktuellen Wissensstand. Die bei wissenschaftlichen Kongressen und Symposien in letzter Zeit angebotenen klinischen Kurse und Tutorien sind sicher ein guter Anfang, neue Geräte, Methoden und Medikamente praxisnah kennenzulernen und den Umgang damit einzuüben. Allerdings reicht die begrenzte Teilnehmerzahl bei diesen Veranstaltungen bisher in der Regel bei weitem nicht aus, insbesondere wenn man berücksichtigt, daß ein entsprechendes Komplikationstraining die berufliche Tätigkeit jedes Anästhesisten genauso regelmäßig begleiten sollte wie die Auffrischung der Handgriffe und Maßnahmen der Notfallmedizin. Eine Kapazitätserweiterung könnte mit einem vermehrten Angebot klinischer Fortbildungstagungen erreicht werden, die etwa nach dem Vorbild der Homburger Tagung von Herrn Hutschenreuter organisiert sein könnten und eine kliniknahe und praxisrelevante Kombination von Expertenreferaten und klinischen Demonstrationen bieten [14]. Die teilnehmenden Kollegen hätten damit gleichzeitig die Möglichkeit, sich durch Augenschein selbst zu überzeugen, ob die Aussagen auf Kongressen und die Wirklichkeit in der Klinik einander entsprechen.

Was aber nützen noch so gute Geräte, Instrumente und Pharmaka und ein noch so hervorragendes Fortbildungsangebot, wenn der Arzt nicht motiviert ist, alle diese Möglichkeiten im Interesse der Sicherheit der ihm anvertrauten Patienten verantwortlich zu nutzen. In dieser entscheidenden Frage greifen Lernzielkataloge und Multiple-choice-Fragebögen nicht mehr, die letztbestimmende Größe für die Qualität ärztlicher Tätigkeit ist die engagierte ärztliche Haltung, das ärztliche Berufsethos, wie man früher sagte. Sicher können soziale Normen und Rollenerwartungen den Arzt von außen her zu einem bestimmten Rollenverhalten veranlassen. Im Gegensatz dazu motiviert die ärztliche Haltung den Arzt aus sich heraus zu einem bestimmten Verhalten gegenüber seinem Patienten, seinen Kollegen und auch gegenüber den neuen Entwicklungen in seinem Fachgebiet. Sie ist damit auch die eigentliche Antriebsfeder für die Entwicklung eines entsprechenden Sicherheitsbewußtseins und seine inhaltliche Entfaltung. Ärztliche Haltung kann man aber nicht wie Lehrbuchwissen lehren [5]. Man kann zu ihrer Entwicklung Anregungen geben oder günstige Bedingungen schaffen, vor allem aber muß man sie vorleben. Auch wenn dies in einer Zeit des Massenstudiums schwieriger erscheint als früher: Das ärztliche Vorbild bleibt das entscheidende Paradigma für unser Berufsbild.

Literatur

1. Ammermann C (1975) Aktivation und Problemlöseleistung. Psychologische Beiträge 17:37-60
2. Broadhurst PE (1959) The Interaction of task difficulty and motivation: The Yerkes-Dodson law revived. Acta Psychologica 16:321-338
3. Cooper JB (1984) Toward Prevention of Anesthetic Mishaps. In: Pierce EC, Cooper JB (eds) Analysis of Anesthetic Mishaps. Little, Brown and Company, Boston, p 167-183. (= International Anesthesiology Clinics, Vol 22, No 2)
4. Cooper JB, Newbower RS, Kitz RJ (1984) An Analysis of Major Errors and Equipment Failures in Anesthesia Management: Considerations for Prevention and Detection. Anesthesiology 60:34-42
5. Hutschenreuter K (1984) Ist ärztliche Ethik lehrbar und lernbar? Anästh Intensivmed 25:127-130
6. Lutz H, Osswald P-M, Bender H-J (1982) Risiken der Anästhesie. Anästhesist 31:1-5
7. Obermayer A (1984) Vorschläge zur Erstausbildung an medizinischen Geräten. Anästh Intensivmed 25:327-330
8. Obermayer A (1985) Was ist zu tun, um Messen technisch sicher zu machen? In: Rügheimer E, Pasch T (Hrsg) Notwendiges und nützliches Messen in Anästhesie und Intensivmedizin. Springer, Berlin Heidelberg New York Tokyo, S 439-448
9. Rügheimer E (1982) Klinische Propädeutik für Anästhesisten. Anästh Intensivmed 23:242-247
10. Sewering HJ (1983) Grundsatzfragen der Weiterbildung. Dtsch Ärztebl 80:H 27/28, S 47-51
11. Siepmann HP (1980) Das Risiko der Anästhesie. Anästh Intensivmed 21:101-106
12. West KM (1966) The Medical School and Continuing Education. In: White JM (ed) Medical Education and Anesthesia. Backwell, Oxford, p 105-113 (= Clinical Anesthesia 1/1966)
13. Yerkes RM, Dodson JD (1908) The relation of strength of stimulus to rapidity of habit-formation. J comp Neurol Psychol 18:459-482
14. Zindler M (1978) Probleme und neue Entwicklungen in der Fortbildung. Anästh Intensivmed 19:437-449

Sicherheit durch Überwachung von Narkosegaskonzentrationen volatiler Anästhetika

H. Gilly, K. Steinbereithner, G. Tobolik und C. Watzek

Der Fragenkomplex „Sicherheit in der Anästhesie“ wurde aus der Sicht des Geräteherstellers ausführlich von Frankenberger, hinsichtlich Gerätewartung von Kilian und bezüglich der theoretischen und praktischen Ausbildung des Anwenders von Rügheimer besprochen (vgl. die entsprechenden Beiträge in diesem Band). Hier sollen nun Risiken zufolge möglicher Raumluftkontamination während Anästhesien und die Problematik von Prüfung und Überwachung der Narkosemittelverdunster im Detail diskutiert werden. Während der erste Themenkreis die Frage aufwirft, inwieweit der Geräteanwender selbst durch die Ausübung seiner Tätigkeit gefährdet wird, steht im zweiten Fall vor allem die Sicherheit des Patienten bei Narkosen mit volatilen Anästhetika im Vordergrund.

Sicherheit durch Überwachung von Raumluftkonzentrationen volatiler Anästhetika

Hier darf einleitend das Merkblatt 638 der Berufsgenossenschaft für Gesundheitsdienst und Wohlfahrtspflege in der BRD [4] wörtlich zitiert werden: „Nur der Patient braucht die Anästhesie“. Andererseits ist es eine Tatsache, daß derzeit verwendete Inhalationsnarkosesysteme nicht absolut dicht sein können und schon daraus eine gewisse Exposition gegenüber Anästhesiegasen unvermeidlich erscheint.

Das Ausmaß der Raumluftkontamination durch Narkosegase hängt von der jeweiligen Anästhesietechnik (Intubation, Maske, offenes, halboffenes und geschlossenes System) und vor allem von vorhandenen Schutzmaßnahmen (Absaugung, Filterung; Raumbelüftung) ab und unterliegt somit sehr breiten Schwankungen: So fanden Hövener & Link [15] bei Maskennarkosen ohne Narkosegasabsaugung bis 480 ppm N_2O bzw. 14 ppm Halothan in Kopfhöhe des Anästhesisten (Kinderanästhesien) und – trotz Narkosegasabsaugung – während der Einleitungsphase sogar bis zu 730 ppm Stickoxydul. Piziali et al. [19] beobachteten Kontaminationsspitzen beim Anästhesisten bis über 1 Vol.-% N_2O (kontinuierliche Gasanalyse) und von Rejger [20] wurden in gut belüfteten OP-Räumen bei Verwendung halbgeschlossener Narkosesysteme N_2O-Raumluftkonzentrationswerte zwischen 1500 und 3000 ppm bzw. 15 bis 35 ppm Halothan gemessen. Die Frage einer eventuellen gesundheitlichen Schädigung des OP-Personals zufolge der Raumluftkontamination durch Anästhesiegase wurde vielfach untersucht [2, 6, 14]; Buring et al. [6] analysierten retrospektiv verschiedenste Untersuchungsergebnisse anderer Autoren und vertreten die Ansicht, daß nach diesen Daten ein erhöhtes Risiko für Anästhesiepersonal hinsichtlich höherer Abortusraten und Lebererkrankungen bestehe. Ein direkter Zusammenhang zwischen Expositionsausmaß (Zeitdauer, Konzentration der Anästhesiegase) und Risikozunahme wird vermutet; auch jüngste (tierexperimentelle) Ergebnisse [18] weisen auf eine mit der Lachgasexposition steigende Abortusrate (bei klinisch verwendeten N_2O-Konzentrationen) hin. Zur Verminderung der gesundheitlichen Gefährdung durch Spurenkonzentrationen der Anästhesiegase erscheint es vor allem bei chronischer Exposition unbedingt angezeigt, die Raumluftkonzentration volatiler Anästhetika auf minimal mögliche Werte zu reduzieren.

Wir haben nun versucht, im eigenen Klinikbereich festzustellen, wo und über welche Zeitdauer maximale Arbeitsplatzkonzentrationswerte der volatilen Anästhetika und von Stickoxydul (MAK; Tabelle 1; [5]) eventuell erreicht oder sogar überschritten werden. Kontaminations- und Expositionsausmaß werden abgeschätzt und arbeitsrechtliche Aspekte sowie Bedenken hinsichtlich der oben genannten Gesundheitsrisiken diskutiert.

Methodik

Unter weitgehend standardisierten Bedingungen wurde in Anlehnung an Burm et al. [7] sowie Hallen et al. [14] an bis zu 5 Stellen (30 cm über dem Fußboden beim Anästhesisten, bei der Operationsschwester, in Nasenhöhe des Anästhesisten, am Fußende des Patienten im Bereich des OP-Tisches und in der Nähe der Narkosegasaustrittsstelle bzw. des Auslaßventiles des Narkosegerätes) simultan die Konzentration volatiler Anästhetika und von Stickoxydul in der Raumluft gemessen. Die Untersuchungen wurden während Masken- und Intubationsnarkosen während routinemäßiger Operationen in OP-Sälen verschiedener Größe (kieferchirurgischer OP 118 m^3, Urologie: OP 145 m^3, Röntgenraum 52 m^3) durchgeführt. Eine Absaugvorrichtung oder ein Filter für die Narkosegase war an den verwendeten Geräten nicht vorhanden; die Raumluftkonzentration der Anästhetika wurde sowohl mit als auch ohne forcierte Luftumwälzung erhoben. Durch Öffnen und Schließen von Türen, durch Bewegung etc. ausgelöste zusätzliche Luftverwirbelungen wurden nicht erfaßt. - Die inspiratorische Konzentration lag zwischen 0,7 und 1,5 Vol.-% Halothan (H) bzw. 1,4 bis 2,5 Vol.-% Enfluran (E); für das Atemgasgemisch wurde ein Flow zwischen 6 und 9 l/min mit einem N_2O- zu O_2-Verhältnis von 2:1 gewählt. Die Konzentrationsbestimmungen erfolgten halbstündlich (0,5, 1, 1,5, und 2 h nach Narkosebeginn; GC-Analyse; Tabelle 2). In jedem OP-Bereich erfolgten vier bis sieben Einzelerhebungen. Die Meßwerte wurden nicht gemittelt, sondern es wurde der maximale Wert der Raumluftkontamination ausgewertet, welcher im Verlauf der gesamten Meßreihe am entsprechenden Meßort zum jeweiligen Zeitpunkt beobachtet wurde.

Tabelle 1. Maximale Arbeitsplatzkonzentrationswerte (in ppm) (nach [5])

Lachgas	25[a]	Halothan	5
Enfluran	(5)[b]	Isofluran	-
Chloroform	10	Diäthyläther	400

[a] derzeitiger MAK-Wert in den USA; [b] vorläufer Wert für Enfluran

Tabelle 2. Methodik der GC-Analysen

Gerät: Packard 428, Trennsäule Poropak Q, 100–120 mesh
Trägergas: N2 25 ml/min; Messer Griesheim 5,0
Ofentemperatur: 210°C, Injektortemperatur: 250°C
Detektortemperatur: 270°C; Detektor: ECD
Sensitivity: 32; Meßbereich: 0,1–25 ppm
Nachweisgrenze: 0,02 ppm; Probenmenge: 10–50 µl

Retentionszeiten:	Halothan	3 min
	Enfluran	1,2 min
	Isofluran	1 min

Für Stickoxydul: Ofentemperatur 140°C
Sensitivity: 2; Meßbereich: 1–80 ppm
Nachweisgrenze: 0,5 ppm; Probenmenge: 50–100 µl
Retentionszeit: 0,4 min

Ergebnisse

Raumluftkontamination im kieferchirurgischen OP. Während Anästhesien mit Enfluran und Stickoxydul unter Verwendung eines offenen Systems (Ayre'sches T; Kinder; Spontanatmung; 3 l/min O_2, 6 l/min N_2O; keine Narkosegasabsaugung, keine forcierte Raumluftumwälzung) wurde eine bemerkenswerte Akkumulation der Anästhetika weit über die MAK-Werte festgestellt (vgl. Abb. 1). An den Meßorten beim Anästhesisten, der OP-Schwester und am Fußende des OP-Tisches fanden sich über die gesamte zweistündige Beobachtungszeit relativ konstant hohe Werte zwischen 35 und

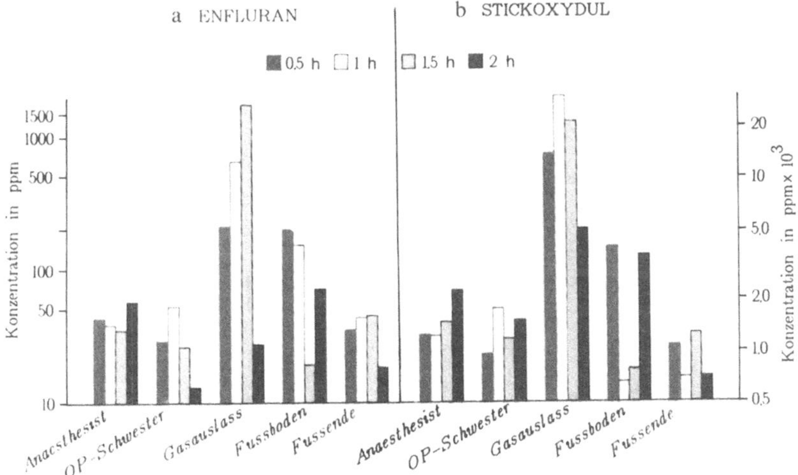

Abb. 1a, b. Maximalwerte der Raumluftkonzentration von **a** Enfluran und **b** Stickoxydul während Narkosen unter Verwendung eines Ayre'schen T in einem Standard-OP (n = 7). Probennahme an fünf Meßstellen (Nasenhöhe des Anaesthesisten, OP-Schwester, Gasaustrittsstelle am Ayre'schen T, in Bodennähe und am Fußende des OP-Tisches), halbstündlich ab Narkosebeginn. Die MAK-Werte von Enfluran und Stickoxydul wurden an allen Meßorten wesentlich überschritten. Man beachte die extrem hohen Werte für beide Anästhetika im Bereich der Narkosegasaustrittstelle

75 ppm Enfluran bzw. 2000 bis 4000 ppm Stickoxydul. Im Bereich der Gasaustrittsstelle wurde der höchste Enflurankonzentrationswert zu etwa 800 ppm bestimmt. Hinsichtlich der N_2O-Kontamination fanden sich ähnliche Verhältnisse (Abb. 1b) mit entsprechend höheren Absolutwerten bis 15000 ppm. An der Meßstelle 30 cm über dem Fußboden betrug die Kontamination bis zu 200 ppm E resp. ca 4500 ppm Stickoxydul.

Bei eingeschalteter Klimaanlage wurden unter gleichen Anästhesiebedingungen die MAK-Werte in allen Meßbereichen ebenfalls weit überschritten. Die höchste Kontamination wurde in der Nähe des Narkosegasauslasses festgestellt (Abb. 2). Am Boden betrug die Konzentration zwischen 20 und 200 ppm E sowie 800–4000 ppm Stickoxydul. An den drei übrigen Meßstellen fand sich ein über die Untersuchungsdauer relativ gleichbleibend hoher Kontaminationsgrad (E: 10–50 ppm; N_2O: 700–2200 ppm).

Raumluftkontamination im urologischen OP (Abb. 3). Bestimmungen von Halothan und Stickoxydul wurden hier während Maskennarkosen bei assistierter Beatmung vorgenommen. Dabei fanden sich an den Meßstellen beim Anästhesisten, im Bereich der Schwester und am Fußende zeitlich über die Beobachtungsdauer annähernd gleichbleibende Konzentrationswerte (H: 15–35 ppm, Stickoxydul: 350–550 ppm; Abb. 3). Im Bereich des Narkosegasauslasses betrugen die Maximalkonzentrationen bis zu 55 ppm Halothan bzw. 2500 ppm Stickoxydul; in Bodennähe variierte die Konzentration zwischen 25 und 60 ppm H sowie 800 bis 2200 ppm N_2O, wobei zum 2-Stunden-Wert die geringste Kontamination mit 25 ppm H bzw 850 ppm N_2O festgestellt wurde.

Auch Intubationsnarkosen (assistierte Beatmung) im sehr kleinen urologischen Eingriffsraum führten unter den dort gegebenen ungünstigen klimatechnischen Bedingungen zu bemerkenswert hoher Kontamination (Tabelle 3). Im Bereich des Anästhesisten wurden beträchtliche Überschreitungen des MAK-Wertes gefunden, bei der OP-

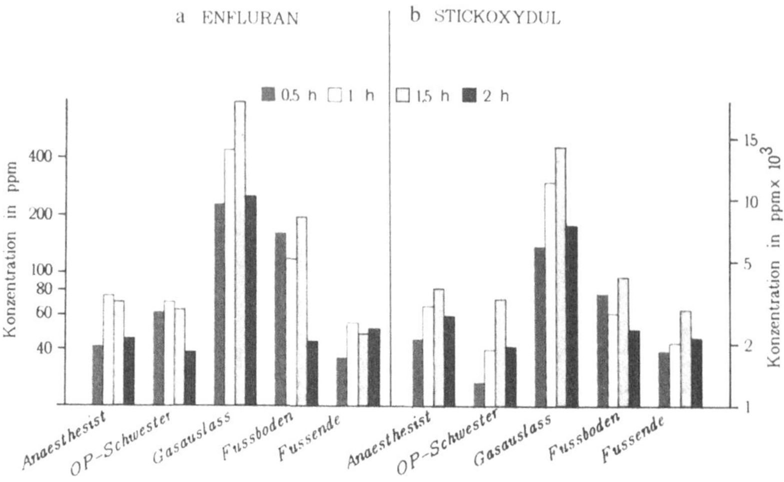

Abb. 2a, b. Raumluftkonzentrationen während Enfluran-/Stickoxydulnarkose (n = 7). Versuchsbedingungen wie in Abb. 1 unter Einschaltung der Raumbelüftung. Infolge geringer Raumluftwechselraten (ca 10 mal pro Stunde) waren die Konzentrationen an allen Meßstellen nur wenig reduziert. Die MAK-Werte werden an allen Meßstellen deutlich überschritten

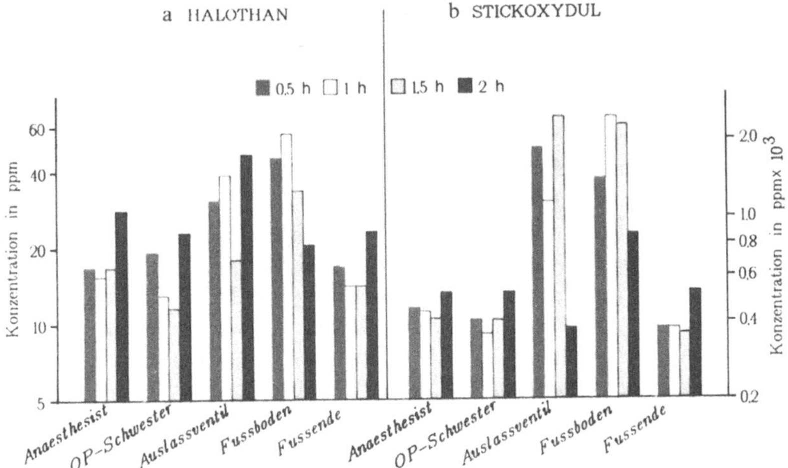

Abb. 3a, b. Raumluftkonzentrationen von **a** Halothan und **b** Stickoxydul während Maskennarkosen, Standard-OP; n = 5; ohne Narkosegasabsaugung; ca. 10 maliger Luftwechsel/h; Meßwerterhebung wie in Abb. 1 und 2. Die MAK-Werte für beide Anästhetika werden unter diesen Bedingungen an allen Meßstellen überschritten

Tabelle 3. Raumluftkontamination im urologischen Röntgen

Zeit	Ort							
h	Anästhesist		OP-Schwester		Auslaßventil		Böden	
	H	N_2O	H	N_2O	H	N_2O	H	N_2O
0,5	59,0	805	42,3	845	74,5	1740	141,0	9940
1,0	48,7	880	39,7	790	55,0	905	97,5	5250
1,5	64,0	950	25,6	720	68,0	2043	137,0	13060

Intubationsnarkosen (n = 4); assistierte Beatmung; ohne Klimaanlage; Konzentrationsangaben in ppm

Schwester war die Kontamination etwas geringer. Die N_2O-Konzentration wurde an diesen Meßstellen zwischen 720 und 950 ppm bestimmt. Noch höher waren die Konzentrationen im Bereich des Gasauslaßventiles und in Bodennähe, wobei die N_2O-Werte große Schwankungen zeigten.

Diskussion

Da eine Berechnung von Mittelwerten der Raumluftkonzentrationen bei extrem weiten Streubereichen unseres Erachtens nur unzureichend das Ausmaß einer möglichen Exposition gegenüber Anästhesiegasen widergibt, beziehen wir uns in den hier in wenigen Beispielen vorgestellten Untersuchungsergebnissen auf den im jeweiligen OP-Bereich beobachteten maximalen Kontaminationsgrad. Bencsath et al. [3], Burm et al. [7] sowie Piziali et al. [19] konnten an Hand kontinuierlicher Raumluftanalysen nachweisen, daß die Konzentration der Narkosegase kurzzeitig beträchtlich variiert und vorübergehend auch auf ein Vielfaches ansteigt. Bei diskontinuierlicher Analyse können solche Spitzenwerte („hotspots") unbemerkt bleiben und nur die fortlaufend und simultan an mehreren Meßstellen durchgeführte Messung der Anästhesiegaskonzentration mit mehreren (Infrarot)Gasanalysatoren oder die Infrarotthermographie [1] würde es eventuell ermöglichen, die tatsächliche Exposition zeitlich und räumlich besser abzuschätzen. Abgesehen vom außerordentlichen meßtechnischen Aufwand des letzteren Verfahrens ist ein weiterer Nachteil, daß zwischen einzelnen Narkosegasen nicht unterschieden werden kann [1].

Ein zusätzliches Problem in der Interpretation der Meßergebnisse besteht darin, daß nach den Erfahrungen von Hövener & Link [15] Bestimmungen der Raumluftkonzentration volatiler Anästhetika unter klinischen Routinebedingungen praktisch nicht reproduzierbar sind; demgemäß scheint ein direkter Vergleich der Ergebnisse verschiedener Arbeitsgruppen äußerst schwierig. Auch in unseren eigenen Messungen finden sich zeitweilig diskrepante Meßwerte, z. B. fällt dies bei Vergleich der im Gasauslaßbereich gefundenen Enfluran- und Stickoxydulkonzentrationen auf, wo bei eingeschalteter Klimaanlage (allerdings nur ca. 10maliger Luftwechsel pro Stunde) nach 90 min die höchste Enflurankonzentration (vgl. Abb. 2a) mit 1600 ppm und die höchste Stickoxydulkonzentration mit fast 3 Vol.-% als 60-Minuten-Wert (Gasauslaßnähe, hoher Gasflow; Kleinkinder; vgl. Abb. 2b) bestimmt wurde; hingegen fanden wir an dieser Meßstelle ohne forcierte Raumbelüftung niedrigere Werte. An den übrigen Meßpunkten war die Kontamination für Enfluran kaum reduziert; für Stickoxydul aber etwas niedriger als bei den Messungen ohne forcierte Luftumwälzung. Eigentlich wäre unter diesen Bedingungen eine verringerte Kontamination für beide Gase zu erwarten gewesen.

Lauven und Stoeckel [16] fanden bei Intubationsanästhesien durchschnittlich nur ein Drittel der Raumluftkonzentrationswerte, die sie nach Maskennarkosen beobachteten. Bei Intubationsanästhesien blieb die Kontamination durch Halothan und Enfluran im Bereich des Anästhesisten unter den genannten MAK-Werten, sofern die Narkosegase abgesaugt wurden, mit Aktivkohle-Narkosegasfiltern konnte hingegen die Kontamination nicht unter die MAK-Grenze gesenkt werden. Eine beträchtliche N_2O-Akkumulation (bis 96 ppm) fand sich während Maskennarkosen trotz aktiver Narkosegasabsaugung.

Vergleichen wir unsere Meßergebnisse unter Maskenanästhesie (kleiner OP-Saal; Abb. 3) und Intubationsnarkosen (Tabelle 3) mit jenen von Lauven und Stoeckel [16], so fällt auf, daß wir unabhängig von der Anästhesietechnik wesentlich höhere Raumluftkontaminationswerte als vorgenannte Autoren feststellten. Die von uns zum Zeitpunkt der ersten Probennahme gemessenen Werte beim Anästhesisten betrugen zwischen 50 und 60 ppm Halothan. Als Ursache für die hohe Kontamination unter Intubationsbedingungen zu allen Meßzeitpunkten (vgl. Tabelle 3) sind sowohl Lecks im Patientenschlauchsystem (Konnektoren, Übergangsstücke etc.) als auch die Möglichkeit einer vom Ort des Narkosegasaustrittes am Beatmungsgerät (Auslaßventil) „verschleppten" Kontamination, z. B. durch ungünstige Luftzirkulation und unzureichenden Luftwechsel, in Betracht zu ziehen. Einen diesbezüglichen Hinweis geben die größenordnungsmäßig vergleichbaren Konzentrationsmeßwerte am Auslaßventil und den übrigen Meßstellen, speziell im Röntgenraum der Urologie. Hinzu kommt, daß in diesem Eingriffsraum die Frischluft über ein an der Decke installiertes Ventilator/

Kühlsystem zugeführt wird; der Luftabzug erfolgt passiv. Durch die in diesem OP festgestellte Kontamination findet die Meinung anderer Autoren [19, 20] eine weitere Bestätigung, daß nämlich eine ausreichende Reduktion der Raumluftkontamination nur durch effiziente Absaugeinrichtungen erzielbar ist und nicht durch alleinige forcierte, nichtzirkulierende Belüftung gewährleistet werden kann. Darüber hinaus ist nach Male [17] mit eklatanten Mißverhältnissen zwischen theoretischen und tatsächlichen Luftwechselzahlen in OP-Belüftungsanlagen zu rechnen.

Versuchen wir nun die Situation zu beurteilen, so ist primär festzustellen, daß die in Österreich derzeit gültigen gesetzlichen Vorschriften die wöchentliche Belastung mit H und E auf 200 ppm-Stunden begrenzen. Für Stickoxydul errechnen sich bei Anwendung des amerikanischen MAK-Wertes 1000 ppm-Stunden. Angesichts der von uns festgestellten Kontamination muß ein Überschreiten dieser Grenzwerte mit relativ hoher Wahrscheinlichkeit in allen OP-Bereichen ohne Narkosegasabsaugung oder -filterung angenommen werden. Es ist allerdings zu erwähnen, daß die MAK-Werte in verschiedenen Ländern willkürlich festgesetzt werden (in den USA gilt bei gleichzeitiger Stickoxydulexposition für Halothan und Enfluran ein wesentlich niedrigerer Grenzwert, nämlich 0,5 ppm; [16]. Die Frage, ob solche Konzentrationen als „sicher“ oder „gefährlich“ anzusehen sind, bleibt derzeit offen. Der amerikanische MAK-Wert für Stickoxydul wird als zu restriktiv kritisiert und die Anhebung auf 200 ppm empfohlen [12]. Im Falle von Halothan ist prinzipiell auch die Möglichkeit einer Bromintoxikation zu bedenken. Ergebnisse aus nur spärlich vorhandenen Untersuchungen zur Biotransformation von H beim Anästhesiepersonal unter Verhältnissen chronischer Exposition lassen dies aber unwahrscheinlich erscheinen: Nach Duvaldestin et al. [10] führte eine 10tägige Exposition (73 ppm-Stunden/Tag, dies entspricht dem Doppelten der in Österreich tolerierten Belastung) zu einem Serumbromidanstieg auf das Fünffache des Ausgangswertes. Bromintoxikationsschwellwerte wurden auch nicht annähernd erreicht; da die Halbwertszeit von Bromid im Plasma mit ca. 14 Tagen anzunehmen ist [10], wäre nur bei prolongierter Dauerexposition eine eventuell höhere Bromid-Akkumulation zu beachten.

Zusammenfassung

Unabhängig von der Anästhesietechnik (Intubation, Maskennarkose) und von klimatechnischen Bedingungen fast unbeeinflußt fanden wir in unseren Untersuchungen, daß die MAK-Werte unter ungünstigen Verhältnissen in bedenklichem Ausmaß - dies gilt vor allem bei Verwendung von offenen T-Systemen - überschritten wurden. Da eine fortlaufende Überwachung der Spurenkonzentration volatiler Anästhetika einen zu hohen technischen Aufwand darstellt, muß für die klinische Praxis sowohl ein zeitgemäßer technischer Standard der Narkosegeräte (partielle Rückatmungssysteme, auch für Kinder geeignet) als auch eine effiziente Narkosegasabsaugung an jedem Narkosebeatmungsgerät gefordert werden. Selbstverständlich muß auch der einwandfreien Funktion der Narkosegeräte (Dichtigkeit) ausreichend Aufmerksamkeit geschenkt werden. - Schließlich trägt die Bevorzugung von Kombinationsnarkosen dazu bei, die Exposition vor allem im unmittelbaren Arbeitsbereich des Anästhesisten zeitlich auf kurze Phasen einzuschränken.

Zum Problem der gesundheitlichen Gefährdung des Anästhesiepersonals: Aus Gründen der beschränkten Übertragbarkeit tierexperimenteller Studien sowie noch ungenügender Humanuntersuchungen muß nach dem derzeitigen Wissensstand davon ausgegangen werden, daß bei chronischer Exposition das statistische Risiko für einige bestimmte Krankheitsbilder zunimmt. Mögliche Toxizität und Mutagenität der halogenierten volatilen Anästhetika und/oder ihrer Metaboliten können prinzipiell nicht ausgeschlossen werden, jedoch erbrachten bisherigen Untersuchungsergebnisse keine ausreichend fundierten Anhaltspunkte für eine diesbezügliche Schlußfolgerung. Hinsichtlich der arbeitsrechtlichen Bedenken muß festgehalten werden, daß nur das individuelle Monitoring des Anästhesisten (z. B. mittels kontinuierlicher Konzentrationsmessung der Anästhetikakontamination in der Inspirationsluft) das exakte Ausmaß der erfolgten Exposition zu objektivieren gestattet. Ausreichend leistungsfähige Absaugeinrichtungen sind notwendig, um die durchschnittliche Kontamination unter die arbeitsrechtlich festgesetzten Grenzen zu senken. In der Praxis sind „kurzzeitige" Expositionsspitzen nicht vermeidbar; inwieweit auch die diesbezüglichen Richtlinien [5] im Routine-OP-Betrieb eingehalten werden (können), bleibt vorerst offen.

Sicherheit durch Überprüfung von Narkosemitteldosiersystemen

In den Bedienungsanleitungen zu allen Narkosemittelverdunstern wird darauf hingewiesen, daß die Geräte in regelmäßigen Abständen - die empfohlenen Kontrollintervalle variieren zwischen wenigen Wochen und 6 bis 12 Monaten - zu überprüfen sind. Die Notwendigkeit dieser Maßnahme erklärt sich aus dem relativ engen Dosierbereich (0,5-4 Vol.-%) der derzeit verwendeten halogenierten volatilen Anästhetika. Da der klinisch benötigte Flowbereich außerordentlich variiert und die Konzentrationsabgabe der Verdunster sowohl von der Gaszusammensetzung als auch vom Flow selbst und der Temperatur abhängt, muß im klinischen Betrieb mit entsprechenden Abweichungen zwischen eingestellter und tatsächlicher Verdunstungsleistung gerechnet werden [8]. Zwar kann der Anwender selbst aus der klinischen Beobachtung auf die abgegebene Narkosemittelkonzentration rückschließen, doch sind auf diese Weise nur gravierende Fehler (Überdosierung) eventuell noch rechtzeitig erkennbar. Geringfügige, klinisch insignifikante Konzentrationsabweichungen, die aber über den vom Gerätehersteller spezifizierten Toleranzbereich hinausgehen, können hingegen ohne Zuhilfenahme geeigneter Meßgeräte nicht detektiert oder quantifiziert werden. Daher sollen nachfolgend einige Möglichkeiten der Konzentrationsbestimmung volatiler Narkosegase kurz dargestellt sowie zur Überprüfung von Verdunstern Stellung genommen werden. Meßergebnisse nach stichprobenartigen Prüfungen weitverbreiteter Dosiersysteme unter verschiedenen Betriebsbedingungen werden detailliert.

Methoden zur Bestimmung der Konzentration volatiler Anästhetika

Derzeit bekannte Methoden der Konzentrationsbestimmung halogenierter Anästhetika (Halothan, Enfluran, Isofluran, Methoxyfluran) und von Stickoxydul können nach Art der verwendeten Analysetechnik in physikalische und chemische (z. B. Massenseparation: Massenspektrometer (MS) versus Gaschromatographie (GC)), sowie in kontinuierliche und diskontinuierliche Verfahren unterschieden werden. Nach Frankenberger & Leiss [11] sind für klinische Anwendungen kontinuierliche, möglichst anästhetikaspezifische Bestimmungsmethoden, die auch die Analyse einzelner Atemzüge erlauben, allen indirekten Verfahren vorzuziehen. Vor wenigen Jahren wiesen nur die relativ aufwendigen physikalischen Massentrennverfahren (MS) oder optische Methoden (Infrarotabsorption; Bestimmung von Brechungsindex oder Dichte mittels Interferometer) die erforderliche Genauigkeit auf. Nunmehr kann aber die Konzentration volatiler Anästhetika mit relativ handlichen, selektiv messenden Geräten auch unmittelbar im OP-Saal bestimmt werden. Als Bestimmungsverfahren sind Infrarotabsorption und Ad- bzw. Desorption des Anästhetikums an Silikonpolymeren geeignet. Unter Beachtung möglicher Interferenzen zwischen einzelnen Komponenten (Wasserdampf, N_2O und CO_2) des zu analysierenden Atemgasgemisches sind solche Narkosegasmonitore ausreichend genau ($\pm 0,1$ Vol.-%) und stabil; sie eignen sich sowohl zur Prüfung der Verdunstungsleistung von Dosiersystemen als auch zur Bestimmung der Narkosemittelkonzentration im Patientenkreissystem bei Narkosebeatmungsgeräten mit partieller oder vollständiger Rückatmung (vgl. Thomson und Zbinden in diesem Band).

Zur Methodik der eigenen Untersuchungen

An insgesamt 26 Narkosemittelverdunstern (16 für Halothan, 6 Enfluran, 4 Isofluran), mit einer Ausnahme (Narkosezwischenfall) stichprobenartig ausgewählt, wurde im Labor die Konzentrationsabgabe bei unterschiedlicher Einstellung (siehe unten) geprüft. Die Messungen erfolgten bei verschiedenen Flowraten (2, 4, 6, 8, 10 l/min; Trägergas: Luft) unmittelbar am Verdunsterauslaß. Bei 2 Halothanverdunstern konnte diese Meßanordnung nicht eingehalten werden, da durch diese Geräte das Anästhetikum in flüssiger Form in das Frischgas eingebracht wird. Die Konzentrationsbestimmung erfolgte hier im Inspirationsteil des Patienten-Schlauchsystems.

Die jeweilige Konzentrationseinstellung (Halothan: 1 und 4 Vol.-%, Enfluran und Isofluran: 1 und 5 Vol.-%) wurde mindestens 2 min vor Meßbeginn beibehalten. Zusätzlich wurde die Konzentrationsabgabe in der obersten Kalibrierstellung nach 10 und 20 min ermittelt.

Als Meßgerät diente ein Narkosegasmonitor (Irina, Fa. Dräger). Dieses Infrarotabsorptionsmeßgerät wurde durch den Hersteller im Vergleich zu einem Laserinterferometer kalibriert. Von uns zusätzlich vorgenommene GC-Vergleichsmessungen mit definierten Enfluran-Gasmixturen (1–5 Vol.-%) bestätigten die hohe Absolutgenauigkeit dieses Analysators. Die Eichung der Analysesysteme (GC, MS) erfolgte mit Hilfe eigens hergestellter Eichgasproben.

Neben den angeführten Routineprüfungen wurden zusätzlich Messungen der Konzentrationsabgabe auch unter folgenden Bedingungen vorgenommen: nach Überfüllung eines Narkosemittelverdunsters sowie nach Auftreten eines Gerätefehlers. In diesem Fall wurde die abgegebene Konzentration mit einem Massenspektrometer monitiert (Meßbereich 0–25 Vol.-% Halothan) und durch ergänzende GC-Analysen verifiziert.

Beurteilungskriterien

Zur Bewertung der Konzentrationsabgabe wurde das Prüfkriterium für Anästhesiemittelverdunster in halboffenen Narkosebeatmungssystemen, wie in Punkt 5.9 der Deutschen Norm für Inhalationsnarkosegeräte (DIN 13252; [9]) definiert, herangezogen. Die zulässigen Abweichungen in der Konzentrationsabgabe, bezogen auf Raumtemperatur 22 ± 2 °C und Atmosphärendruck 1013 mbar, sind dabei mit ± 0,2 Vol.-% respektive ± 20 % vom eingestellten Sollwert (es gilt der jeweils größere Wert) limitiert.

Besprechung der Ergebnisse

Kontrollmessungen an den stichprobenartig selektierten Verdunstern. Die Prüfergebnisse nach oben dargelegten Kriterien sind in Tabelle 4 zusammengefaßt. Nur bei 7 Halothanverdunstern lag die Verdunstungsleistung innerhalb des in der Norm festgelegten Toleranzbereiches, in 6 Fällen wurde eine zu niedrige Narkosemittelkonzentration festgestellt.

Die in Tabelle 4 gesondert angeführten Halothanverdunster mit direkter Dosierung des flüssigen Anästhetikums unterscheiden sich in ihrer Konstruktionsform grundsätzlich von den nach DIN 13252 angesprochenen Geräten mit kontinuierlichem Gasflow. Beurteilt man dennoch nach den Prüfungskonditionen der DIN-Norm, so fand sich auch bei diesen 2 Geräten bei einem Atemminutenvolumen von 8 l/min die abgegebene Halothankonzentration unterhalb des Toleranzbereiches (vgl. hierzu jedoch S. 156). Bei den Halothanverdunstern mit zu geringer Konzentrationsabgabe handelt es sich fast ausschließlich um Geräte älterer Bauart, die speziell bei relativ hohen Gasflowraten fabrikattypische Unterschreitungen des Sollwertes aufweisen [21].

Die Hälfte der Enfluranverdampfer zeigte die gleichen Anweichungen. Von den 4 geprüften Isofluranverdampfern lag die Konzentrationsabgabe nur bei einem Gerät unterhalb des nach DIN 13252 festgelegten Toleranzbereiches.

Konzentrationsabgabe eines defekten Gerätes (Prüfung nach Narkosezwischenfall). In Abb. 4 ist die bei allen Handradeinstellungen massiv erhöhte Verdampfungsleistung dargestellt, in Tabelle 5 sind die strömungsdynamischen Kennwerte des Verdampfers zum Zeitpunkt der Prüfung zusammengefaßt. Der Druckabfall am Gerät war gegenüber dem Sollwert (ca. 40 mbar bei 5–10 l/min) sowohl bei niedriger als auch hoher Konzentrationsvorwahl wesentlich erhöht. Als Ursache für die übermäßige Konzentra-

Tabelle 4. Ergebnis der Verdunsterprüfung

Verdampfer	Anzahl	abgegebene Konzentration (innerhalb ± 0,2 Vol.-% oder ± 20% vom Sollwert)
Halothan	13 + 2[a]	7
Enfluran	6	3
Isofluran	4	3

Infrarotabsorptionsmessung; 8 l/min Luft; Sollwerteinstellung am höchsten kalibrierten Wert des Verdunsters.

[a] Narkosemittelverdunster mit direkter Einspritzung flüssigen Narkotikums

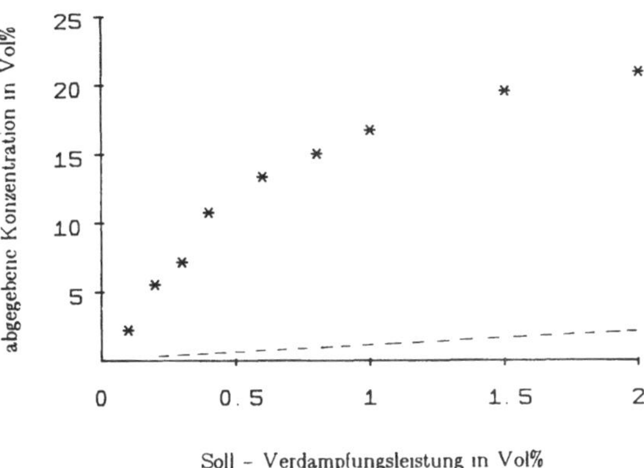

Abb. 4. Prüfung der abgegebenen Konzentration eines defekten Halothanverdunsters. Bei einer Sollwerteinstellung von 0,2 Vol.-% wurde die tatsächliche Verdunstungsleistung mit über 5 Vol.-% bestimmt. Nach Erhöhung der Sollwerteinstellung findet sich ein nichtlinearer Anstieg der Konzentrationsabgabe bis zu Werten von etwa 20 Vol.-%. Die Kennlinie eines funktionstüchtigen Verdunsters der gleichen Gerätetype ist zu Vergleichszwecken strichliert eingetragen

Tabelle 5. Strömungsdynamische Kennwerte eines falsch dosierenden Verdampfers

	Handradeinstellung	Flow [l/min]	Druckabfall [mbar]
	2	10	820
	4	10	270
	4	5	112
	0,2	5	980
Sollwerte	0,2	10	40

tionsabgabe wurde eine falsche Aufteilung von Frischgasstrom und durch die Verdunsterkammer geleitetem Gasstrom nachgewiesen. Ein verändertes Verhältnis dieser Gasströme kann durch die Strömungswiderstände der einzelnen Gasführungswege (Verdunsterkammerbypass für den Frischgasstrom respektive die Verdunsterkammer) bedingt sein. Im klinischen Alltag kann sich ein Hinweis dergestalt ergeben, daß bei Einstellen der gewünschten Konzentration am Verdampfer (Verdrehen des Handrades aus der Stellung „Aus" auf den gewählten Konzentrationswert) Gasflow und Rotameterschwebekörper im Durchflußmesser deutlich absinken. Die Ursache dafür kann in einem möglicherweise plötzlich entstandenen, unzulässig hohen Widerstand im Verdampfer (Verdunsterkammerbypass) liegen. In solchen Fällen ist aus unserer Sicht ein sofortiger Tausch und die Überprüfung des Gerätes dringend angezeigt.

Konzentrationsabgabe nach Verdampferüberfüllung. Bei Befüllung von Verdampfern ist wiederholt - speziell wenn Sicherheitsfüllvorrichtungen Verwendung finden - zu beobachten, daß die entsprechenden Bedienungsanleitungen nicht genau eingehalten werden, z. B. wird zur Beschleunigung des Füllvorganges der Kappenverschluß der Narkosemittelflasche leicht geöffnet [8]. Unter diesen Voraussetzungen können bestimmte Verdampfersysteme überfüllt werden. Eine derartige Fehlbedienung erscheint zwar relativ unwahrscheinlich, sie kann aber in klinischer Routine nicht ausgeschlossen werden. Die Folge ist eine irreguläre und kritisch erhöhte Konzentrationsabgabe, deren Dauer vom Ausmaß der Überfüllung abhängt (Abb. 5). Bemerkenswerterweise blieb etwa 2 h nach Überfüllen des gegenständlichen Verdampfers die abgegebene

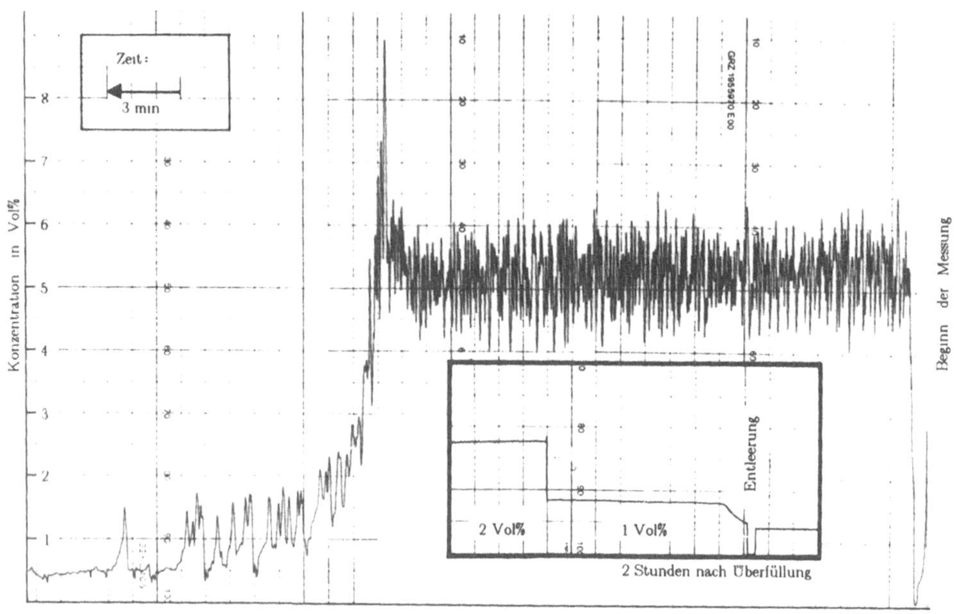

Abb. 5. Zeitverlauf der Konzentrationsabgabe eines Verdunsters nach Überfüllung (teilweise Mißachtung der Befüllungsanleitung). Infrarotabsorptionsmessung. Bei Sollwerteinstellung 1 Vol.-% kommt es zu überhöhter Konzentrationsabgabe durch ca. 45 min (abhängig vom Ausmaß der Überfüllung); danach sinkt die abgegebene Konzentration unter den Sollwert. Erst nach Entleerung und nachfolgend odnungsgemäß durchgeführter Befüllung stimmen Soll- und Istwert der Verdunstungsleistung gut überein

Konzentration unter dem eingestellten Sollwert; erst nach Entleeren und neuerlichem, vorschriftsmäßigem Befüllen entsprach die gemessene Verdampfungsleistung dem Sollwert. Eine Begründung für dieses Verhalten können wir nicht anführen; vorerst vermuten wir Veränderungen des strömungsdynamischen Widerstandes in den Gasführungswegen dieses Mehrkammer-Verdunstungssystems.

Verdunstungsleistung eines direkt dosierenden Verdampfers. Wie oben detailliert prüften wir auch einen Halothanverdunster mit Zugabe des Narkotikums in flüssiger Form. Wurden die Beatmungsparameter mit 6,5 l/min Atemminutenvolumen und 12 Atemzügen pro min (Sauerstoff/ Stickoxydul 1:2) und die gewünschte Halothankonzentration mit 0,5 Vol.-% gewählt, so betrug die Verdampfungsleistung nur ein Drittel des Sollwertes. Bei gleicher Einstellung von Atemminutenvolumen und Atemfrequenz war bei 1 Vol.-% die tatsächlich abgegebene Konzentration nur geringfügig höher (0,3–0,4 Vol.-%; Tabelle 6). Die Erhöhung des Atemminutenvolumens auf 13 l/min bei gleichbleibender Atemfrequenz führte hingegen zu einem Konzentrationsanstieg auf ca. 0,8 Vol.-% (Abb. 6); die Verdunstungsleistung blieb damit deutlich unterhalb des für den Verdunster spezifizierten Sollwertes. Bei weiterer Überprüfung des gesamten Anästhesiekreissystems wurden die in Tabelle 6 zusammengestellten Narkosegaskonzentrationen bestimmt. Der Grund für die unzureichende Verdampfungsleistung lag in diesem Fall nicht, wie anfangs vermutet, an der Narkosemitteldosiereinheit, sondern in

Tabelle 6. Abhängigkeit der Halothan-Verdunstungsleistung von Gasflow und Gasversorgungsdruck

AMV [l/min]	Frequenz [1/min]	abgegebene Konzentration [%]	Druck [bar]
6	12	0,2–0,3	4,2–4,5
8	12	0,5	
10	12	0,75	
12	12	0,9	
6	12	0,25	3,7–4
12	12	1,2	
6	20	0,2	
9	20	0,6	
12	20	1,1	

Verdunstungsprinzip: Direkte Flüssigkeitsdosierung; Sollwerteinstellung: 1 Vol.-%

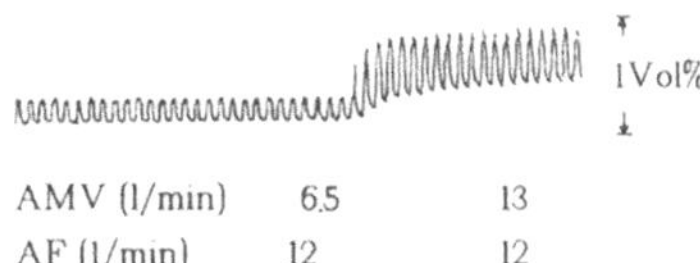

Abb. 6. Konzentrationsabgabe eines Halothanverdunsters (Meßort: äußeres Tubusende). Bei niedrigem Atemvolumen betrug die abgegebene Halothankonzentration nur ca. ⅓ des Sollwertes. Nach Erhöhung des Atemminutenvolumens auf das Doppelte stieg die abgegebene Konzentration auf ca. 0,8 Vol.-%. (Einzelheiten siehe Text)

einer zu niedrigen Strömungsgeschwindigkeit des Frischgases durch den Verdunster. (Zum Einbringen des flüssigen Anästhetikums in das Frischgas muß über eine Drossel im Verdunster ein Druckgradient aufgebaut werden. Bei niedriger Strömungsgeschwindigkeit ist dieser Druckabfall zu klein; daraus resultiert die beobachtete Unterdosierung.) Der Fehler konnte durch Austausch der federbelasteten Flow-Steuerventile am Narkosegerät mit strömungsdynamisch verbesserten (erhöhter Gasdurchsatz, vergrößerter Querschnitt) sowie geräteseitiger Druckreduktion in der Gasversorgung in Zusammenarbeit mit dem Hersteller behoben werden. Die neuerliche Prüfung ergab nur geringfügig von den Sollkonzentrationen abweichende Werte für den gesamten Dosierbereich, nunmehr weitgehend unabhängig vom eingestellten Atemminutenvolumen.

Schlußfolgerungen

Auch bei regelmäßiger Wartung von Narkosemittelverdunstern empfehlen sich stichprobenartige Kontrollen der Geräte als zusätzliche Sicherheitsmaßnahmen. Wie aus den exemplarisch vorgestellten Meßprotokollen deutlich wird, findet man durchaus überraschende Ergebnisse.

Als Empfehlung zur Vermeidung derartiger Probleme können folgende wichtige Maßnahmen und Vorkehrungen getroffen werden: Genaue Festlegung der Wartungsintervalle und Kontrolle der Einhaltung derselben durch die verantwortliche Servicestelle. Dies erscheint als Minimalkontrolle absolut erforderlich. Weiter sollte jede größere Anästhesieabteilung über die Möglichkeit verfügen, beim geringsten Hinweis auf eine Fehldosierung eine sofortige Vermessung der Konzentrationsabgabe selbständig durchführen zu können. Bei Schulung der Anwender sind fabrikatspezifische Charakteristika der Narkosemittelverdunster (Abhängigkeit von Temperatur, Gasflow und Gaszusammensetzung; Funktionsprinzip etc.) zu detaillieren. Im besonderen sollte die Wichtigkeit der Einhaltung der Bedienungsanleitung (exakt vorschriftsmäßiges Befüllen der Verdampfer) hervorgehoben und auf die kaum absehbaren Folgen bei Mißachtung wiederholt hingewiesen werden. Neuanzuschaffende Geräte sollen den in einschlägigen Empfehlungen (DIN, ÖNORM) festgelegten Kriterien (Überfüllsicherheit, Einhaltung der Toleranzbereiche der Verdunstungsleistung) genügen.

Zur Frage der Notwendigkeit und Zweckmäßigkeit einer kontinuierlichen Konzentrationsmessung volatiler Anästhetika im Narkosekreissystem mittels spezieller Analysatoren, wie sie heute bereits seitens der Hersteller angeboten werden, dürfen wir unseren eigenen Standpunkt wie folgt präzisieren: Bei Verwendung von Narkosesystemen mit vollständiger Rückatmung kann auf exaktes Narkosegasmonitoring nicht verzichtet werden; aber auch bei halbgeschlossenen Systemen sind entsprechende Analysatoren für wissenschaftliche Untersuchungen, als zusätzliche Sicherheitsvorkehrung sowie für didaktische Zwecke von höchstem Nutzen. Angesichts der relativ hohen Kosten kann derzeit jedoch keine Empfehlung zur generellen Nachrüstung aller in Verwendung stehender Narkosesysteme gegeben werden, zumal nationale und internationale Standards der Anästhesiegeräte [13] nicht unerheblich differieren.

Dem Gerätehersteller sind detaillierte Sicherheitsvorschriften auferlegt und mit Inkrafttreten der Medizingeräteverordnung werden in der BRD bei der zukünftigen Ausstattung von Narkosebeatmungsgeräten von seiten des Gesetzgebers noch verschärfte Anforderungen an Narkosegas- und Maschinenmonitoring gestellt. Auch wenn derartige zusätzliche technische Sicherheitsvorkehrungen vorbehaltlos zu begrüßen sind, entbindet die Anschaffung eines präzisen Analysators mit auch noch so gut konzipierter Warneinrichtung keineswegs von der Verpflichtung zur adäquaten und kontinuierlichen Observation des Patienten, denn nur die richtige, rasche und geübte Reaktion des Anwenders kann eventuell deletäre Folgen bei akut auftretenden Gebrechen verhindern.

Literatur

1. Allander C, Carlsson P, Hallen B, Ljungqvist B, Norlander O (1981) Thermocamera, a macroscopic method for the study of pollution with nitrous oxide in operating theatres. Acta Anaesth Scand 25:21
2. American Society of Anesthesiologists (ad hoc committee on the effect of trace anesthetics on the health of operating room personnel) (1974) Occupational disease among operating room personnel: A national study. Anesthesiology 41:321
3. Bencsath FA, Drysch K, Weichardt H (1980) Kontinuierlicher infrarotspektrometrischer und intermittierender gaschromatographischer Nachweis (personal-air-monitoring) des Halothans in der Luft von Operationsräumen. Anästhesist 29:30
4. Berufsgenossenschaft für Gesundheitsdienst und Wohlfahrtspflege (1978) Inhalationsanästhesiemittel: Gesundheitsgefahren ausschalten. Merkblatt M 638

5. Bundesministerium für soziale Verwaltung und Bundesministerium für Gesundheit und Umweltschutz (1985) Kundmachung des Bundesministers für soziale Verwaltung vom 21. Dezember 1984, Zahl 61 710/14-4/84, über Maximale Arbeitsplatzkonzentrationen und Technische Richtkonzentrationen (MAK-Werte-Liste 1984). Amtliche Nachrichten des Bundesministeriums für soziale Verwaltung und des Bundesministeriums für Gesundheit und Umweltschutz, XLI. Jahrgang, Nummer 1, S 1
6. Buring JE, Hennekens CH, Mayrent SL, Rosner B, Greenberg ER, Colton T (1985) Health experiences of operating room personnel. Anesthesiology 62:325
7. Burm AGL, Spierdijk J, Rejger V (1976) Concentrations of anaesthetic agents in the air in operating rooms. In: Spierdijk J, Feldman SA, Mattie H (ed) Anaesthesia and Pharmacology. Leiden, University Press, p 263
8. Dorsch JA, Dorsch SE (1984) Vaporizers. In: Dorsch JA, Dorsch JE (eds): Understanding anesthesia equipment. Construction, Care and Complications. Williams & Wilkins, Baltimore - London, p 277
9. Deutsche Norm (1984) Inhalationsnarkosegeräte. Sicherheitstechnische Anforderungen und Prüfung. DIN 13 252
10. Duvaldestin P, Mazze RI, Hazebrouke J, Novoche Y, Cohen SH, Desmonts JM (1979) Halothane Biotransformation in Anesthetists. Anesthesiology 51:41
11. Frankenberger H, Leiss M (1979) Monitoring von Atem- und Anästhesiegasen. In: Bergmann H, Gilly H, Kenner T, Schuy S, Steinbereithner K (Hrsg) Monitoring in der Anästhesiologie und Intensivmedizin - Biomedizinisch-technische Aspekte. Beiträge zur Anästhesiologie und Intensivmedizin Bd 2. Maudrich, Wien München Bern 1983, S 29
12. Gray WM (1985) Scavenging equipment. Br J Anästh 57:685
13. Greenbaum R (1985) National and international standards for anaesthetic equipment. Br J Anaesth 57:709
14. Hallen B, Ehrner-Samuel H, Thomason M (1970) Measurements of halothane in the atmosphere of an operating theatre and in expired air and blood of the personnel during routine anaesthetic work. Acta Anaesth Scand 14:17
15. Hövener B, Link J (1976) Operationssaalkonzentrationen von Halothan und ihre Beeinflussung durch verschiedene Ableitungen. Anästhesist 25:68
16. Lauven PM, Stoeckel H (1982) Der Einfluß von Schutzmaßnahmen. Anästh Intensivmed 23:1
17. Male CG (1978) Theatre ventilation. A comparison of design and observed values. Br J Anaesth 50:1257
18. Mazze RI, Fujinaga M, Rice SA, Harris SB, Baden JM (1985) Reproductive and teratogenic effects of nitrous oxide, halothane, isoflurane and enflurane in Sprague-Dawley rats. Anesthesiology 63:A439
19. Piziali RL, Whitcher C, Sher R, Moffat RJ (1976) Distribution of waste anesthetic gases in the operating room air. Anesthesiology 45:487
20. Rejger VS (1980) A study of the significance of volatile anesthetic air pollution in the operating theatre complex. Thesis, Universität Leiden
21. Rieke H, Raffauf EM, Züchner K, Hauschke D, Sonntag H (1985) Genauigkeit von Halothanverdampfern in Abhängigkeit von Temperatur, Trägergaszusammensetzung und Gasflußrate. Anästhesist 34:522

Die mikrobielle Kontamination von Narkosegeräten und ihre Bedeutung für den infektiösen Hospitalismus

M. Lüder, H.-D. Stober, J. Markwardt, C. Bensow und P. Reinartz

Einleitung und Problemstellung

Iatrogene Infektionen als Folge des infektiösen Hospitalismus stellen ein noch immer nicht befriedigend gelöstes Problem besonders bei den chirurgisch orientierten Fachdisziplinen der Medizin dar. Ursachen des infektiösen Hospitalismus sind u. a. hygienisches Fehlverhalten des medizinischen Personals und der Patienten bzw. hygienisch unzureichend aufbereitete Instrumente und Geräte. Im Zusammenhang mit der Infektionsgefahr durch verkeimte Instrumente, medizinische Geräte und krankenhaustechnische Ausrüstungen wurde von Weuffen et al. [18] der Begriff „apparativer Hospitalismus" geprägt.

Zu den medizinischen Geräten, die in hygienischen Risikobereichen wie z. B. Operationssälen in engen Kontakt mit Patienten gelangen, gehören insbesondere auch Narkosegeräte. Die Praxis der hygienischen Aufbereitung dieser Geräte ist gegenwärtig jedoch sehr unterschiedlich. Ursachen hierfür sind uneinheitliche Aussagen über Möglichkeiten und Ausmaß einer mikrobiellen Kontamination dieser Geräte während ihrer Anwendung am Patienten. Zu den wichtigsten potentiellen Keimüberträgern bei Narkosegeräten zählen Narkosekreissystem und Injektor-Sauggerät. Darüber hinaus besteht auch die Möglichkeit einer Keimverbreitung durch medizinische Gase.

Es wurden daher experimentelle Untersuchungen zur Klärung der folgenden Fragen vorgenommen:

- Inwieweit sind medizinische Gase aus Druckgasbehältern als keimfrei anzusehen?
- Wie verhalten sich die einzelnen Elemente von Narkosekreissystemen gegenüber einer mikrobiellen Kontamination?
- Inwieweit tragen Injektor-Sauggeräte zu einer Keimverbreitung in Operationssälen bei?

Mikrobiologisch-analytische Untersuchungen von medizinischen Gasen

Die Verunreinigung medizinischer Gase mit Staub ist ein bekanntes Phänomen. Es kann daher auch eine Verkeimung dieser Gase angenommen werden. Die hierzu vorgenommenen Untersuchungen führten jedoch zu unterschiedlichen Ergebnissen. Einige der Untersucher fanden medizinischen Sauerstoff aus Druckgasbehältern mikrobiell kontaminiert [9], während andere keinen Anhalt dafür sahen [8].

Um Art und Umfang einer möglichen mikrobiellen Kontamination der in unserer Einrichtung verwendeten medizinischen Gase zu bestimmen, wurden insgesamt 59

Druckgasbehälter (10 l) für Sauerstoff und 30 Druckgasbehälter (10 l) für Lachgas mikrobiologisch-analytisch untersucht. Zu diesem Zweck wurden jeweils 180 l Gas mit Hilfe eines Nadelventils aus den Druckgasbehältern entnommen und in Gaswaschflaschen geleitet, die mit Bouillon gefüllt waren. Das Entnahmesystem wurde durch autoklavieren zuvor keimfrei gemacht. Die kontaminierte Bouillon wurde mit üblichen mikrobiologischen Methoden aufgearbeitet [13].

Die Ergebnisse dieser Untersuchungen sind in der Tabelle 1 zusammengestellt.

Bei den untersuchten Druckgasbehältern fanden sich in 37% bei Sauerstoff und in 23% bei Lachgas vorwiegend ubiquitäre Mikroben. Als fakultativ pathogen können vergrünende Streptokokken und Pilze bezeichnet werden. Ob die Keime nur an den äußeren Teilen der Flaschenventile haften oder ob sie auch auf den im Innern der Behälter vorhandenen Staubpartikel angesiedelt sind, läßt sich nicht entscheiden. Aus den Ergebnissen der Untersuchungen kann lediglich abgeleitet werden, daß Druckgasbehälter für medizinische Gase Keimquellen darstellen können. Besondere hygienische Maßnahmen bei der Inhalation von medizinischen Gasen erscheinen jedoch nicht notwendig, da auch die Raumluft in z.T. erheblichem Maße verkeimt ist. Die Verwendung von Keimfiltern für medizinische Gase erscheint nur bei Oxigenatoren für die extrakorporale Zirkulation oder bei Patienten mit hohem Infektionsrisiko (Immunsuppression) geboten.

Mikrobielle Kontamination von Narkosekreissystemen

Über die Möglichkeit einer Keimverbreitung durch Narkosekreissysteme bestehen noch immer unterschiedliche Auffassungen. Von verschiedenen Autoren wird eine Keimverbreitung durch Patienten während einer Inhalationsnarkose für möglich gehalten, was zur Forderung führt, das komplette Kreissystem nach jeder Narkose zu wechseln und zu dekontaminieren [2, 5, 16]. Andere Autoren halten dagegen eine hygienische Aufbereitung des Narkosekreissystems am Ende eines Arbeitstages für aus-

Tabelle 1. Mikrobielle Kontamination von Sauerstoff und Lachgas aus Druckgasbehältern

	Sauerstoff	Lachgas
Anzahl der untersuchten Druckgasbehälter	59	30
Kein Keimnachweis	37	23
Positiver Keimnachweis	22 (37%)	7 (23%)
Isolierte Keime:		
PK-neg. Staphylokokken	7	8
Aerobe Sporenbildner	4	1
Sporenbildner	4	1
Sarzinen	1	1
Grampositive Stäbchen	3	-
Vergrünende Streptokokken	2	-
Grampositive Diplokokken	1	-
Pilze	1	-

reichend und empfehlen nur einen Austausch der patientennahen Atemschläuche und des Atembeutels [1, 10].

Die Frage der hygienischen Aufbereitung von Narkosekreissystemen ist jedoch nicht nur von medizinischer, sondern auch von erheblicher ökonomischer Bedeutung, da der Wechsel von kompletten Kreissystemen nach jeder Narkose eine entsprechende Bevorratung mit Kreissystemen erfordert und einen erhöhten Verschleiß dieser Geräteteile zur Folge hat. Darüber hinaus erhöht sich auch die Arbeitsbelastung des Personals erheblich.

Diese Gründe ließen erneute Untersuchungen über das Ausmaß einer aerogenen Kontamination gebräuchlicher Narkosekreissysteme notwendig erscheinen.

Material und Methodik

Kontaminationsmessungen an Kreissystemen wurden bisher nur mit mikrobiologisch-analytischen Methoden durchgeführt. Die Zeitdauer der Aufarbeitung der Proben sowie die meßtechnischen Grenzen bei quantitativen Untersuchungen mit mikrobiologischen Verfahren führten zur Entwicklung eines neuen Verfahrens zur kontrollierten Kontamination von Hohlräumen und zur quantitativen Bestimmung der Kontamination [12]. Mit Hilfe eines pneumatischen Düsenverneblers und einem modifizierten Beatmungsgerät wird ein radioaktives Aerosol erzeugt und in den zu untersuchenden Kreissystemen verteilt, wobei der Niederschlag des Aerosols nach physikalischen Gesetzen erfolgt (Abb. 1). Am Versuchsende erfolgte eine dreifache Messung der Radioaktivität der einzelnen Elemente der Kreissysteme mit Hilfe einer Szintillationssonde. Die Streuung der Meßwerte betrug $\pm 1\%$. Wie entsprechende Untersuchungen ergaben [6], hatte das Maximum der Aerosoltröpfchen eine Größe von 3 μm, 90% waren kleiner als 7 μm. Für die Aerosolerzeugung wurden wäßrige Lösungen von ^{99m}Tc-Technetium verwendet. Die Untersuchungen wurden an Narkosekreissystemen der Typen MEDI 41021 [VEB MLW Medizintechnik Leipzig, Leipzig (DDR)], DRÄGER IIIa und DRÄGER 7 [Drägerwerk AG, Lübeck (BRD)] vorgenommen. Das in üblicher Weise zusammengesetzte Kreissystem mit Doppelabsorbern wurde über das Y-Stück an das Kontaminationsmodell angeschlossen und mit einer Frequenz von 10/min und einem V_T von 1000 ml für die Dauer von 15 min ventiliert. In einem Versuch war dem Y-Stück zusätzlich ein Endotrachealtubus vorgeschaltet. Zur Simulierung klinischer Bedingungen erfolgte während des Versuchs eine Einspeisung von 250 ml/min CO_2 in das Kreissystem. Das Aerosol wurde jeweils nur während der Inspirationsphasen erzeugt. Die eingesetzte Dosis des radioaktiven Technetiums lag zwischen 170 und 444 MBq. Aus Gründen des Arbeitsschutzes fanden die Untersuchungen an geschlossenen Kreissystemen statt [14].

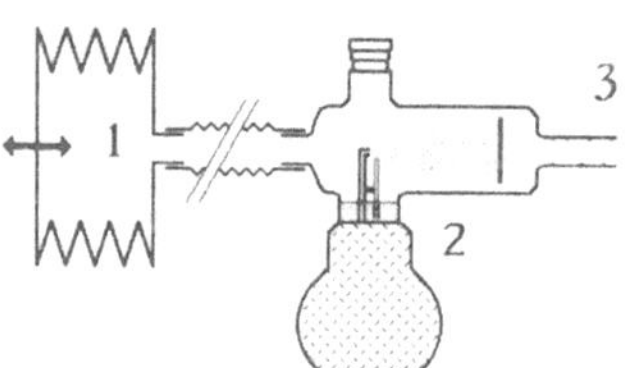

Abb. 1. Aerosolerzeuger für die kontrollierbare Kontamination. *1* mod. Beatmungsgerät Typ NZ 03 (VEB Medizintechnik Leipzig) *2* pneumatischer Düsenvernebler (Zentralwerkstatt, Akademie der Wissenschaften der DDR, Berlin-Buch) *3* Anschluß für die zu untersuchenden Objekte

Ergebnisse

Die Ergebnisse der Messungen sind in den Abbildungen 2 bis 5 dargestellt.

Ein Vergleich der an den einzelnen Elementen der Kreissysteme ermittelten Kontaminationswerte ergibt keine wesentlichen Differenzen zwischen den unterschiedlichen Typen von Kreissystemen. Über 75% der vernebelten Radioaktivität lassen sich in den

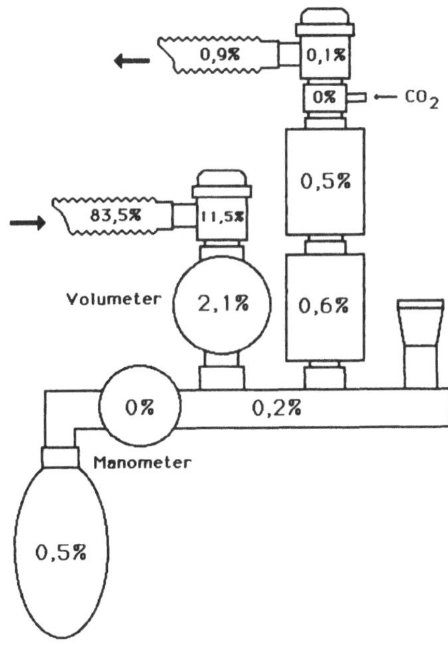

Abb. 2. Aerogene Kontamination eines Narkosekreissystems Medi 41021 (Angaben in Prozenten der vernebelten Radioaktivitätsdosis)

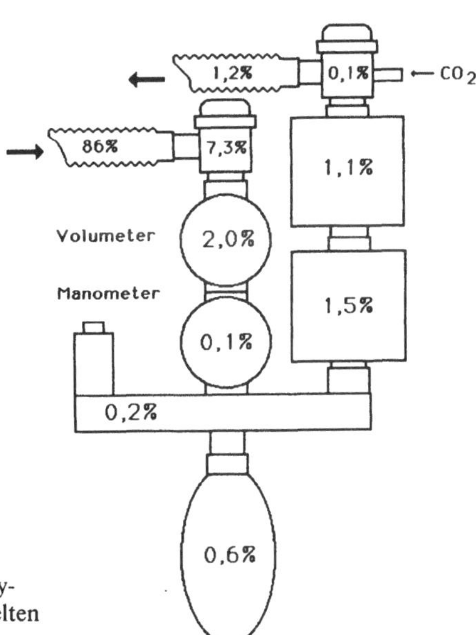

Abb. 3. Aerogene Kontamination eines Narkosekreissystems Dräger IIIa (Angaben in Prozenten der vernebelten Radioaktivitätsdosis)

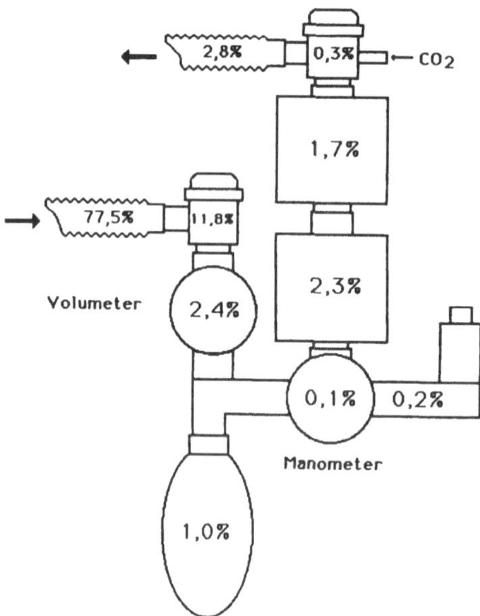

Abb. 4. Aerogene Kontamination eines Narkosekreissystems Dräger 7 (Angaben in Prozenten der vernebelten Radioaktivitätsdosis)

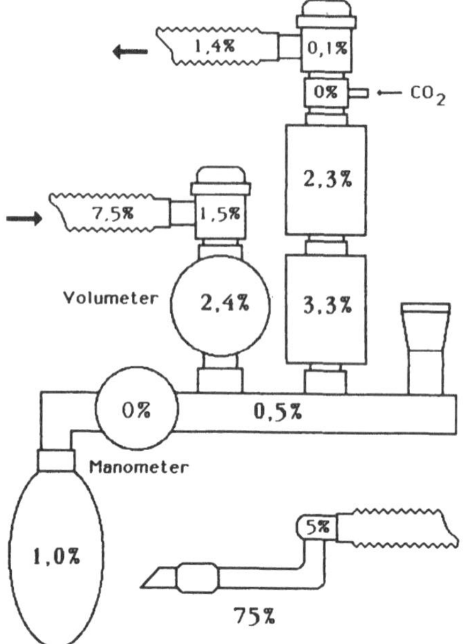

Abb. 5. Aerogene Kontamination eines Narkosekreissystems Medi 41021 mit angeschlossenem Endotrachealtubus (Angaben in Prozenten der vernebelten Radioaktivitätsdosis)

Exspirationsschläuchen nachweisen. Wird der für die Exspirationsventile ermittelte Wert zu dem Wert der Exspirationsschläuche addiert, finden sich über 90% der applizierten Radioaktivität in den patientennahen Geräteelementen. Bei vorgeschaltetem Endotrachealtubus dagegen können sich 75% der Aktivität bereits im Tubus niederschlagen, während der Exspirationsschlauch nur noch 7,5% der Aktivität enthält. Die Meßwerte für Volumeter betragen zwischen 2,0% und 2,4% der vernebelten Aktivität. Die Meßwerte für weitere Elemente der Kreissysteme liegen noch erheblich darunter. Die CO_2-Absorber enthalten 0,5% bis 2,3% der vernebelten Aktivität. Die mehrfach beschriebene Filterwirkung des Atemkalkes konnte mit Hilfe einer elektronischen Ausblendung von Impulszahlen während dynamischer Radioaktivitätsmessungen an Kreissystemen bestätigt werden.

Diskussion

Bei der Bewertung der Meßergebnisse muß davon ausgegangen werden, daß die Versuchsbedingungen gegenüber den klinischen Bedingungen erheblich verschärft waren. Während einer Narkose kann es nur kurzzeitig durch Hustenstöße zu einer Aerosolentstehung und damit zur Keimexhalation kommen. Bei den Modellversuchen dagegen erfolgte die Aerosolbelastung der Kreissysteme über einen Zeitraum von 15 min.

Dennoch konnte nur bei einigen Elementen der Narkosekreissysteme eine hygienisch bedeutsame Kontamination nachgewiesen werden. Es werden hiervon nur die patientennahen Geräteelemente betroffen. Eine Keimverschleppung aus einem mikrobiell kontaminierten Exspirationsschenkel von Kreissystemen durch die Doppelabsorber über den Inspirationsschenkel in den Respirationstrakt eines anderen Patienten ist nach den vorliegenden Ergebnissen außerordentlich unwahrscheinlich.

Es erscheint daher aus hygienischer Sicht ausreichend, nach jeder Inhalationsnarkose einen Wechsel von Y-Stück, Exspirationsschlauch sowie Exspirationsventil vorzunehmen. CO_2-Absorber können ohne Risiko bis zur Erschöpfung ihrer Absorptionsfähigkeit wiederverwendet werden [17]. Am Ende eines Arbeitstages sollte jedoch eine hygienische Aufarbeitung des gesamten Kreissystems erfolgen. Nur nach Narkosen bei Patienten mit schweren infektiösen Erkrankungen des Respirationstraktes wird stets ein Wechsel des Narkosekreissystems empfohlen [11].

Aerogene Keimpropagation durch Injektorabsauganlagen

Injektor-Absauganlagen sind wichtige Bestandteile von Narkosegeräten und werden damit in hygienischen Risikobereichen eingesetzt. Von verschiedenen Autoren [4, 7] werden Injektor-Absauganlagen als aerogene Keimquellen angesehen. Hersteller von Narkosegräten empfehlen daher die Nachschaltung von sog. Bakterienfiltern (Hochleitsungsschwebstoffilter) an den Auslaß der Injektorpumpe, um eine mögliche Keimverbreitung zu verhindern.

Durch experimentelle Untersuchungen sollten die Notwendigkeit derartiger Filter überprüft und hygienische Schlußfolgerungen für den Einsatz von Injektor-Absauganlagen in Risikobereichen gezogen werden.

Material und Methodik

Die Untersuchungen wurden an 4 Injektor-Absauganlagen Typ DRÄGER (Drägerwerk AG, Lübeck, BRD) durchgeführt. Die Saugleistung der Geräte betrug zwischen −78,5 kPa und −88,8 kPa bei einem Flow von 12,0 bis 15,5 l/min. Das Volumen des Sekretauffangbehälters betrug 500 ml, die Länge des Absaugschlauches 30 cm.

Zunächst erfolgten 24 Messungen an Absauganlagen in der Anordnung mit einem Sekretauffangbehälter und ohne Bakterienfilter an der Injektorpumpe. Dabei wurden innerhalb von 60 s jeweils 200 ml einer wäßrigen radioaktiven Technetium-Lösung (^{99m}Tc-Technetium) mit einem Aktivitätsgehalt zwischen 99,9 MBq und 136,9 MBq intermittierend mit Luft aufgesaugt. Zum Auffangen wurde am Auslaß der Injektorpumpe ein Filter aus Zellulosewatte angebracht. Das Filtermaterial wurde anschließend im Bohrlochmeßgerät unter meßgeometrisch standardisierten Bedingungen auf den Radioaktivitätsgehalt kontrolliert. Die Streuung der Meßwerte beträgt bei 10^4 registrierten Impulsen ±1% [12]. Bei 14 Messungen wurde am Auslaß der Injektorpumpe zunächst ein Bakterienfilter Typ 767 St (Drägerwerk AG, Lübeck, BRD) angebracht und diesem ein Filter aus Zellulosewatte nachgeschaltet. Diese Versuche dienten der Prüfung der Effektivität der Bakterienfilter [15].

Ergebnisse

Die statistische Auswertung der Meßergebnisse ergab für 24 Untersuchungen ohne nachgeschaltete Bakterienfilter eine mittlere Teilchenpropagation von 0,000007% der eingesetzten Menge bei einer Streuung von $s = 0{,}000004$.

Bei 14 Messungen mit nachgeschalteten Bakterienfiltern betrug die mittlere Teilchenpropagation nur noch 0,000001% der eingesetzten Menge bei einer Streuung von $s = 0{,}0000006$. Die Abweichungen der Mittelwerte mit einem $p < 0{,}0001\%$ sind signifikant.

Diskussion

Die Untersuchungen erfolgten mit Hilfe einer sehr empfindlichen Methode. Wie aus den Ergebnissen zu ersehen ist, findet eine Teilchenpropagation bei den untersuchten Injektor-Sauganlagen offenbar nur in außerordentlich geringem Umfange statt. Durch Verwendung von Bakterienfiltern am Auslaß der Injektorpumpen ist eine weitere Reduzierung der Anzahl der austretenden Partikel möglich, die jedoch nur für Bereiche mit außerordentlich hohen hygienischen Anforderungen notwendig erscheint. Eine hygienisch bedeutende Keimverbreitung durch Injektor-Sauganlagen ist nur möglich, wenn der Inhalt des Sekretauffangbehälters überläuft, in die Injektorpumpe gelangt und durch den Treibstrahl des Injektors versprüht wird. Eine weitere Möglichkeit der Keimverbreitung besteht bei unzureichend gereinigten Absauganlagen, insbesondere wenn Sekretreste in Absaugschläuchen und Sekretauffangbehältern verbleiben [3].

Für Injektor-Sauganlagen werden daher folgende hygienische Forderungen gestellt:

- Verwendung von Sekretauffangbehältern mit wirksamem Überlaufschutz bzw. von zwei hintereinander geschalteten Behältern,
- Zugabe eines Desinfektionsmittels in den Sekretauffangbehälter,
- sorgfältige Desinfektion und Reinigung der Absauganlagen nach jeder Benutzung, mindestens jedoch am Ende eines Arbeitstages.

Zusammenfassung

Mikrobiell kontaminierte Narkosegeräte stellen eine mögliche Ursache für den infektiösen Hospitalismus in Gesundheitseinrichtungen dar. Zur Optimierung entsprechender hygienischer Maßnahmen erwies es sich als notwendig, experimentelle Untersuchungen über das Ausmaß der Kontamination einiger wesentlicher Elemente von Narkosegeräten durchzuführen.

Mikrobiologisch-analytische Untersuchungen ergaben, daß in 37% der Druckgasbehälter mit medizinischem Sauerstoff und in 23% der Druckgasgebälter mit Lachgas ubiquitäre Keime enthalten sind.

Mit Hilfe eines Kontaminationsmodells unter Verwendung von radioaktiv markiertem Aerosol (^{99}Tc-Technetium) wurden quantitative Untersuchungen an Narkosekreissystemen verschiedener Typen durchgeführt. Etwa 90% der vernebelten Radioaktivität wurden im Y-Stück, Exspirationsschlauch und Exspirationsventil nachgewiesen. Im Inspirationsschlauch dagegen fanden sich nur 0,9% bis 2,8% der vernebelten Radioaktivität. Hieraus läßt sich ableiten, daß ein Wechsel von Y-Stück, Exspirationsschlauch und ggf. Exspirationsventil nach jeder Narkose hygienisch ausreichend ist. Nur nach Narkosen bei Patienten mit infektiösen respiratorischen Erkrankungen und am Ende eines Arbeitstages sollte das gesamte Narkosekreissystem ausgetauscht und hygienisch aufbereitet werden.

Experimentelle Untersuchungen an Injektor-Absauganlagen unter Verwendung von radioaktiv markierten (^{99}Tc-Technetium) Lösungen ergaben, daß eine Verbreitung von Teilchen durch die Injektorpumpe nur in einem hygienisch unbedeutenden Umfang stattfindet. Die Anbringung von Mikrobenfiltern am Auslaß der Injektorpumpe erscheint nur für Bereiche mit sehr hohen hygienischen Anforderungen gerechtfertigt.

Literatur

1. Dietzel W, von Scheven E, Botzenhart K (1974) Klinische und bakteriologische Untersuchungen zur Desinfektion von Anästhesiezubehör mit chemischen Lösungen. Prakt Anästh 9:330-337
2. Eichler J, Henkel W (1968) Desinfektion von Narkosegeräten. Anaesthesist 17:173-177
3. Grossmann G, Liebetrau B (1978) Hospitalismusbekämpfung auf Intensivstationen. Anästhesiol u Reanimat 3:131-139
4. Hemann R (1972) Die Bedeutung der Absauggeräte für die mikrobielle Kontamination der Raumluft und der Oberflächen in Intensivtherapie- und Langzeitbeatmungsabteilungen. Z ges Hyg 18:651-653
5. Klein G, Münster W (1970) Keimübertragung durch Narkosegeräte. Anästhesiol Prax 5:127-132
6. Kleinert H (1979) Gutachten über die Messung von Tropfenverteilungen nach einem medizinischen Vernebler. Techn Univ Dresden, Sektion Energieumwandlung, Bereich THMG
7. Loeschke A, Ballowitz L (1965) Verhütung von Infektionen beim Neugeborenen und auf Neugeborenenabteilungen. Monatsschr Kinderheilkd 113:409-413

8. du Moulin GC, Saubermann AJ (1977) The anesthesia machine and circle system are not likely to be sources of bacterial contamination. Anesthesiology 47:353–358
9. Nielsen H, Vasegaard M, Stokke DB (1978) Bacterial contamination of anaesthetic gases. Brit J Anaesth 50:811–814
10. Scheven E von, Dietzel W (1975) Hygienische Probleme im Bereich der Anästhesie und Intensivtherapie. Z prakt Anästh u Wiederbeleb 10:213–221
11. Stark DCC, Green CA, Pask EA (1962) Anaesthetic machines and cross infection. Anästhesia 17:12–20
12. Stober HD (1981) Über ein neues Verfahren für die quantitative Bestimmung der aerogenen Kontamination. Z ges Hyg 27:290–292
13. Stober HD, Lüder M, Bensow Ch, Jung G, Reinartz P (1982) Experimentelle Untersuchngen über die mikrobielle Kontamination von Narkosegeräten und Zubehör und die Bedeutung für den infektiösen Hospitalismus 2. Mitteilung: Zur Frage der aerogenen Keimverbreitung während der Inhalationsnarkose. Anästhesiol u Reanimat 7:85–93
14. Stober HD, Lüder M, Markwardt J, Bensow Ch (1983) Experimentelle Untersuchungen über die mikrobielle Kontamination von Narkosegeräten und Zubehör und die Bedeutung für den infektiösen Hospitalismus 3. Mitteilung: Quantitative Kontaminationsmessungen an drei verschiedenen Narkose-Kreissystemen. Anästhesiol u Reanimat 8:53–61
15. Stober HD, Lüder M, Reinartz P (1984) Experimentelle Untersuchungen über die mikrobielle Kontamination von Narkosegeräten und Zubehör und die Bedeutung für den infektiösen Hospitalismus 4. Mitteilung: Experimentelle Untersuchungen zur aerogenen Keimpropagation durch Injektorabsauganlagen. Anästhesiol u Reanimat 9:47–52
16. Thomas ET (1968) The sterilization dilemma: Where will it end? Clinical aspects. Anesth Analg 47:657–662
17. Wedekind LV, Taubert H, Koch M (1973) Atemkalk als Bakterienfilter. Dt Gesundh Wesen 28:1380–1383
18. Weuffen W, Kramer A, Kemter B, Kretzschmar W, Bohnenstengel Ch, Stober HD, Müller H (1980) Definition des Begriffs Hospitalinfektion und damit eng in Zusammenhang stehender Begriffe. Dt Gesundh Wesen 35:2097–2099

Kritische Beurteilung von Meßmethoden zur Verbesserung der Sicherheit

T. Pasch

Überwachung (Monitoring) während der Narkose meint nicht nur das Gewinnen von Informationen in Form von Meßwerten, sondern hat zum Ziel, Entscheidungen über das weitere diagnostische und therapeutische Vorgehen zu ermöglichen [16]. Dadurch soll die Sicherheit für den Patienten so hoch werden, daß anästhesiebedingte Morbidität und Mortalität verschwindend klein werden (Abb. 1), sich also von derjenigen vergleichbarer nicht anästhesierter Menschen nicht unterscheiden. Abgesehen davon, daß diese Forderung für den Anästhesisten selbstverständliche Grundlage seines Denkens und Handelns sein sollte, wird sie in zunehmendem Maße von den Patienten und der Gesellschaft ausdrücklich an ihn herangetragen [1].

Obwohl ein bestimmtes Maß an apparativem Monitoring neben der konsequenten klinischen Überwachung des Patienten während der Narkose selbstverständlich ist, kommen immer noch Patienten zu Schaden, weil die vitalen Funktionen gar nicht, zu wenig oder inadäquat überwacht worden sind [3]. In Großbritannien haben Lunn und Mushin [12] gefunden, daß unter 365 möglicherweise anästhesiebedingten postoperativen Todesfällen in ⅙ der Fälle kein Blutdruck, in über 40% kein EKG und in ⅘ keine Beatmungsparameter registriert worden waren. Die andere Seite der Medaille ist dadurch gekennzeichnet, daß die Zahl der verfügbaren Meßprinzipien und Überwachungsgeräte so groß ist, daß viele Anästhesisten nicht mehr in der Lage sind, sie

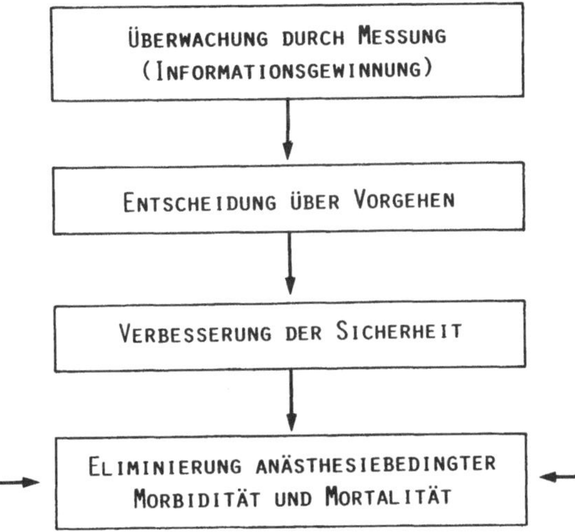

Abb. 1. Ziele der Überwachung während der Narkose. Darüber hinaus müssen perioperativ weitere Faktoren zur Reduzierung der anästhesiebedingten Morbidität und Mortalität beitragen

sachgerecht zu selektieren und anzuwenden [7, 17]. Aus dieser ambivalenten Situation ergibt sich die Notwendigkeit, die verfügbaren Überwachungsverfahren hinsichtlich ihres Effektes auf die Sicherheit des Patienten während der Narkose nach Notwendigkeit und Nützlichkeit zu klassifizieren und ihre jeweiligen Indikationen festzulegen. Dabei sollten sich anbahnende zukünftige Entwicklungen berücksichtigt und - wenn möglich - sachkundig beeinflußt werden.

Überwachungsebenen

Unter rein empirisch-pragmatischen Gesichtspunkten kann die Überwachung während der Narkose in verschiedene Ebenen unterteilt werden. Läßt man die Ebenen der Gerätefunktionen und der Interaktion Gerät-Patient außer Betracht, lassen sich drei Überwachungsebenen definieren. Die erste umfaßt die *vitalen Funktionen,* vornehmlich das kardiovaskuläre und das respiratorische System. Diese sind immer und unter allen Umständen hinreichend genau zu überwachen. Zur nächsten Ebene gehören *Stoffwechselfunktionen,* z. B. Temperatur, Gaswechsel, Elektrolyte, Säure-Basen-Stoffwechsel u. a. Der dritten Ebene sind die *Organfunktionen* zuzurechnen, wobei Gehirn, Muskulatur, Niere, Leber und Blut im Vordergrund stehen. Bei dieser auf praktische Belange ausgelegten Festlegung von Überwachungsebenen darf nicht vergessen werden, daß eine Fülle von Interaktionen zwischen den Funktionen dieser Ebenen stattfindet. Das Herzzeitvolumen oder der CO_2-Verbrauch werden vorzugsweise von metabolischen Bedürfnissen determiniert, sind aber auf ungestörte Vital- und Organfunktionen angewiesen.

Obwohl jeder Patient einer ausreichenden Überwachung bedarf, kann der Aufwand aus medizinischen, organisatorischen und ökonomischen Gründen nicht bei jeder Narkose unterschiedslos gleich sein. Deshalb ist zwischen einem *Basismonitoring* und einem erweiterten bzw. *differenzierten Monitoring* zu unterscheiden. Von im Einzelfall zu begründenden und auch zu vertretenden Ausnahmen abgesehen, ist bei jeder Narkose ein Basismonitoring unerläßlich. Ob zusätzliche Überwachungsfaktoren erforderlich sind, wird von der Art und Dauer der Narkose, der Art, Schwere und Dauer der Operation und dem Zustand des Patienten bestimmt (Abb. 2). Für die Korrektur einer Dupuytren'schen Kontraktur in Plexusblockade ist eine andere Überwachung vorzusehen als für eine Herzoperation mit kardiopulmonalem Bypass.

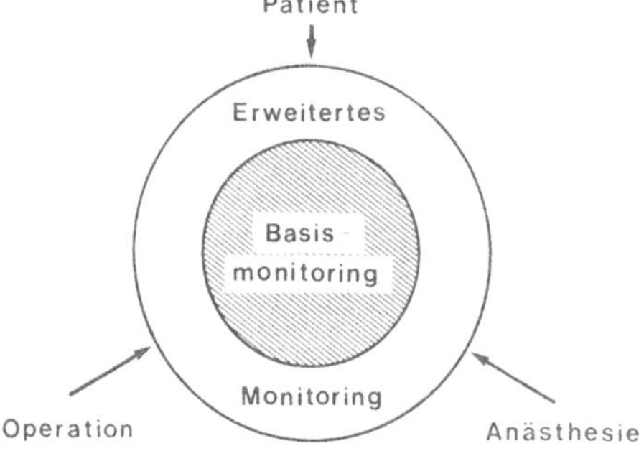

Abb. 2. Basismonitoring sowie erweitertes (differenziertes) Monitoring mit seinen Determinanten

Basismonitoring

Lunn u. Mushin [12] sehen EKG und mittels Manschettenverfahren bestimmten Blutdruck als Minimum der Überwachung an, bei maschineller Beatmung zusätzlich auch die Überwachung des Beatmungsvolumens. Nach unserer Meinung müssen in Anlehnung an die Vorschriften der DIN-Norm 13252 auch die inspiratorische O_2-Konzentration und der Beatmungsdruck gemessen werden sowie ein O_2-Mangelsignal, ein Diskonnektions- und ein Stenosealarm vorhanden sein (Tabelle 1).Bei Regionalanästhesien entfällt die Überwachung der Ventilation und O_2-Konzentration. Auf dem Symposion über „Preventable Morbidity and Mortality in Anesthesia" am Massachussets General Hospital in Boston 1984, das unter der Leitung von J. B. Cooper stattfand, wurde auch die routinemäßige Registrierung der Temperatur und (bei relaxierten Patienten) der neuromuskulären Übertragung gefordert. Dies entspricht der Empfehlung kanadischer Autoren [7]. Wir sind der Meinung, daß die Messung dieser Größen wertvolle Informationen bietet, aber nicht für jeden Eingriff als fester Bestandteil des Basismonitorings angesehen werden muß. Das gleiche gilt für das präkordiale oder intraösophageale Stethoskop, auf welches bei sonst genügendem Überwachungsumfang verzichtet werden kann. Auch die in den U.S.A. bereits verbreitete Pulsoximetrie [19, 20], die eine transkutane Messung von arterieller Sauerstoffsättigung und peripherem Puls kombiniert (Abb. 3), ist wegen ihrer Kosten und ihrer noch nicht im Detail bekannten Zuverlässigkeit bei Schock- und Zentralisationszuständen als Ergänzung, nicht aber als konstituierender Bestandteil des Basismonitorings anzusehen.

Tabelle 1. Basismonitoring während der Narkose

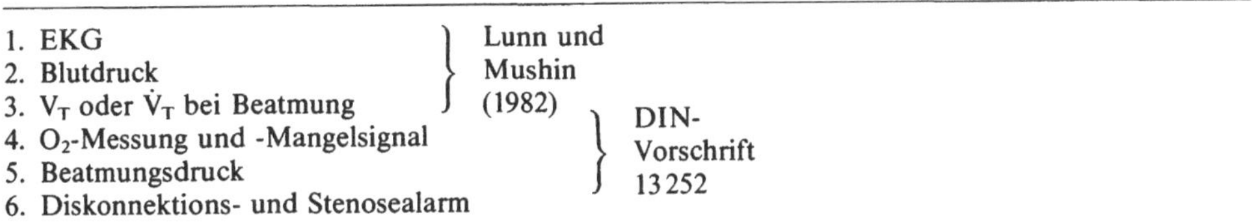

Parameter	Quelle
1. EKG	Lunn und Mushin (1982)
2. Blutdruck	Lunn und Mushin (1982)
3. V_T oder $\dot{V}_T$ bei Beatmung	Lunn und Mushin (1982); DIN-Vorschrift 13252
4. O_2-Messung und -Mangelsignal	DIN-Vorschrift 13252
5. Beatmungsdruck	DIN-Vorschrift 13252
6. Diskonnektions- und Stenosealarm	DIN-Vorschrift 13252

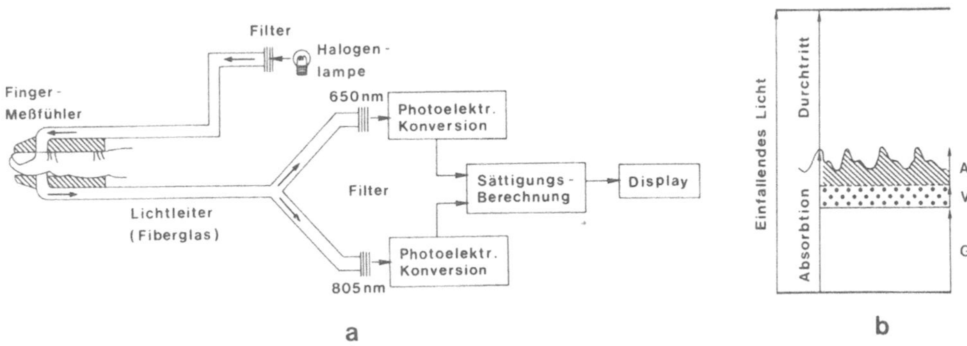

Abb. 3a, b. Schema des Pulsoxymeters Oxygenmet. **a** 2 Wellenlängen des durch den Finger gehenden Lichtes werden zur Ermittlung der O_2-Sättigung analysiert **b** nur der pulsatorische Anteil der Einstromphase wird berücksichtigt, um arterielle Werte (A) zu erhalten und venöse (V) und Gewebsanteile (G) zu eliminieren. Nach Yoshiya et al. [20]

Erweitertes Monitoring

Beim *kardiovaskulären System* (Tabelle 2) ist eine Differenzierung zwischen dem Basismonitoring (Stufe A) und den verschiedenen Studen (B, C, D) des erweiterten Monitorings gut möglich. Auf Basisverfahren darf nur dann verzichtet werden, wenn sie durch eine den Stufen B-D zugehörige Methode ersetzt werden. Es gilt die Regel, daß das kardiovaskuläre Monitoring um so differenzierter sein muß, je schwerer und länger der operative Eingriff dauert. Darüber hinaus ist der präoperative Zustand von Herz und Kreislauf zu berücksichtigen. In Zukunft werden hierfür neuentwickelte nichtinvasive Methoden zunehmende Bedeutung erlangen. Die Finger-Servoplethysmomanometrie [13, 15] wird in manchen Fällen eine blutige arterielle Druckmessung überflüssig machen. Die Entwicklung der transösophagealen Echokardiographie hat ermöglicht, daß dieses nichtinvasive Verfahren für die intraoperative Überwachung des kardialen Risikopatienten eingesetzt werden kann. Wesentlicher Vorteil ist, daß Ventrikeldimensionen und -bewegungen meßbar sind, was eine bessere Beurteilung des Füllungszustandes und der Pumpfunktion des Herzens als reine Druckmessungen mit dem Swan-Ganz-Katheter erlaubt [6, 10].

Da bei den meisten Narkosen die Eigenatmung des Patienten vollständig ausgeschaltet ist, sind Auge, Ohr und Tastsinn des Anästhesisten als Sensoren der *Atmung* in den Hintergrund getreten. Durch Kontrolle der Funktion des Narkosegerätes und der Verbindungen zwischen Maschine und Patient muß ein „Katastrophenschutz“ gewährleistet sein [9]. Deshalb sind nach DIN 13252 neben einer Messung von Beatmungsdruck und -volumen Meß- und Alarmvorrichtungen für Diskonnektion, Leck, Stenose und Gaszusammensetzung (F_IO_2) vorzusehen, womit zugleich das Basismonitoring der Ventilation gegeben ist. Für das erweiterte Monitoring (Tabelle 3) sind während der Narkose die - nicht unproblematische - Kapnographie [11] und in zunehmendem Maß die Pulsoximetrie [2, 19, 20] ins Auge zu fassen. Ob die transkutane Messung von PCO_2 und/oder PO_2 zukünftig mehr Bedeutung haben wird, ist schwer abzusehen [18]. Der Wert der arteriellen oder kapillären Blutgasanalyse ist unbestritten. Bestimmun-

Tabelle 2. Überwachung des kardiovaskulären Systems während der Narkose

Stufe	Methoden		
	Standard	Ungebräuchlich	Neuentwicklungen
A	Inspektion, Palpation Stethoskop (Ösophagus) EKG RR		Blutdruckautomaten (oszillometrisch)
B	ZVD Urinausscheidung	Fingerpulsschreibung	
C	Arterieller Druck ($avDO_2$)	systolische Zeitintervalle Impedanzkardiographie	Finger-Servoplethysmomanometrie (Penàz)
D	Swan-Ganz-Katheter mit PAP, PCWP, HZV, $S\bar{v}O_2$, $a\bar{v}DO_2$	HZV-Bestimmung mit Fickschem Prinzip oder Pulskontur	Transösophageale Ultraschallverfahren (Echo, Doppler)

Tabelle 3. Überwachung des respiratorischen Systems

1. Basismonitoring	
Auskultatorische und manuelle Ventilationskontrolle	
Gaskonzentrationen	
Drucke	
Flows bzw. Volumina	
2. Erweitertes Monitoring	
Ventilation:	$F_{ET}CO_2$ oder $P_{ET}CO_2$ (Kapnometrie)
	$PaCO_2$, $tcPCO_2$
Gasaustausch (Oxygenierung):	PaO_2, $tcPO_2$
	SaO_2, $tcSO_2$ (Oximetrie)
Abgeleitete Größen:	R_{aw}, C_{tot}
	V_D/V_T, $AaDO_2$, $\dot{Q}_s/\dot{Q}_t$
Sonstige Größen:	$S\bar{v}O_2$ (Oximetrie), $a\bar{v}DO_2$
	$\dot{V}O_2$, $\dot{V}CO_2$

gen abgeleiteter Größen wie Atemwegsresistance, Compliance, Totraumventilation, Shuntfraktion spielen intraoperativ eine geringe Rolle und sind allenfalls bei großen intrathorakalen Eingriffen oder schweren Lungenerkrankungen indiziert. Die fortlaufende Registrierung der gemischt-venösen O_2-Sättigung über einen modifizierten Pulmonaliskatheter ist bei kardiopulmonalen Risikopatienten eine ausgezeichnete Methode, um vitale Bedrohungen schnell zu erkennen, aber allein für intraoperative Überwachungszwecke zu aufwendig [2, 7]. Die Massenspektrometrie gilt für die Konzentrationsmessung von Atemgasen, bei Verwendung spezieller intravasaler Katheter auch von Blutgasen gegenwärtig als zuverlässigste Methode. Die Höhe der Kosten und des technischen Aufwandes sowie die Störanfälligkeit in den Gasentnahmesystemen steht der Anwendung dieses Verfahrens in der klinischen Routine gegenwärtig noch entgegen [4, 9].

Unter den *Stoffwechselfunktionen* kommt der Körpertemperatur und - bei Diabetikern - dem Blutzucker eine herausragende Rolle zu. Schwere Begleiterkrankungen, ausgedehnte Operationen und Schockzustände sind eine Indikation zur Messung von Elektrolyten und Säure-Basen-Parametern, häufig kombiniert mit einer arteriellen Blutgasanalyse. Moderne Automaten haben diese Messungen im Operationssaal problemlos werden lassen.

Eine frühzeitige Erfassung globaler oder fokaler Störungen der *Hirnfunktion* ist dann wichtig, wenn diese durch den operativen Eingriff potentiell gefährdet ist. Die verfügbaren Verfahren sind aber nicht so ausgereift, daß sie spezifisch, sensitiv und zuverlässig genug sind. Am ehesten kommt hierfür das EEG in Frage, wenn die in ihm enthaltenen Informationen so weiterverarbeitet werden, daß sie einerseits möglichst vollständig und eindeutig, andererseits möglichst komprimiert und dem „Normalanästhesisten" interpretierbar zu Verfügung stehen (Tabelle 4). Deshalb ist das EEG nicht Bestandteil des Basismonitorings, sondern bei bestimmten Operationen einzusetzen [5, 14]. Hierzu rechnen Eingriffe an den hirnversorgenden supraaortalen Arterien, verschiedene neurochirurgische (Aneurysmen, hintere Schädelgrube, Zervikalmark), orthopädische (Wirbelsäule) und kardiochirurgische Operationen. Ein überzeugendes Registrierbeispiel ist in Abb. 4 dargestellt.

Tabelle 4. Intraoperative Überwachung der Hirnfunktion mit dem EEG

1. Indikationen
- (Früh-) Erkennung zerebraler Funktionsstörungen (Hypoxie, Ischämie)
- Bestimmung der Narkosetiefe

2. Verfahren
- Konventionelles Ableitprogramm
- Cerebral Function Monitor (CFM)
- Cerebral Function Analysing Monitor (CFAM)
- Powerspektrum (CSA, DSA, Median, spektrale Eckfrequenz)
- Evozierte Potentiale (SSEP, VEP, BAEP, CCT)

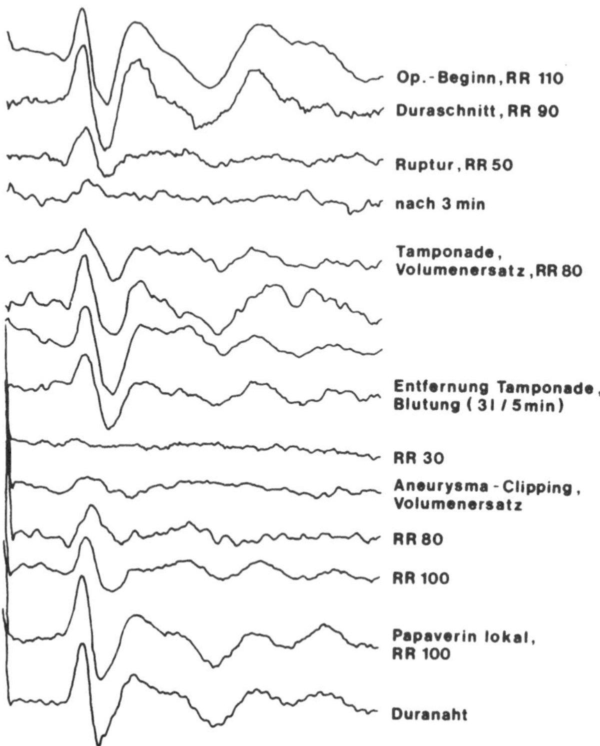

Abb. 4. Überwachung der Hirnfunktion mittels somato-sensorisch evozierter Potentiale bei einem 66jährigen Patienten mit Karotisaneurysma. Reizung am N. medianus, EEG-Ableitung C_3'-F_z (Originalregistrierung von Dr. med. F. Thurner)

Bei langen, schweren Operationen und bei Risikopatienten muß eine Messung der Urinproduktion in Stundenportionen durchgeführt werden. Weitergehende Untersuchungen der Nieren- und auch der Leberfunktion sind während der Narkose nicht sinnvoll.

Perspektiven, Trends, Wünschenswertes

Lunn u. Mushin [12] haben in ihrer bereits zitierten Arbeit festgehalten, daß es eine einhellige Meinung über den unbedingt erforderlichen Umfang an apparativer Überwachung während der Narkose nie geben wird und auch nicht soll, weil dem einzelnen Anästhesisten ein gewisses Maß an Freiheit gelassen werden muß, in konkreten klinischen Situationen verantwortliche Entscheidungen selbst zu treffen. Die Alternative wären legalistische Zwänge, denen er nicht mehr entkommen kann, auch wenn sie durch die schnell fortschreitende Entwicklung bereits unsinnig geworden sind.

Es ist zu erwarten, daß eine ganze Reihe neuer Verfahren (Tabelle 5) das Monitoring während der Narkose differenzierter, aufwendiger, aber vor allem informationsreicher machen werden [4, 7, 16]. Da ein Ende dieser Entwicklung nicht abzusehen ist, werden Kosten-Nutzen-Analysen und Indikationsabwägungen immer wichtiger werden. Nicht alles, was gemessen werden kann, verbessert nachweisbar die Sicherheit für den Patienten und muß realisiert werden. Schon eine so einfach zu erfassende Größe wie der Blutdruck kann mit einer Armmanschette, Handgebläse und Stethoskop ebenso gut wie mit einem teuren oszillometrischen Blutdruckautomaten gemessen werden.

Zu begrüßen wäre, wenn möglichst viele der Überwachungsgeräte in modularer Bauweise am Arbeitsplatz des Anästhesisten verfügbar würden. Das Grundgerät enthält dann Stromversorgung, Display und Alarme; die zu überwachenden Funktionen sind durch Einschübe wählbar. Ein wichtiger Effekt dieses Konzeptes wäre eine Größenbegrenzung von Überwachungsgeräten, die in Anbetracht der Platz- und Transportprobleme zwingend erforderlich ist. Die Vielzahl der prinzipiell verfügbaren Informationen wird eine Informationsbegrenzung und -komprimierung durch computerisierte Auswertung immer notwendiger machen [4, 16]. Außerdem muß die große Zahl der bislang unverbunden nebeneinander existierenden Alarme konzeptionell neu konfiguriert und in eine hierarchische Struktur gebracht werden, weil sonst die Gefahr zu groß ist, daß sie entweder von vornherein inaktiviert oder im Notfall nicht schnell genug identifiziert werden [8, 16].

Zusammenfassung

Für die Überwachung des Patienten während der Narkose werden zweckmäßigerweise drei Ebenen unterschieden: vitale Funktionen (kardiovaskuläres und respiratorisches System), Stoffwechselfunktionen, Organfunktionen (Gehirn, Niere u.a.). Zwischen

Tabelle 5. Neue Überwachungstechnologien und -ideen

- Servomanometrie
- Echo- und Dopplerkardiographie
- Intraösophagealer Multiparameter-Monitor (Geräusche, EKG, Temp., Sonokardiographie)
- Computerisiertes EEG und SEPs
- Oximetrie (transkutan, gemischtvenös)
- Massenspektrometrie
- Gewebselektroden (O_2, Elektrolyte ...)

diesen drei Ebenen besteht eine enge gegenseitige Abhängigkeit und Beeinflussung. Darüber hinaus sind die Wechselbeziehungen mit den Funktionen des Narkosegerätes zu beachten. Das Basismonitoring ist für jede Narkose vorzusehen und umfaßt die vitalen Funktionen. Die Indikation für ein differenziertes Monitoring auf den anderen Ebenen ergibt sich aus der Art und Dauer von Narkose und Operation sowie aus dem Zustand des Patienten.

Literatur

1. Bendixen HH (1984) Foreword: the task of the anesthesiologists. In: Saidman LJ, Smith NT (eds) Monitoring in anesthesia, 2nd ed. Butterworth, Boston, p XI
2. Blitt CD (1984) Newer intraoperative monitoring techniques. 35th Annual Refresher Course Lectures, no 306. ASA, New Orleans
3. Cooper JB, Newbower RS, Kitz RJ (1984) An analysis of major errors and equipment failures in anesthesia management: considerations for prevention and detection. Anesthesiology 60:34
4. Gallagher JT (1984) Monitoring for anesthesia: what and when? 35th Annual Refresher Course Lectures, no 209. ASA, New Orleans
5. Grundy BL (1985) Intraoperative Überwachung der zentralvenösen Funktion mit elektrophysiologischen Methoden. In: Rügheimer E, Pasch T (Hrsg) Notwendiges und nützliches Messen in Anästhesie und Intensivmedizin. Springer, Berlin Heidelberg New York Tokyo, S 46
6. Heinrich H, Ahnefeld FW, Kremer P (1985) Die transösophageale 2d-Echokardiographie in Anästhesie und Intensivmedizin. In: Rügheimer E, Pasch T (Hrsg) Notwendiges und nützliches Messen in Anästhesie und Intensivmedizin. Springer, Berlin Heidelberg New York Tokyo, S 170
7. Jenkins LC (1984) The anaesthetic monitors. Can Anaesth Soc J 31:294
8. Kerr JH (1985) Warning devices. Br J Anaesth 57:696
9. Klose R (1985) Monitoring der Beatmung. In: Rügheimer E, Rasch T (Hrsg) Notwendiges und nützliches Messen in Anästhesie und Intensivmedizin. Springer, Berlin Heidelberg New York Tokyo, S 104
10. Kremer P, Cahalan M, Beaupre P, Schröder E et al (1985) Intraoperative Überwachung mittels transoesophagealer zweidimensionaler Echokardiographie. Anaesthesist 34:111
11. Lenz G, Klöss T, Schorer R (1985) Grundlagen und Anwendung der Kapnometrie. Anaesth Intensivmed 26:133
12. Lunn JN, Mushin WW (1982) Morality associated with anaesthesia. Nuffield Provincial Hospitals Trust, London
13. Molhoek GP, Wesseling KH, Settels JJM, van Vollenhoven E et al (1984) Evaluation of the Penàz servo-plethysmo-manometer for the continuous, non-invasive measurement of finger blood pressure. Basic Res Cardiol 79:598
14. Pichlmayr I, Lehmkuhl P, Lips U (1985) EEG-Atlas für Anästhesisten. Springer, Berlin Heidelberg New York Tokyo
15. Pohl U, Wesseling KH, Petersen E, Bassenge E (1985) Kontinuierliche, nichtinvasive Blutdrucküberwachung durch Servo-Manometrie am Finger. In: Rügheimer E, Pasch T (Hrsg) Notwendiges und nützliches Messen in Anästhesie und Intensivmedizin. Springer, Berlin Heidelberg New York Tokyo, S 221
16. Ream AK (1984) Future trends in monitoring and biomedical instrumentation. In: Saidman LJ, Smith NT (eds) Monitoring in anesthesia, 2nd ed. Butterworth, Boston, p 533
17. Rügheimer E, Pasch T (Hrsg) (1985) Notwendiges und nützliches Messen in Anästhesie und Intensivmedizin. Springer, Berlin Heidelberg New York Tokyo
18. Shoemaker WC, Vidyasagar D (eds): Transcutaneous O_2 and CO_2 monitoring in the adult and neonate (symposium issue). Crit Care Med 9:689
19. Spiss CK, Mauritz W, Zadrobilek E, Draxler V (1985) Nicht-invasive Pulsoximetrie zur Bestimmung der Sauerstoffsättigung bei Intensivpatienten. Anaesthesist 34:405
20. Yoshia I, Shimeda S, Tanaka K (1980) Spectrophotometric monitoring of arterial oxygen saturation in the fingertip. Med Biol Eng Comput 18:27

Sachverzeichnis

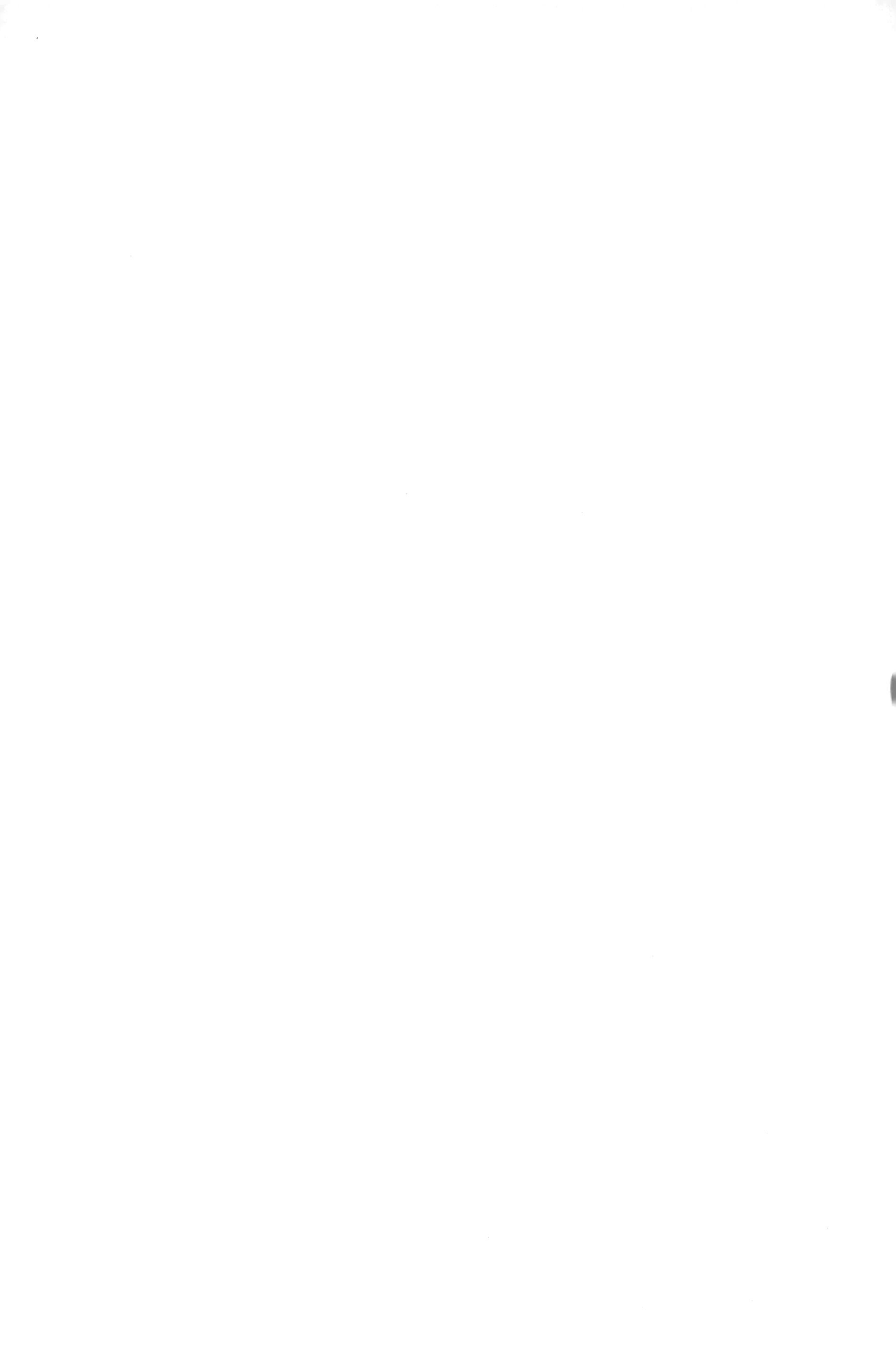